呼吸科疾病诊疗技术与内镜应用

孙潺 等 主编

江西科学技术出版社

江西·南昌

图书在版编目（CIP）数据

呼吸科疾病诊疗技术与内镜应用 / 孙潺等主编 . --
南昌：江西科学技术出版社，2020.10（2024.1 重印）
ISBN 978-7-5390-7569-3

Ⅰ . ①呼… Ⅱ . ①孙… Ⅲ . ①呼吸系统疾病 – 诊疗②
呼吸系统疾病 – 内窥镜检 Ⅳ . ① R56

中国版本图书馆 CIP 数据核字（2020）第 199027 号

选题序号：ZK2020110

责任编辑：王凯勋

呼吸科疾病诊疗技术与内镜应用
HUXIKE JIBING ZHENLIAO JISHU YU NEIJING YINGYONG

孙潺　等　主编

出版发行	江西科学技术出版社	
社　　址	南昌市蓼洲街 2 号附 1 号	
	邮编：330009　　电话：（0791）86623491　　86639342（传真）	
经　　销	全国新华书店	
印　　刷	三河市华东印刷有限公司	
开　　本	880mm×1230mm　　1/16	
字　　数	295 千字	
印　　张	9.625	
版　　次	2020 年 10 月第 1 版　　2024 年 1 月第 1 版第 2 次印刷	
书　　号	ISBN 978-7-5390-7569-3	
定　　价	88.00 元	

赣版权登字：-03-2020-374

编 委 会

主 编　孙潺　武文　吴志达　刘志超
　　　　马跃红　江樱　王艳红　贾涛

副主编　吴文军　成俊　孙冬冬　贾阳
　　　　张帆　叶黎文　姜朴　杨丽元

编 委　（按姓氏笔画排序）

马跃红　安徽省第二人民医院

王艳红　河南中医药大学第一附属医院

叶黎文　江汉大学附属湖北省第三人民医院

成　俊　十堰市太和医院（湖北医药学院附属医院）

刘志超　深圳市第三人民医院

江　樱　景德镇市第一人民医院

孙冬冬　河南省中医药研究院附属医院

孙　潺　南阳市中心医院

杨丽元　湖北医药学院附属襄阳市第一人民医院

吴文军　山西医科大学第二医院

吴志达　南方医科大学顺德医院（佛山市顺德区第一人民医院）

张　帆　石家庄市人民医院

武　文　深圳市人民医院

　　　　（暨南大学第二临床医学院，南方科技大学第一附属医院）

姜　朴　重庆市开州区人民医院

贾　阳　河南省中医药研究院附属医院

贾　涛　新疆伊犁哈萨克自治州奎屯医院

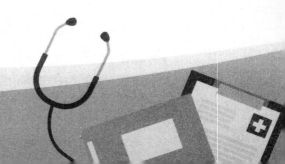

前　言

　　呼吸系统疾病是一种常见病、多发病，主要病变在气管、支气管、肺部及胸腔，病变轻者多咳嗽、胸痛、呼吸受影响，重者呼吸困难、缺氧，甚至因呼吸衰竭而致死。随着医学科学的飞速发展，临床上新理论、新技术和新方法不断出现，对呼吸系统疾病病因和发病机制的认识有了很大的提高，并且诊断技术也进一步精确和简化，治疗方法更加多样化，知识的不断迅速。为此，我们特组织编写此书，使广大呼吸临床医师不仅能从本书中了解呼吸病学的最新进展，而且还可以学习到即用型新技术，以更好地服务于临床。

　　本书尽可能涵盖了呼吸领域的现代进展和发展趋势。具体内容分为基础篇和临床篇，基础篇重点介绍了呼吸系统解剖学、呼吸系统疾病常用检查方法、呼吸系统疾病常见症状；临床篇从感染性疾病、非感染性肺炎、慢性阻塞性肺疾病、支气管哮喘、弥漫性间质性肺疾病、肺循环疾病、胸膜疾病、职业性肺疾病等进行了详细阐述。本书内容详略得当，重点突出，特别注重先进性、实用性、系统性、严密性、权威性及预见性，及时地反映了现代呼吸病学的新理论和新治疗。

　　本书在编写过程中，借鉴了诸多呼吸相关参考文献。由于编者编校水平有限，难免有错误及不足之处，恳请广大读者见谅，并给予批评指正，以更好地总结经验，以起到共同进步、提高呼吸相关医务人员诊疗水平的目的。

编　者

2020 年 10 月

目 录 CONTENTS

第一章　呼吸系统解剖学

第一节　上呼吸道

上呼吸道由鼻、口腔以及咽构成（图 1-1）。从通气角度而言，作为呼吸系统的开口，上呼吸道是吸入气流进入下呼吸道的必由径路；同时，上呼吸道作为整个呼吸道清除防御机制的重要组成部分，还有滤过和清除吸入气流中的微小异物、对吸入气流提供有效的温化和湿化处理的重要功能；上呼吸道空间约占气道解剖无效腔的 30% 到 50%，因此对肺泡通气也有着重要的影响。当然，上呼吸道的完整对发音和嗅觉功能也是至为关键的。喉在解剖学上虽属下呼吸道，但是从功能上考虑，则应属上呼吸道的一部分。

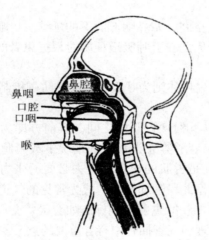

图 1-1　上呼吸道由鼻、口腔及其后的咽腔构成

一、鼻

鼻由外鼻和鼻腔构成。外鼻的上三分之一由刚性的鼻梁骨所支撑，其下三分之一则为鼻软骨。鼻腔位于硬腭之上，鼻中隔将其一分为二。

鼻腔是一有骨骼支撑的刚性器官，在吸气相气道内压形成负压时可以保护鼻通道不因受大气压迫而增加阻力。鼻腔的形状进口小而出口大，吸入气流进入鼻腔后即可扩布而与鼻黏膜表面有最大的接触，有利于有效地吸收其温度和湿度。鼻腔内壁均由黏膜覆盖，其前部三分之一为鳞状上皮组织，其余则均为假复层纤毛柱状上皮。鼻黏膜上毛细血管、杯状细胞及腺体等分布十分丰富，因此鼻具有温化、湿化以及滤过、清洁吸入气流的基本功能。

鼻中隔前部为软骨，可因偏移而造成一侧鼻道的狭窄。在放置经鼻人工气道时，如果一侧插入困难常系鼻中隔偏移所致，改从对侧插入则多能成功。

在两侧鼻腔的侧壁上各排列有三条前后方向的弯曲骨性突起，是为鼻甲。鼻甲下方的鼻腔通道自上而下分别称为上、中、下鼻道。鼻甲的存在增加了鼻腔黏膜的表面积。成人鼻腔的容积仅约 30 cm³，其表面覆盖的黏膜面积却达 160 cm² 左右，鼻黏膜与经鼻气流之间因此可有充分的湿热交换，是为鼻腔温化、湿化功能的解剖结构基础。一般，鼻黏膜上每天为湿化吸入气流所提供的水分可达 1 000 mL 左右，吸入气流经过鼻腔而到达鼻咽水平时其相对湿度可以提高到 75% ~ 80%。

在鼻腔之前，鼻前庭密布的鼻毛、鼻道的弯曲径路、鼻黏膜表面丰富的黏液则可以截留、沉积、黏着吸入气流中的异物颗粒，是呼吸系统清除防御机制的第一道屏障。临床上建立各种形式的人工气道时吸入气流可因改道绕过鼻腔，或者由于吸入鼻内的气流量过大而得不到鼻的有效温化湿化，在这些情况下即均须以人工手段对吸入气流进行有效的温化、湿化或气雾化处理，这也是呼吸治疗中的重要内容之一。

二、咽

咽为上呼吸道鼻腔和门腔后方的空间，又可分为鼻咽、口咽和咽喉三部分。

（一）鼻咽部

鼻咽部的位置最高，在软腭的上方，因为与鼻腔后方相连故名之。鼻咽腔的上界为颅底蝶骨及枕骨的基底部，后方为咽后壁。鼻咽部覆盖着带纤毛的假复层柱状上皮。鼻咽部有咽鼓管开口，咽鼓管沟通鼻咽腔及中耳，对中耳内的液体引流至为重要，并因此而维持中耳内的适当气压和鼓膜的正常运动。

任何影响鼻咽腔内咽鼓管开口引流通畅的因素都有可能引起中耳炎和听力下降。在需要保持咽部通道的通畅而留置鼻咽导管或气管插管时，可能会因导管压迫咽鼓管开口而造成不良反应。

（二）口咽部

口咽部为软腭与舌根之间的气道空间，系鼻咽部向下的延续。口咽腔同时与前方的口腔相沿，故实为鼻、口两个方向而来的气流径路；因此在上呼吸道梗阻时根据患者的具体情况，可有经鼻或经口建立人工气道的两种选择。

口咽后壁上丰富的淋巴组织包括扁桃体则为呼吸系统清除防御机制中的重要环节。

（三）喉咽部

喉咽部为咽的最深部，在舌根以下到食管开口之间，其前方即为喉。喉咽部周围均为肌肉软组织结构，缺乏骨性支撑，所以在昏迷、麻醉等意识丧失的情况下或者睡眠呼吸暂停综合征及帕金森综合征等患者，都可以因为局部肌肉特别是舌肌的松弛而失去必要的张力支撑，加上患者又多处仰卧，因而极易造成舌根后坠，不同程度地堵塞此段咽部气道，成为常见的气道急诊。

此外，进行气管插管时需要看清的一些重要解剖标志如会厌、会厌角、会厌杓状软骨反折及杓状软骨等。因此喉咽部在上呼吸道气道管理和气管插管中有着重要的意义。

头的位置对喉咽部气道是否通畅有很大的影响。人在低头时，咽部气道因为大角度前曲、咽后壁向前压迫而可能会有不同程度的堵塞，造成与平卧位时舌根后坠同样的后果。但是，无论体位如何，只要将颈部垫起、头部后仰，便可使咽后壁后移、并使整个上呼吸道口、咽及喉拉直在一条轴线上；如果将下颌上抬而带动舌根前移，则更可加大咽部气道前后壁间的空间（图1-2）。在心肺复苏、咽部气道梗阻，或者需要气管插管、支气管镜介入时都应采取这个位置使患者的咽部气道得到满意的开放和暴露。

口咽及舌咽部分布着第九对颅神经即喉返神经感觉支的末梢。咽部受刺激时，冲动经反射弧由第十对颅神经即迷走神经的运动支传出而形成呕吐及吞咽动作，将异物排出或吞入食管内，以防气管吸入，是为咽反射。咽反射为正常人呼吸道所有的保护性反射之一。病理情况下如药物过量、麻醉、中枢神经系统病变或昏迷时，咽反射可能消失而造成气道吸入。由于咽反射较喉反射、气管反射及气管隆嵴反射等其他三个保护性反射受损早而恢复晚，因此被用来作为评估整个呼吸道保护性反射机制是否完好的指标。

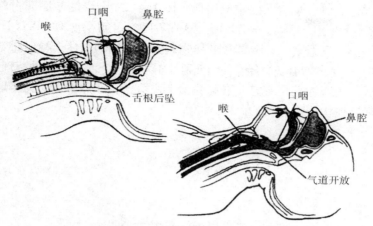

图 1-2　头的位置对咽部气道的通畅与否有很大影响，
头部后仰可以增加咽喉壁与舌根的距离而开放咽部气道

三、喉

喉的体表解剖位置在颈前第四到第六颈椎水平，为上、下呼吸道连接的部位，其上为喉咽部，往下则与气管相连。喉具有四个方面的基本功能：连通上、下呼吸道，保护下气道以免异物进入，参与咳嗽动作及语言发声。

喉是由软骨群构成的中空器官，各软骨由喉肌群及膜状组织相连。甲状软骨为喉中最大的一块软骨，由两翼在前正中相连，形成"喉结"。甲状软骨的下方借环甲膜与环状软骨相连，在体表上，紧接甲状软骨下缘约指尖宽的间隙即为环甲膜的投影位置。环甲间隙有重要的临床意义，环甲膜穿刺和紧急情况下的环甲膜切开术均由此处进入气管。

喉的开口为声门，约在甲状软骨下部的水平，为两侧声带间的间隙。声带为杓状软骨与甲状软骨间的一对韧带膜，其前部结合在一起附着于甲状软骨上，后部则附着在甲状软骨后方两侧之活动的杓状软骨上，因此两侧声带的边缘所形成的声门为一扇面向后的八字形开口（图 1-3）。声带的活动由杓状软骨所牵动，除了发声之外也随呼吸舒缩，吸气时声门开大，特别在深吸气时声门明显打开；屏气时则可关闭成一细缝。在成人，声门为上呼吸道最狭窄的部位，各种原因的声带水肿较容易造成声门的明显梗阻甚至引起窒息，是为最紧急的气道急诊。但在幼儿，上呼吸道最狭窄的部位则在声门稍下的环状软骨水平，相应的声门下水肿造成的梗阻和威胁也要更大。

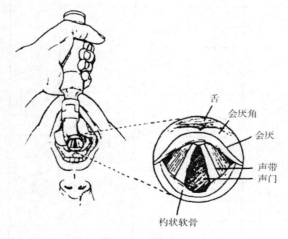

舌
会厌角
会厌
声带
声门
杓状软骨

图 1-3　喉的解剖

注：声带为甲状软骨与杓状软骨之间两片膜性韧带的增厚边缘，两侧声带在前并在一起附于甲状软骨，而在后方则分开附着于杓状软骨，其间的八字形裂隙即为声门。声门为喉的开口，也即进出气管的关卡

会厌为一片叶状弹性软骨，也为喉的重要组成（图1-4）。会厌的基底部附着于甲状软骨前缘，其游离的体部可以后翻盖住喉的上口而将声门封闭，这在吞咽时可防止食物吸入气管。

喉反射为呼吸道保护性反射之一。喉部受到异物刺激时，冲动由迷走神经感觉支传入，通过迷走神经运动支、喉返神经传出，使声带合拢、会厌关闭而制止异物进入气管内。各种病理情况下特别在昏迷时，喉反射可能消失而造成气道吸入甚至窒息。喉黏膜由上皮覆盖，在声带以上为复层鳞状上皮，声带以下部位的喉黏膜则为假复层柱状纤毛上皮。

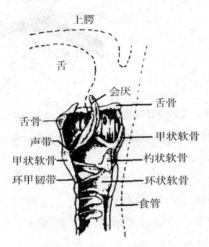

图1-4 会厌为叶片状软骨，其基底附着于甲状软骨前缘，吞
咽和屏气时游离的体部可在咽喉肌肉群的支配下覆盖喉的上口

第二节 下呼吸道

下呼吸道从气管开始，分支为主支气管、叶支气管、段支气管，越分越细，直到肺泡共分24级。其中，从气管到终末细支气管为气体的传导部分；从呼吸性细支气管到肺泡为气体的交换部分（表1-1）。

表1-1 支气管分支的名称、级数及其结构特点

气管	等级	数目	直径（mm）	软骨	平滑肌	营养	供应范围	位置关系	上皮
气管	0	1	18	U型	连接软骨的缺口处	支气管循环	两肺、单肺、肺叶、肺段、次级小叶	与血管（主要与动脉）伴行，居于结缔组织的包鞘内	纤毛柱状上皮
支气管	1	2	13						
叶支气管	2～3	4～8	7～5	不规则或旋形软骨片	螺旋形的平滑肌束				立方上皮
段支气管	4	16（18）	4						
小支气管	5～11	32～2 000	3～1						
细支气管及终末细支气管	12～16	4 000～65 000	1～0.5	缺如	发达的螺旋形平滑肌束	肺循环	初级小叶	直接位于肺实质内	立方上皮向扁平上皮过渡
呼吸性细支气管	17～19	13 000～500 000	0.5以下		平滑肌束介于肺泡之间				
肺泡管	20～22	1 000 000～400 000	0.3		薄的平滑肌束布于肺泡膈内		肺泡	组成肺实质	肺泡上皮
肺泡囊	23	8 000 000	0.3以下						
肺泡	24	3亿以上							

一、气管

在结构上由透明的 C 形软骨环作为支架，内覆黏膜，外被结缔组织及平滑肌纤维所形成。气管为喉与气管叉之间的扁圆形管道。气管软骨环呈 C 形铁蹄形（约占气管周径的 2/3），直径约 1.8 cm，横径比矢径大 1/4。其数目为 12 ~ 19 个不等，以 14 ~ 16 环居多数，占 87%，男性比女性平均多一个软骨环。每一气管软骨环都可能形成倒置的 Y 型叉。气管起于环状软骨下和纵隔内的分叉之间，全长约 11 cm。可分为颈部和胸部两段。颈段气管较短，上端与喉相接，下界为胸廓上口平面，其后为食管，前面有皮肤、颈部筋膜、胸骨舌骨肌和胸骨甲状肌覆盖，在活体上于颈静脉切迹处可以触及；胸段气管系从胸廓上口平面至气管叉之间的一段，较颈段长，居上纵隔内，两胸膜囊之间。气管的上端紧接喉部，下端则由两根主支气管与心包膜背面的结缔组织纤维固定在纵隔内。气管两端有一定的活动范围，其长度可略有改变，一般在 10 ~ 12 cm 之间。由于肺的影响，气管分叉略向右侧偏移。人体所处位置及运动可影响气管的位置及长度。

二、主支气管

气管在分叉处分为左右支气管（又称主支气管）。左右支气管之间的角度（即气管分叉处夹角），一般为 65° ~ 80°，平均 70°。该角度大小有重要意义，角度过大提示气管分叉下淋巴结肿大，角度过小提示可能因一侧支气管受压移位所致。支气管壁的构造与气管类似，软骨环相对较小，膜壁相对较大，软骨环的数目左、右不等，右侧的一般为 3 ~ 4 个，左侧一般为 7 ~ 8 个。

三、支气管树

（一）右支气管

右支气管较左支气管粗、短和陡直，平均长度男性为 2 cm，女性为 1.9 cm，与气管中轴延长线之夹角为 25° ~ 30°，相当于第 5 胸椎水平经右肺门入右肺。异物坠入右支气管机会较多，吸入性病变如肺脓肿也以右侧为多，尤以右下叶更著。此外，行支气管镜检查或支气管插管也以右侧较容易。

（二）左支气管

左支气管较右支气管细长和更趋于水平位，平均长度为男 4.8 cm，女 4.5 cm，与气管中轴延长线之夹角为 40° ~ 50°；相当于第 5 胸椎水平经左肺门入左肺。左支气管的长度约为右支气管的 2.5 倍。支气管管壁的软骨，从叶、段、亚段等支气管起，即逐渐变为不规则的螺旋形或裂解成为不完整的块片。待到达 7 级分支的小支气管，管径从 3.5 mm 缩小到 1 ~ 2 mm 时，软骨片迅速减少直至消失。

从细支气管到终末支气管，是气体传导的后 5 级膜性管道，连续于表层的立方形上皮细胞到此结束。黏膜下层组织逐渐退化变薄，肌纤维从管壁左右侧交织成为双螺旋的结构却有所增加。当肌纤维收缩时，终末细支气管黏膜可呈现出纵形皱襞。细支气管及其分支已无软骨支持，管腔的通畅性就不像软骨性气道，容易受到胸腔内压力波动的影响。

细支气管平均分出 20 根管径约 0.5 mm 的终末细支气管，每根终末细支气管再发出 50 根左右管径相似的呼吸性细支气管即为气体交换气道。

（三）支气管在肺内的分支

左右支气管肺门处按肺叶分为肺叶支气管（二级支气管），左肺分上、下叶支气管，右肺分上、中、下叶支气管。叶支气管再分为肺段支气管（三级支气管），每侧肺一般分为 10 个段支气管，每个段支气管分布于所属区域的肺组织（肺段）。肺段支气管再依次分支为细支气管，终末细支气管。从终末细支气管再向下分支即为呼吸性细支气管，肺泡突出于其壁上。

将肺内支气管剥离出来，或在活体用支气管造影剂造影观察时，可见到全部支气管反复分支，犹如树木的分支，故常称为"支气管树"。

1. 右支气管在肺内的分支：即从右支气管的 1 ~ 2.5 cm 处分出右上叶支气管后，向下成为中间支气管，并由此再发出中叶支气管。主支气管的主干延伸下去即为下叶支气管。肺上叶分出尖支（1）、后支（2）和前支（3）；右中叶分出外侧支（4）和内侧支（5）；右下叶分出背支（6）、内基底支（7）、前基底支（8）、外基底支（9）和后基底支（10）等肺段支气管。

2. 左支气管在肺内的分支：左支气管在距离气管分支 3 cm 处进入肺。左上叶支气管分出上、下两支支气管；上支支气管分出尖后支（1＋2）和前支（3），下支为舌支支气管（相当于右肺中叶），分为上舌支（4）和下舌支（5）。左下叶为左支气管向下延伸的气道。分出背支（6）后，又分出内基底支，由内基底支和前基底支合并而成（7＋8）、外基底支（9）和后基底支（10）支气管。由于左上叶的尖支与后支支气管，以及左下叶的内基底与前基底支等支气管，均是合并着的，故左侧的两叶肺内，实际上只有 8 个段性支气管。

（四）支气管分支的特点及意义

支气管树以一分为二或一分为三的分支到达肺的外周。分支支气管的管径虽小于主干，但其总截面积则大于其主干。气管的管径与 4 级亚段支气管的总截面积均为 2.5 cm。但从第 5 级起，小支气管的总截面积开始增加。随着小支气管的 7 级分支成 2 050 支时，总截面积即上升到 19.6 cm²，约为气管的 8 倍。此后又反复分成 6 万余支终末细支气管时，总截面积达 180 cm²，为气管截面积的 72 倍。

临床上将管径小于 2 mm 者称为"小气道"，其中包括部分小支气管和细支气管。小气道具有气流阻力小和极易阻塞等特点，在平静吸气时，空气进入狭窄的鼻咽，产生涡流；到气管和大支气管的分叉处，涡流更为明显，气流阻力显著上升。在肺周围部分，支气管分为数目众多的小气道，管径的总截面积陡然增加，吸入空气到此分散，形成层流，气流阻力迅即下降，故小气道的阻力只占总气道阻力的极小部分，使吸入的空气能均匀地分布到所有肺泡内。另外，小气道为膜性气道，管壁无软骨支持。故当小气道发炎，有痰液阻塞时，或在最大呼气气道外压力大于气道内压力时，小气道极易闭合。如阻塞性肺疾病，其病变多先从小气道开始。

四、气管与支气管的组织结构

（一）气管和支气管的管壁

其组织结构相似，均由黏膜、黏膜下层和外膜构成。尤以软骨性气管及其分支最具有代表性。

1. 黏膜、黏膜上皮为假复层纤毛柱状上皮，上皮表层几乎全由纤毛细胞构成，其间散在一些能分泌黏液的杯状细胞和基底细胞，K 细胞及 Clara 细胞，纤毛细胞和杯状细胞的比例约为 5：1；支气管分支越细，杯状细胞的数目就越少，到细支气管时黏膜仅为一层纤毛细胞和极少的杯状细胞。

2. 黏膜下层为一疏松的结缔组织层，位于黏膜的固有膜与黏膜下组织之间，二者无明显分界限，有弹力纤维和黏液腺、混合腺等分布其间（其中黏液腺占大多数，包括黏液细胞和浆细胞）并与纤维软骨层中的软骨和环形弹力纤维相联结。

3. 外膜由透明软骨和纤维组织构成。气管软骨呈马蹄形，缺口位于背侧，由平滑肌束和结缔组织连续，构成膜壁。平滑肌收缩时气管管径变小。随着支气管向外周伸延，支气管中的软骨片越来越小。到达细支气管时，壁内即不再存在软骨，而由一层排列呈螺旋状的平滑肌包绕，当该平滑肌收缩时，支气管变窄变短，在细支气管上皮中有一种无纤毛而浓染颗粒的细胞称 Clara 细胞，具有分泌功能，与生成肺泡表面活性物质有关。

（二）支气管腺体

1. 混合腺体由黏液和浆液两类分泌细胞、分泌管和收集管等构成，由导管引入气道腔的开口。主要位于黏膜下层，以中型支气管最多，密度达 1 个 /mm²，成人约 6 000 个。

2. 腺体每日的分泌量约 4 mL，为杯状细胞分泌量的 40 倍。因而较大气道的分泌物主要由腺体供应。

腺体大小及数目变化很大，其内还含有可以分泌组胺、肝素、5- 羟色胺的肥大细胞、淋巴细胞和肺 K 细胞。腺体分泌受诸多因素影响，比如慢性气管炎及支气管炎时，腺泡增多，腺体增大，分泌量增加。另外，腺体分泌受迷走神经的支配，乙酰胆碱的刺激可使之增加，而阿托品抑制其分泌。α 及 β 肾上腺素能制剂的刺激，也可改变腺体的分泌量及成分。组胺、前列腺素、血管活性肠肽等递质，以及钙离子等也能改变腺体分泌的质量。腺体分泌物成分颇为复杂，有多糖、清蛋白、球蛋白、钾离子、钠离子、溶菌酶、转移因子以及某些特殊抗体。呼吸道的某些非特异性免疫功能可能与此有关。杯状细胞和浆液细胞是传导性气道上皮层的分泌细胞。在吸入异物和刺激性气体后，两种细胞的分泌量均明显增加。

（三）支气管的纤毛

1. 上下呼吸道除了声带，咽后壁等之外，均分布有纤毛。纤毛是从黏膜纤毛细胞长出，每个细胞约有 200 根纤毛，每平方厘米（cm^2）有 15～20 亿根。纤毛长为 7～10 mm，直径为 $0.3\mu m$。表面由纤毛外膜覆盖，内部由纵行排列的微管组成。微管的数目、排列方式是所有的纤毛都一致的。

2. 在正常生理状态下，所有的纤毛均以同一个频率（22 次/秒），向同一个方向（头端）纤动，它是组成气道的黏液纤毛清除装置的主要成分之一，在维护气管支气管肺树的健康上，具有极为重要的意义。正常成人每天呼吸约 900 L 的空气中绝大部分有害物质是靠纤毛清除掉的，气管和支气管的纤毛呈致密的绒毯状，而末梢气道则呈孤立一簇一簇的。纤毛对外界环境变化甚为敏感，在温度过高或过低以及有害气体（如工业污染、吸烟）的作用下，其正常的纤动功能就要受到影响，当 pH 低于 6.5 时，纤毛的纤动就停止；睡眠和重力不影响纤毛的摆动；在病理情况下，如慢性气管炎或支气管炎，腺体过度分泌，纤毛不能有效摆动，黏液不能及时清除，则易阻塞小气道而发生感染；细菌和病毒又可损伤纤毛，加重感染等。另外当气管插管或切开时，直接影响了上呼吸道的湿化功能，可破坏黏液毯，使纤毛运动受影响；某些药物对纤毛运动有影响，如前列腺素能增加支气管黏液浆液的分泌量，阿托品对纤毛清除装置亦具有抑制作用。

五、气管和支气管的血液供应及淋巴回流和神经支配

（一）气管部分

1. 颈段由甲状腺下动脉的气管支分布，该支与甲状腺上动脉的气管支和支气管动脉吻合。

2. 胸段上部主要来自食管动脉的细小分支，小部分来自甲状腺下动脉。

3. 胸段下部的血液来自支气管动脉，后者的分支沿气管向上与来自食管动脉的分支互相吻合，气管周围有静脉丛通过气管静脉引流入甲状腺下静脉。

4. 气管的淋巴丰富，可分为两组。一组位于黏膜，另一组位于黏膜下层。其淋巴管入邻近的淋巴结，如支气管前淋巴结、气管旁淋巴结以及气管支气管淋巴结等，气管黏膜下层的淋巴管，在气管分叉处与动脉周围和支气管周围淋巴管吻合，气管的炎症可沿淋巴管传播到肺。

5. 气管的神经来自迷走神经的分支和喉返神经的气管支以及交感神经，它们主要分布到气管平滑肌及黏膜。

（二）支气管部分

1. 其主要由甲状腺下动脉的气管支、主动脉分出的支气管动脉、肋间动脉和胸廓内动脉的纵隔前动脉供血。

2. 支气管动脉还与肺动脉间有侧支循环，故中、小支气管远端直接由肺动脉供血。

3. 支气管的静脉回流有经气管静脉入甲状腺下静脉，经支气管前静脉入无名静脉，经支气管后静脉入奇静脉，最后均回肺静脉、上腔静脉和后纵隔静脉。

4. 支气管的淋巴也甚丰富，主要注入气管支气管淋巴结。

5. 神经来自迷走神经的支气管前支和后支，喉返神经的气管支以及交感神经的分支。

第三节　肺的组织结构

肺泡为气道最末一级亦即第二十四级的分支，是肺内进行气体交换的主要部位。

不过在功能上，终末细支气管即第十七级支气管以下的分支，其管壁上就已经有气体交换，所以又称呼吸性细支气管。呼吸性细支气管约有三级分支，其上皮逐渐由纤毛柱状细胞转变为扁平鳞状细胞，而杯状细胞则几乎消失。从第二十级分支起，呼吸性细支气管又有三级分支即肺泡管，肺泡管的管壁已经完成肺泡化，肺泡管上的平滑肌可以调节其管腔。肺泡管与肺泡相通，其末端则分支成囊状盲管即肺

泡囊。第一级肺泡管与其相应的肺泡组织构成初级肺小叶，通常认为初级肺小叶是肺的基本功能单位。

肺实质和肺泡是肺组织的基本结构，肺循环的小支和肺毛细血管分布在肺实质之中。肺实质和肺泡壁上的结缔组织富含胶原纤维、弹性纤维及蛋白多糖，结缔组织所形成的网状构架是肺内的重要结构。一方面，作为肺的支架，其胶原纤维与肺泡上皮、肺毛细血管基膜的胶原纤维相融合而把肺内的组织结构组合在一起；另一方面，又通过移行相连于气道管壁上的结缔组织网络，使得肺组织与支气管连接成一个互相支持和影响的整体。

与气管支气管相比，肺泡的胚胎发育较晚。肺泡的发育主要在出生之后，新生儿的肺泡仅1 700万～2 000万个，到18个月时则已增长到1.3亿，接近于成人的40%。肺泡的增长基本与体表面积的增长呈线性关系。由于身长的差异，成人的肺泡一般约在2.1亿到6.1亿之间。

成人肺泡大致为多角形，充气时其直径约为200～250μm。肺泡壁的表面由肺泡上皮所覆盖，上皮表面则有一薄层衬液；肺泡壁内有着丰富的毛细血管网以及结缔组织，但在某些部位肺泡之间则直接以肺泡隔相邻；肺泡之间存在着孔隙，称为肺泡孔，相邻肺泡内的气、液可经此交通（图1-5）。在呼吸性细支气管与相邻的肺泡间则存在着另一形式的称为Lambert's管的细小交通管道，为肺泡与细小支气管间提供更多的侧支交通，可防止局部肺泡管堵塞时其远端的肺泡发生肺泡不张。皮细胞

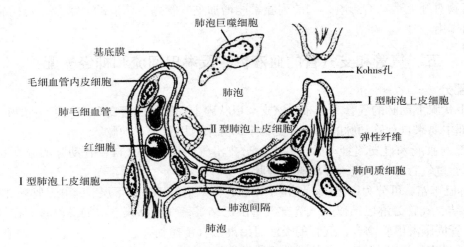

图1-5 肺泡的组织结构

一、肺泡上皮构成

肺泡上皮的细胞有Ⅰ型和Ⅱ型肺泡上皮两种，两种细胞都贴附于上皮的基膜上（图1-6）。

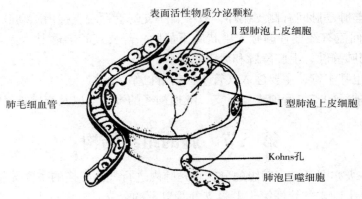

图1-6 肺泡的上皮细胞有两种

Ⅰ型上皮细胞大而扁平，大约覆盖肺泡表面的95%，对维持肺泡屏障以及肺泡内外的气体交换和物质转运等结构和功能的正常起着重要的作用；Ⅱ型细胞数目众多但体积较小，其分泌的表面活性物质对维持肺泡的稳定有着重要的作用，Ⅰ型肺泡上皮细胞的修复和更新也有赖于Ⅱ型细胞的分裂与增殖

Ⅰ型肺泡上皮细胞为肺泡表面上主要的细胞，其面积约占肺泡表面积的 95% 左右。Ⅰ型上皮细胞形状扁平，胞质薄，其中含有吞饮泡，细胞之间则连接紧密（图 1-6）。

Ⅰ型肺泡细胞对维持肺泡的正常结构和功能有着重要的作用。首先，因其细胞薄而细胞间连接致密，肺泡腔与毛细血管间的交换气体非常易于弥散透过上皮，而肺泡腔与肺间质内的液体和生化物质却不容易互相渗透，因而形成良好的交换屏障。其次，其胞质内的泡饮对于肺泡腔与肺间质、毛细血管间的液体和蛋白类物质则有转运作用，通过吞饮既可清除肺泡腔内的渗出物，又可将血液内的杀菌物质转运到肺泡腔内，因而是肺泡炎症和疾病恢复中的重要机制。

Ⅰ型上皮细胞对于某些致病因素甚为敏感，细胞容易变性甚至损伤脱落。例如，在有害气体吸入、重度炎症、成人呼吸窘迫综合征（ARDS）等病理情况下，Ⅱ型上皮细胞首先受损或脱落，使得交换屏障破坏，间质内的液体、炎性蛋白及细胞成分得以渗入肺泡腔内，而肺泡腔内的病原体和有害物质则可能同时进入间质及毛细血管内。

Ⅰ型上皮为分化完全之细胞，不能再自身分裂增殖，其修复和更新有赖于Ⅱ型肺泡上皮细胞分裂、增殖为Ⅰ型上皮细胞。因此，在肺部疾病的恢复中，Ⅱ型上皮的分裂、增殖能力又成为关键的因素之一。有实验证明，在Ⅱ型上皮细胞膜上存在有糖皮质酮受体，在糖皮质酮的作用下可以形成糖皮质受体复合物而促进Ⅰ型上皮细胞的修复。

在电子显微镜下，Ⅱ型肺泡上皮细胞大致呈圆形（图 1-7）。Ⅱ型肺泡上皮细胞体积较小，虽然其细胞数目约为Ⅰ型细胞的二倍，但其总的覆盖面积仅为肺泡面积的 5%。

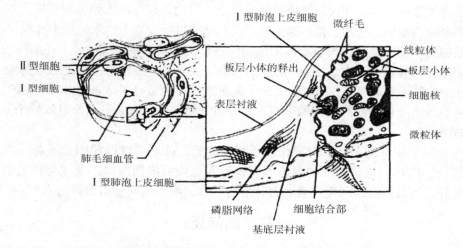

图 1-7 Ⅱ型肺泡上皮细胞的电镜观察图示

注：Ⅱ型细胞在肺泡表面呈颗粒状，内含巨大的细胞核。在电镜下可见，Ⅱ型细胞的核内有丰富的细胞器和核颗粒，胞质内则富含线粒体、微粒体，表明其着有旺盛的代谢活动。肺泡表面活性物质最初在近核部位形成的胞浆板层小体分泌，板层小体在成熟过程中移向细胞表面，最后释入细胞外的表面衬液中。肺泡表面的衬液主要由Ⅱ型细胞表面的微纤毛所分泌。其基底层填充着细胞表面的不平，特别是Ⅰ型细胞与Ⅱ型细胞交界处形成的凹陷，使肺泡表面形成平滑的曲面；基底层中分布的网络状磷脂，则据信是表面活性物质的最后前体。表面活性物质在基底层表面的极薄表层衬液中最终形成，发挥着降低气液界面表面张力的物理特性

Ⅱ型细胞分散在Ⅰ型细胞之间而突入肺泡腔内，在其游离面上有细小绒毛。Ⅱ型细胞内富含线粒体、内质网和高尔基氏体等细胞器，有旺盛的分泌代谢活力。具有特征性的是，Ⅱ型细胞胞质内存在着许多含有磷脂、黏多糖及蛋白质的致密卵圆形分泌颗粒，因在其内可见同心圆膜板，故又称板层小体。板层小体处于分泌状态时移行贴附于细胞表面，小体破裂后其内容物即释出在Ⅱ型细胞表面，成为表面活性物质。

表面活性物质有降低表面张力、加大液气界面的作用。Ⅱ型肺泡细胞分泌的表面活性物质溶解在肺泡表面的衬液层中，当肺泡缩小时其内衬液层增厚，表面活性物质的密度增加，表面张力减小，因而使肺泡易于充盈、避免发展成肺泡萎陷不张；而在肺泡明显扩张时，内衬液层变薄，表面活性物质密度降低，

表面张力增加，则使肺泡不易进一步充盈而避免过度扩张，从而维持肺泡的稳定。

病理情况下，因为缺乏表面活性物质或者因其活性的下降，肺泡容易在加大的表面张力的作用下而发生萎陷不张，流经这些肺泡的血流得不到气体交换，即造成通气－血流比例失调而形成严重的缺氧，成人呼吸窘迫综合征即为其临床典型。

糖皮质酮能够促进Ⅱ型细胞的分裂增殖，也能促进表面活性物质的合成与分泌，因而在治疗上有重要的地位。

在肺泡表面还常可见到肺泡巨噬细胞。肺泡巨噬细胞并非肺泡上皮所固有的细胞，而是由血液内单核细胞、趋化转化而来。当肺泡内有异物颗粒进入时，即可刺激血液内的单核细胞游走出肺毛细血管，经肺间质迁徙进入肺泡内，成为游走的肺泡巨噬细胞。肺泡巨噬细胞吞噬进入肺泡的外来异物颗粒后，借本身的阿米巴运动以及肺泡表面内衬液与呼吸性细支气管黏液之间表面张力的差异所引起的漂流进入到支气管树，然后被黏液纤毛运动所清除。

二、肺毛细血管

肺为人体内毛细血管最丰富的部位。肺毛细血管壁的总面积相当于肺泡面积的 90%，每个肺泡约由 1800 到 2 000 段毛细血管网络所包绕。毛细血管与肺泡间有如此大的接触面积是其气体交换功能的需要。

肺毛细血管壁也是仅由内皮细胞与基膜构成的。肺毛细血管的内皮细胞的细胞体很薄，胞质内细胞器不多，也含有饮泡，这样的结构与Ⅰ型肺泡上皮细胞极为相似。肺毛细血管较体内绝大多数其他部位的毛细血管更易发生渗漏，水分和胶体物质较易从毛细血管内外移而进入到肺间质中。

正常肺毛细血管内皮细胞间的连接相当紧密，仅有某些直径仅数个纳米的细小孔隙存在。一般认为，经肺毛细血管壁的气体交换是透过内皮细胞的细胞体进行的，其机制为气体分子在细胞膜上及细胞质内的弥散，并不依赖任何孔道的存在。细胞间的孔隙受原纤维舒缩的控制，水和较小的水溶性蛋白分子通常透过这些小孔进出肺毛细血管壁。而较大的分子如血浆蛋白的通透则是通过内皮细胞的饮泡来转运的。由于原纤维非常易受毛细血管内静水压的影响，其压力升高时就会有大量水分以致较小分子的蛋白透过内皮而进入到肺间质。

内皮细胞同Ⅰ型上皮细胞一样，对损伤因子相当敏感，除心源性的原因造成肺毛细血管静水压增高外，缺氧，感染、物理和化学因素的刺激等多种原因也均可损伤内皮，表现为肺毛细血管壁通透性的增高，大量水分及蛋白质向肺间质、继而向肺泡内转移，而形成间质以致肺泡水肿。

三、肺间质

肺间质是指介于肺泡壁之间的组织结构（图 1-8）。肺间质内的基础结构是由胶原纤维所构成的网络支架，网络支架的间质内充满着富含透明质酸的胶状液体。肺泡的几何形状乃至整个肺的海绵状结构都是由此不同走向的纤维网络系统与胶状液体一起形成的间质构架所维持的。除了这些支架结构外，终末细支气管以下的气道分支、相应的肺小动脉、小静脉及毛细血管、淋巴管、细小神经分支以及某些组织细胞都可行走、分布在肺间质中。

肺毛细血管在肺间质中蜿蜒蛇行，在某些部位，毛细血管壁与肺泡上皮基膜融合在一起，其间无其他组织结构，也无液体积聚的空间，肺泡上皮、基膜及毛细血管内皮一起构成了呼吸膜，肺泡与毛细血管内的气体分子很容易弥散通过而发生气体交换。这些部位组织菲薄、较少有液体积聚的余地，所以又称薄部或紧部（图 1-8）。

而在间质的其余部位，毛细血管与肺泡被肺间质所分离，肺泡上皮与毛细血管上皮之间有较大距离，气体分子不易弥散通过；相反，较为疏松的间质使得肺内液体一旦在有循环障碍时便容易积聚在这里而形成间质水肿。所以，这些部位称为厚部或松部（图 1-8）。由于胶体分子对水有较大的亲和力，即使在肺间质内有较多液体积聚时，间质内的压力增高得也并不明显；通常，肺间质内的含水量要较正常增加 30% 以上时，才可能测量到压力的升高。

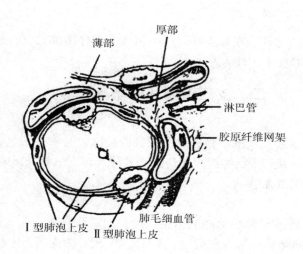

图 1-8　肺间质的组织结构

注：肺间质可分为薄部和厚部，在肺间质的某些部位，肺毛细血管壁直接与肺泡上皮及其基膜融合而形成呼吸膜，这些发生肺内气体交换的组织结构菲薄部位，称为薄部；而在另一些部位，在肺间质的胶原纤维支架内充满着胶状液体和微小血管、神经分支，所以称为厚部，肺内液体交换发生于此，肺内的液体也容易积聚在这些组织疏松的部位

　　肺间质内的液体循环处于高度的动态平衡之中，肺间质内存在着丰富的淋巴管道，淋巴引流在维持肺内液体循环的平衡中有着重要作用。肺内的淋巴引流起始于肺间质厚部。位于肺间质中的淋巴管道最初起始结构只是一薄层由内皮细胞包卷成的终囊（图 1-8），内皮细胞间的连接并不紧密，液体和蛋白质分子因此可以透过囊壁而进入管道内形成淋巴液。管道在间质内的移行中，逐渐在管壁上形成了完整的基膜，同时在管道上则出现了漏斗状的单向膜瓣，从而完成了淋巴终囊到淋巴管的结构转变。随后，在淋巴管继续向肺门移行的过程中，其管壁上进一步出现了平滑肌纤维的环绕；而到了肺泡管、呼吸性细支气管水平则更可见到淋巴管的蠕动，因而最终完全发育成为收集性呼吸性淋巴管。这种结构上的演变，为不同部位内的淋巴引流提供了不同的机制。在淋巴终囊水平，较大淋巴管的蠕动是造成终囊内压力低于间质内压的原因，这个压力差使得间质内液体和蛋白质得以进入终囊内而形成淋巴液。在肺间质内小淋巴管水平，肺通气造成肺间质内胶状液体的压力脉动，这个压力变化推动淋巴液向较大的淋巴管流动，淋巴管道中的单向活瓣则强化了这个机制的作用。而在较大的淋巴管内，管壁上出现了平滑肌，平滑肌的舒缩造成的管壁蠕动成为淋巴流动的更有效的动力。淋巴管壁平滑肌受自主神经系统的调节。

第四节　肺脏血液循环

　　肺脏有两组血管，肺循环的动静脉为气体交换的功能血管，体循环的支气管动、静脉是气道和胸膜的营养血管。肺循环的特点为压力低［2.9/1.1 kPa（22/8 mmHg）］，血流量大（等于心排出量）。

一、肺循环的动脉和静脉

（一）肺动脉

　　肺动脉起于右心室动脉圆锥并分为左、右两支，在相应肺门受到纤维鞘的包裹，再与支气管平行分支。到达终末细支气管水平，肺动脉成直角穿透纤维鞘，进入肺小叶即成肺小动脉。在呼吸性细支气管和肺泡囊壁层分出极多分支，构成毛细血管网。

（二）毛细血管网

　　毛细血管内皮组织厚 0.3 μm，其内外径分别为 8.0 μm、8.6 μm，每个肺泡包绕长度 9～13 μm 毛细血管段。毛细血管壁有外膜细胞，内皮亦有肌纤丝分布，故能控制和调节毛细血管内血流量。

（三）肺静脉

肺静脉起自毛细血管网的远端，在肺小叶间隔中引流，不伴随肺动脉，最后汇集于肺门左右两侧的肺静脉，并分别组成上、下静脉干，注入左心房。

二、支气管循环的动脉和静脉

（一）支气管动脉

右支气管动脉始于右第3肋间动脉、右锁骨下或乳内动脉，两根左支气管动脉常直接从胸主动脉分出。支气管动脉进入肺内，与其周围结缔组织相连接，其分支与支气管外膜吻合成支气管周围的动脉丛，到达终末细支气管后，构成毛细血管丛。

（二）支气管静脉丛

呼吸性细支气管水平静脉丛与肺小动脉网丛相连接，进入肺静脉，支气管壁和邻近组织的静脉丛连合成为支气管肺静脉，亦流向肺静脉进入左心房，来自气管、叶、段支气管壁的静脉丛，成为支气管静脉，回流至右心房。

（三）肺血管间的交通支

在肺动、静脉与支气管动、静脉两种循环系统间，有潜在交通支，使肺循环和支气管循环间的血流量保持平衡。主要有支气管动脉与肺动脉交通支，支气管静脉与肺静脉交通支和肺动静脉交通支。在支气管动脉阻塞时，可以通过交通支代偿，防止肺组织缺血。在肺动脉高压时，亦可通过交通支降低右心压力。

微信扫码
◆ 临床科研
◆ 医学前沿
◆ 临床资讯
◆ 临床笔记

第二章　呼吸系统疾病常用检查方法

第一节　纤维支气管镜检查

20 世纪 60 年代，可曲性纤维光束支气管镜（Flexible Fiberoptic Bronchoscope，FFB）的问世，是内镜发展史上的一次革命。与硬质气管镜比较，这种可曲性纤维支气管镜具有以下优点：①可视范围大。纤维支气管镜纤细柔软，并可以弯曲，可进入全部段支气管，74% 亚段支气管及 38% 的亚亚段支气管。②亮度大、视野清晰、可看清微小病变，并可将图像显示于电视屏幕上。③技术操作比较简单，容易掌握。④被检查者痛苦小，易于接受。⑤细胞学和组织学阳性率高。由于可视范围的增加，扩大了细胞学和组织学诊断的范围。近年来，又相继推出了电子支气管镜，是继硬质支气管镜和纤维支气管镜出现后的第三代电子支气管镜系统。关于支气管镜检查在支气管及肺疾病如肺癌、肺结核、肺间质纤维化诊断中的价值是人们所熟知的，10 余年来，国内外又开展了支气管镜技术在呼吸系统疾病治疗中的应用，为呼吸系统疾病治疗增加了一种新的手段，尤其对需气管插管建立人工气道、气道异物及气管、支气管内有分泌物潴留，阻塞者的治疗有其独到之处。

一、适应证与禁忌证

（一）适应证

1. 呼吸衰竭、肺性脑病及呼吸、心脏骤停需紧急建立人工气道者。
2. 气道异物。
3. 咯血经药物治疗无效者。
4. 肺脓肿、支气管扩张、炎症所致肺不张需经纤维支气管镜吸引分泌物及加药者。
5. 危重支气管哮喘黏液栓阻塞支气管者。
6. 肺部感染经抗菌药物治疗无效者。
7. 结核、肿瘤所致气道狭窄。
8. 支气管癌腔内放射治疗。
9. 其他，如肺泡蛋白沉着症、煤工尘肺、肺间质纤维化等，可通过支气管肺泡灌洗治疗。

（二）禁忌证

1. 不稳定型心绞痛者。
2. 新近（6 周内）心肌梗死者。
3. 严重心律失常者。
4. 严重心功能不全者。
5. 主动脉瘤有破裂危险者。

6. 顽固性低氧血症［吸入 35% 氧气 15 min 后，PaO_2 升高不到 0.13 kPa（10 mmHg）或仍低于 4.7 kPa（35 mmHg）］，血氧饱和度低于 90% 者。

二、检查操作方法

（一）术前准备

检查前应了解患者体温、脉搏、呼吸，血压、心肺功能和血电解质，阅读胸部 X 线片。有假牙者取下假牙。术前禁食 4 ~ 6 h，以免术中呕吐。局麻者应向患者解释检查目的，说明术中感受，以取得患者的充分合作。还应准备 1% 丁卡因、2% 利多卡因、1：1 000 肾上腺素或稀释麻黄碱液，经纤维支气管镜气管插管者尚需准备地西泮注射液、注射器、适当内径的气管导管［女性可用 6.0 ~ 7.0 mm，男性可用 6.5 ~ 7.5 mm，以聚氯乙烯或硅酮低压气囊者为好，充气后气囊压应在 0.47 kPa（3.5 mmHg）］。

（二）术前用药

术前 30 min 注射阿托品 0.5 mg，以减少气管内分泌物，还可防止术中迷走神经反射引起的心脏骤停。精神紧张者可肌内注射苯巴比妥钠 0.1 g，或地西泮 10 mg。有频发性室性早搏者，术中和术后应给予利多卡因静脉注射。肺功能不佳者，应予吸氧或机械通气。

（三）器械准备

插镜前，对纤维支气管镜的目镜、操作部、镜体、光源、自动吸引接头、细胞刷、活检钳、冷光源等部件，均应详细检查，合格时方可使用。

（四）麻醉

一般采用局麻。常用 1% ~ 2% 丁卡因作咽喉部喷雾麻醉，总量不宜超过 60 mg。然后经纤维支气管镜注入 2% 普鲁卡因。亦可用 2% 利多卡因，总量不宜超过 300 mg。

（五）插镜方法

患者可取仰卧位或坐位。插镜途径可经鼻或口，目前多采用经鼻插入法。此法操作简便，较易进入气管，患者痛苦小。但若镜面被污染又吸引不掉，则会使视野模糊，影响观察。

1. 经鼻腔插入法

先用 1% ~ 2% 丁卡因或 2% 利多卡因加 1% 麻黄碱滴鼻。术者左手握纤维支气管镜操纵部，右手将镜送入鼻腔，边插镜边调节角度调节钮，使镜端沿咽后壁进入喉部，窥见会厌及声门，此时可令患者深呼吸或发出"啊"音，观察声门活动情况。对麻醉良好者，待声门开放时，即可将镜送入气管。如麻醉不足，喉部稍受刺激后声门即紧闭，可加喷少许麻药，待麻醉充分后再插入。

2. 经口插入法

钳取支气管异物时以经口插入为宜。咽喉部麻醉后，在患者口部放置咬口器，可直接将纤维支气管镜从口腔插入气管。

三、并发症及其防治

（一）并发症

纤维支气管镜检查并发症的发生率因病例选择、术者技术水平、操作措施的繁简以及确定并发症的标准不同而异。纤维支气管镜检查在治疗中应用的并发症主要有以下几个方面。

1. 局麻与术前用药所致

局麻药的严重反应有喉痉挛、抽搐、虚脱、呼吸抑制，甚至心脏骤停。丁卡因的麻醉效果虽然较好，但严重反应发生率高，因而目前多主张用利多卡因。慢性阻塞性肺疾病患者术前应用镇静剂可引起呼吸抑制。

2. 插镜检查及治疗操作所致

（1）喉、气管或支气管痉挛：诱因多为声门及气管内麻醉不良。支气管哮喘患者的气道易受激惹，故插镜刺激后喉、支气管痉挛的发生率高。

（2）低氧血症：约 80% 的患者插镜后 PaO_2 下降，可下降 1.3 ~ 2.7 kPa（10 ~ 20 mmHg），操作时

间越长，下降幅度越大。

（3）心律失常：与低氧血症及潜在心脏疾病有关。心律失常主要为窦性心动过速，其他尚有房性、结性及室性早搏，亦可出现 T 波低平，ST 段下移，Q-T 间期延长，严重心律失常可致心脏骤停。

（4）发热：约占 6%。

（5）肺浸润性阴影：常因支气管肺泡灌洗（BAL）治疗所致，发生率低于 10%，发生于灌注液体的肺段，于灌注 24 h 内发生，持续时间不长。

（6）肺功能损害：BAL 可致肺功能损害，主要有肺活量（VC）、一秒用力肺活量（FEV_1）下降。

（7）损伤性出血：可由钳取异物或 BAL 治疗引起。

（二）防治

为了避免术前用药引起的并发症，有的单位已废除术前用药。对有通气功能障碍的患者，不应使用镇静剂。甲状腺功能亢进症心动过速未控制者，可减少阿托品用量。应用胰岛素治疗的糖尿病患者，术晨暂停胰岛素，以免禁食后发生低血糖。麻醉药过敏主要表现为胸闷、面色苍白、脉快而弱、周身麻木、或呼吸困难、四肢抽搐、昏迷等，因此，初次喷药后，要严密观察并随时询问患者有无不适。一旦发生过敏，应立即吸氧、静脉注射地塞米松，抽搐者注射地西泮。咽喉、气管、支气管内均应麻醉良好，操作应轻巧，以避免喉、支气管痉挛的发生。PaO_2 低于 8.3 kPa（70 mmHg）者，应予给氧，支气管哮喘患者 BAL 前应吸入 β - 受体激动剂，操作全过程要给氧，并进行心电监护和血氧饱和度监测。对于急性呼吸窘迫综合征（ARDS）者，BAL 时，应在吸入氧浓度 > 或等于 0.5，以机械通气 PEEP 5 cmH_2O 支持下，进行 BAL。

四、临床应用

（一）引导气管插管

临床上，对于呼吸衰竭，肺性脑病及呼吸心脏骤停等患者，可通过纤维支气管镜引导下气管插管从而有利于建立人工气道，进行机械通气。

1. 主要适应证

（1）急性呼吸衰竭患者，经合理氧疗后，PaO_2 不能达到 8 kPa（60 mmHg）者。

（2）慢性呼吸衰竭严重低氧血症或（和）高碳酸血症，经合理氧疗后，PaO_2 不能达到 6.67 kPa（50 mmHg），或肺性脑病者。

（3）患者自主呼吸突然停止，需紧急建立人工气道进行机械通气治疗者。

（4）呼吸衰竭患者不能自主清除上呼吸道分泌物、胃内反流物或出血，随时有误吸危险者。

（5）呼吸衰竭患者下呼吸道分泌物多或出血需反复吸引者。

（6）呼吸道损伤、狭窄、阻塞、气管 - 食管瘘影响正常通气而致呼吸衰竭者。

对意识清醒需经鼻气管插管者，鼻腔滴入麻黄碱液或 1∶1 000 肾上腺素液，然后以 1% 丁卡因或 2% 利多卡因作喷雾麻醉，意识不清楚者可省去表面麻醉。

2. 插管方法

常用的有以下 3 种。

（1）将纤维支气管镜插入气管导管内，前端露出，将纤维支管镜与导管一起经鼻或口腔送达咽喉部，喷麻药，待声门活动减弱后，先将纤维支气管镜插入声门，然后将导管缓慢送入气管内。导管插入深度依患者身高而定，其末端在隆突上 3 ~ 4 cm 为宜，一般插入 25 ~ 28 cm。

（2）先将导管插入鼻咽部，再将纤维支气管镜经导管内插过鼻腔入声门，最后沿纤维支气管镜送入导管。

（3）将导管套在纤维支气管镜外，置于纤维支气管镜的上端，先将纤维支气管镜插入声门，然后沿纤维支气管镜送入导管至气管。插管后仔细听诊肺部，如双肺呼吸音对称，说明插管位置在气管隆嵴上方，为正常位置，如一侧呼吸音低，提示插管进入另一侧主支气管，此时可将插管适当外提，至两侧呼吸音一致，即可用胶布固定，充填气囊，进行机械通气。

应该注意，纤维支气管镜与气管导管刺激咽喉与气管，可使交感 – 肾上腺系统活性增强，儿茶酚胺释放增加，导致心率增快，血压升高，极少数可出现心律失常，但一旦插管成功，应用机械通气后，绝大多数的心率增快、血压升高及心律失常在 1 h 内恢复。对气管插管困难的病例，如需应用全麻或肌松药及镇静药时，应在局麻下进行，待从纤维支气管镜看到声门后方可应用，以免发生意外。经鼻腔气管插管者，若因舌下坠堵住咽部，妨碍声门显露，可用钳将舌向前拉起，即能清楚观察到声门。高血压患者应用血管收缩药应避免使用肾上腺素，可用麻黄碱。插管过程中应注意防止胃内容物反流误吸。

（二）钳取气管或支气管内异物

呼吸道异物主要指喉、气管、支气管异物。按其性质可将异物分为植物性、动物性、矿物性与化学合成品等四类。一般以植物性异物最常见，化学合成品最少。呼吸道异物所在部位，常与异物的大小、形态、轻重，异物吸入时患者体位及解剖学因素有密切关系。一般以右侧支气管为最多，其次为气管或左主支气管。较大而形状不规则的异物易发生嵌顿。据报道，呼吸道异物能自行咳出的不到3%，通过硬质气管镜或纤维支气管镜钳取呼吸道异物是最好的治疗方法。对于硬质气管镜不能窥见的周围气道的异物，尤其是两上肺者，或头颅、下颌和颈椎骨折或畸形而无法进行硬质气管镜检查者，均适应于经纤维支气管镜钳取异物。

麻醉方法同一般纤维支气管镜检查，在儿童，尤其是 7 岁以下者，要在手术室、全麻下进行。治疗前及治疗时要吸入高浓度氧，并根据异物大小、形状及部位而选用持物钳，如普通活检钳、长颚口持物钳，鼠咬钳，或带金属蓝网的钳子等。插镜途径以口腔为妥，以便钳取大的异物不致卡在鼻腔内。进镜后，如发现异物先露部，不要急于立即取出，应该使镜端接近异物，先吸净周围的分泌物，仔细察看先露部分的形状和位置，及其与管腔之间的空隙情况。邻近黏膜如有肿胀，可用镜端将其轻轻推开，或喷入少许 1∶1 000 的肾上腺素，使其收缩。使纤维支气管镜与气管、支气管保持在同一纵轴上。并使镜腔对准异物中心，然后确定异物钳张开的方向，趁患者吸气，气管、支气管同时扩大之际，迅速将张开的异物钳伸向异物两旁，紧夹其最大径，以免滑脱。如为易碎的异物，须用有孔杯状钳，钳夹的力量要适当，既要平稳，又不能夹碎。对于较大而又易滑脱的异物，如蚕豆等，可采用分块摘取的方法。对于尖锐异物，要防止纤维支气管镜将其挤入肺实质，如潜入气管壁或肺实质，要仔细找到其尾端，轻轻将其牵引至管腔内。如遇金属异物（如大头针、注射针头、气枪子弹等），并位于亚段以下的小支气管内时，可在 X 线透视下，将活检钳从相应的段或亚段支气管，进入异物处，进行钳取。此时要防止大出血，并做好出血的急救准备。对于部分不能通过支气管镜腔的异物，应将其夹紧后牵引至管口部分，然后将纤维支气管镜、异物钳、异物一并取出。有时异物在被向外钳拉时，常因碰到声带后脱落在口腔内，此时助手应用弯曲的长钳从口腔内取出异物。术后要注意观察有无继发呼吸道及肺部感染和出血，在小儿，尤应注意呼吸道是否通畅，因呼吸道分泌物过多或声带水肿可发生窒息。

（三）治疗大咯血

对于大咯血，应用其他止血措施无效者，可通过纤维支气管镜吸引残留于气管支气管内积血，然后局部给予止血药物，或气囊压迫止血，常可收到较好的止血效果。Tsukamoto 等报告经纤维支气管镜应用凝血酶或纤维蛋白原 – 凝血酶治疗咯血 33 例，有效率为 80%，并认为经纤维支气管镜注入止血药物是治疗咯血简单、有效，危险性小的方法。

1. 当纤维支气管镜到达出血部位后，注入 4℃生理盐水 5 mL，保留 30 ~ 60 s 后吸出，连续数次，因冷刺激使血管收缩而止血。

2. 注入 100 U/mL 凝血酶溶液 5 ~ 10 mL，或 1∶2 000 肾上腺素溶液 1 ~ 2 mL，或去甲肾上腺素 2 ~ 4 mg + 生理盐水 10 ~ 20 mL 局部滴入。或先给肾上腺素 2 mg（用 2% 利多卡因 1 mL 稀释），在出血明显减少后，用巴曲酶 2 000 U。

3. Kinoshita 方法：将纤维支气管镜插入出血叶或段支气管，注入 100 U/mL 的凝血酶溶液 5 ~ 10 mL，或 2% 纤维蛋白原 5 ~ 10 mL，尔后再注入 10 U/mL 的凝血酶原 5 ~ 10 mL，保留 5 min，当证明出血停止时，再拔管观察，该法简单，安全有效。因凝血酶能直接作用于血液中的纤维蛋白原，使其转变为纤维蛋白，加速血液凝固而达到止血目的。

4. 气囊套管压迫法：在插入纤维支气管镜后，找到出血支气管，放置 Forgarty 气囊套管（外径 1 mm、顶端气囊最大直径 4 ~ 14 mm，充气 0.5 ~ 5 mL），堵塞出血部位而止血。24 h 后放松气囊，观察数小时无再出血即可拔管。大咯血时经纤维支气管镜加药或气囊压迫止血要求：①术前充分麻醉；②术中操作要轻巧，以免引起咳嗽，使咯血加重；③吸引负压要求能达到 93.3 kPa（700 mmHg），以便迅速有效地清除气管、支气管内积血。

（四）吸引下呼吸道分泌物

应用纤维支气管镜吸引下呼吸道分泌物，是近年用于治疗呼吸系统疾病的一种方法。王昌惠等报道，对气管支气管有分泌物阻塞的呼吸衰竭患者进行分泌物冲洗、吸引，由于分泌物被冲洗、吸出，通气 / 换气功能明显改善，低氧血症、高碳酸血症得以纠正。由于分泌物引流通畅，亦有利于感染的控制，从而使病情缓解。其近期有效率为 100%。对分泌物阻塞呼吸道、肺不张所致急性呼吸衰竭，应用纤维支气管镜吸引下呼吸道分泌物，对于通畅气道、促使肺复张、纠正呼吸衰竭，亦有良好效果。Stevens 对重危病房经胸片证实有肺不张的 118 例患者，经纤维支气管镜吸引下呼吸道分泌物后，80% 患者有胸片及临床表现的改善。Vijay 报道 8 例肺不张，用纤维支气管镜吸出黏稠脓性痰，一次处理后，肺不张获得完全复张或部分复张。因此，肺脓肿、支气管扩张、炎症所致肺不张、慢性支气管炎呼吸道分泌物阻塞等患者，若抗感染、吸痰等综合治疗效果不佳，应立即应用纤维支气管镜吸引，清除气管内分泌物，使气道通畅，同时，局部可给予抗菌药物及黏液溶解剂等，可望获得良好效果，从而有利于保持气道通畅，改善通气功能。

检查前，鼻腔滴入 1 : 1 000 肾上腺素或麻黄碱使血管收缩，以 1% 丁卡因作鼻咽部表面麻醉，患者仰卧，将纤维支气管镜插入气管、支气管，应用负压吸引器吸引。分泌物黏稠者，可以生理盐水 10 ~ 30 mL 分次冲洗，使分泌物稀释后再吸引，总量不应超过 100 mL。对顽固性低氧血症，血氧饱和度低于 90% 者，宜在供氧条件下进行吸引，必要时应在机械通气，如高频通气时进行吸引，以免缺氧加重。此外，抽吸分泌物宜在直视下进行，纤维支气管镜的前端要恰好与分泌物接触，不宜直接接触支气管黏膜，否则将引起出血，尤其是支气管黏膜充血、肿胀时更易发生。

（五）支气管局部给予抗菌或抗结核药物

肺脓肿、支气管扩张、慢性支气管炎、肺炎等，经应用抗菌药物等治疗效果不佳时，可考虑经纤维支气管镜局部给予抗菌药物。近年亦有报告经纤维支气管镜局部给予抗结核药物，治疗肺结核、支气管内膜结核，获得较好疗效。经纤维支气管镜局部给药，有利于减少全身用药，亦可作为全身用药的一种辅助手段。但这种治疗毕竟属于有创，患者要承受一定痛苦，且有引起感染扩散及其他并发症的可能，因此应权衡利弊。仅在全身用药难以奏效，或同时具有其他治疗或诊断适应证需行纤维支气管镜检查时，方可考虑此种治疗。

插入纤维支气管镜后，一般先用生理盐水对感染的肺叶段进行冲洗，然后注入有关的抗菌药物或抗结核药物。抗菌药物的选择可参考细菌培养及药物敏感试验结果，常用药物有氨基糖苷类药物，如庆大霉素、阿米卡星、妥布霉素，硫酸依替米星等，亦可用喹诺酮类或其他药物。

（六）支气管肺泡灌洗治疗

支气管肺泡灌洗（BAL）可用于治疗肺泡蛋白沉着症，肺含铁血黄素沉着症、特发性肺纤维化及肺泡微结石等。全麻下每次灌 1.5 L，反复灌洗，总量 3 ~ 10 L，隔两天再灌对侧。无大咯血、严重心律失常、喉、支气管严重痉挛等严重并发症发生。因此认为，BAL 治疗是一项安全有效的治疗措施。

（七）治疗气道狭窄

对肿瘤、结核等所致气道狭窄，可经纤维支气管镜置放镍钛记忆支架，撑开狭窄的气道。除常规术前用药外，口服可待因 30 ~ 90 mg。插入纤维支气管镜，在 X 线监视下，根据纤维支气管镜插入深度进行体表定位，于活检孔注入巴曲酶 2 000 U、2% 利多卡因 5 mL，插入导引钢丝，并越过狭窄部位，退出纤维支气管镜。选择镍钛记忆合金支架（NET），于冰水中使其变软，并装入置入器内。患者头部后仰，将置入器沿导引钢丝插入气道狭窄部位，先拔出导引钢丝，然后释放支架，退出置入器，记忆支架遇热膨胀，使狭窄部位气道撑开。再次纤维支气管镜检查支架复型、与气道贴合及气道撑开等情况。术中应进行心电图、血压及血氧饱和度监测。

（八）支气管癌治疗

1. 腔内放疗

原发性支气管癌阻塞主支气管或并发肺不张，或经综合治疗后支气管腔内仍有肿瘤残留，继发性气管腔内新生物，均可经纤维支气管镜置管后装腔内放疗。纤维支气管镜插至病灶处，拔出纤维支气管镜，在电视透视下核对位置后，利用电子计算机制订治疗计划，按计划用后装机沿施源器管传送高能同位素铱或 ^{137}Cs（铯），用分剂装置以均等的剂量分次传送，每周 1 次，治疗 3 ~ 6 次。总有效率 80% ~ 90%。

2. 冷冻治疗

不能手术的晚期中央型支气管癌，可经纤维支气管镜进行冷冻治疗。通过纤维支气管镜导入长 70 cm、外径 2 mm 的可曲性冷冻探头（其顶端温度 – 80℃），将冷冻探头置于肿瘤表面或插入肿瘤，以液氮或氧化亚氮作为致冷源，将肿瘤冷却至 – 30 ~ – 70℃。在同一或邻近区域做 1 ~ 3 次冷冻，持续 1 min，整个过程 10 ~ 15 min，一般治疗 2 次，间隔 1 ~ 2 周。

3. 激光治疗

支气管癌阻塞气道、手术后复发或失去手术时机者，均可经纤维支气管镜导入激光治疗，有效率可达 80%。插镜后，首先观察肿瘤大小、位置及表面情况，吸去分泌物及表面坏死物质，然后经活检孔插入光导纤维，头端伸出 1 cm，对准照射部位，一般距肿瘤 2 ~ 5 mm，脚踏起动激光源开关，每次 1 ~ 3 s，激光输出功率 25 ~ 40 W。根据肿瘤大小，单次积累照射时间 4 ~ 30 min。烧灼程度与功率大小、照射时间及光源距肿瘤距离有关。功率大、照射时间长、光源距离短，则烧灼越明显。一次治疗未成功者，间隔 5 ~ 7 d 可再次照射。

4. 纤维支气管镜 – 高频电刀治疗

此种治疗方法的适应证同激光治疗。除常规术前用药外，口服可待因 30 ~ 90 mg。在右侧肩胛下放置用浸泡纱布裹着的辅助电极板，插镜后，先吸去肿瘤表面的分泌物，然后插入高频电刀，使其伸出纤维支气管镜口 0.5 ~ 1 cm，以免将其烧坏，将电刀对准肿瘤，按需脚踏"电刀"或"电凝"开关，两者选择其一。小心按压开关指数达 4 ~ 5，功率为 30 ~ 50 W，直视下对肿瘤组织进行烧灼、切割，再用活检钳取出碎块。电刀烧灼时应由病灶中心向周围扩展，并从上端向下端逐步治疗，以便快速打开一个通道，解除气道梗阻。如气管支气管梗阻不甚严重，直视下可见到病灶下端病变时，电刀烧灼治疗应由下逐步向上。这样可使视野清晰，利于烧灼对于易出血病变，电刀切割烧灼时，使用"电凝"开关。如极少出血或不出血，烧灼时使用"电刀"开关。每次电刀烧灼治疗时间不超过 1 h，间隔时间以 7 ~ 10 d 为宜。可有纵隔气肿、气胸、气管支气管瘘及出血等并发症。

第二节　胸腔镜检查

医药科技的发展，也促使内镜的发展。早年金属硬质胸腔镜开始只作为胸膜疾病的检查，使用时角度受限。以后，电视、光导技术的发展使胸腔镜功能多样化，诊断技术与治疗技术得到综合发展。胸腔镜除观察病变，还采取组织活检，结合微波、激光、外科、介入、放射治疗手段已经应用于临床。视频辅助胸腔镜（VAT）已发展成为电视辅助胸腔镜外科（VATS）。至今，对纵隔及胸腔除诊断工作之外，已开展肺、食管、纵隔肿瘤切除术，因创伤小，故微创外科由此应运而生。目前已在全世界及我国普遍开展。我国王俊在国内带头普及，至今已有较多经验。赵锡江等主编《机械性胸部肿瘤外科手术》一书中也详细描述了胸腔镜的使用。

胸腔镜具有创伤小、疼痛轻、恢复快、安全、并发症少、手术时间短，可早期下床活动，住院时间短、较美容等优点。但是，对纵隔疾病的检查与处理，仍在摸索之中，也有不足之处。如单纯为了诊断，电视胸腔镜远较胸骨劈开、标准开胸术的创伤小；如结合根治切除，则电视胸腔镜不如胸骨劈开、标准开胸术。尤其对肿瘤较大，有粘连、侵犯的纵隔肿瘤较为困难，因此尚需积累经验，进行改进。

胸腔镜对前、中、后纵隔肿块，可做出诊断与治疗。但 VATS 的发展，仍受到自身因素的限制。由于胸腔镜手术仅能从几个固定方向进行操作，适于 VATS 的手术器械尚有待进一步开发。在视觉方面，仍缺乏立体感，也缺乏触觉识别的辅助。故 VATS 的手术操作的精确度及复杂程度很难达到常规开胸的水平。上述这些因素，限制了 VATS 手术适应证的进一步扩大，但它仍有一定的适应证和禁忌证。

一、适应证和禁忌证

（一）适应证

纵隔淋巴瘤的活检，纵隔良性肿瘤及囊肿（粘连不太严重），重症肌无力非胸腺瘤所致，可行切除。纵隔脓肿引流，心包积液引流，心包切除。

（二）禁忌证

胸膜腔严重粘连，心肺功能不全，不能耐受单肺通气及全身麻醉，术中难以克服的困难（大出血、肿瘤巨大、血压不稳以及 VATS 不能切除的肿瘤）。

VATS 临床应用：诊断、治疗及禁忌证见（表 2-1）及（表 2-2）。

表 2-1　VATS 临床应用指征

疾病分类	性质	诊断	治疗
胸膜疾病	良性	炎性病变	难治性胸腔积液 – 胸膜固定术
		感染性疾病（胸膜结核、脓胸）	异物 – 取出
		自身免疫性疾病 / 风湿病	胸膜结核
		纤维斑块	急性脓胸
		良性间皮瘤	良性间皮瘤
		异物	
	恶性	胸腔积液	胸腔积液 – 胸膜固定术（常为化学性，如滑石粉）
		转移癌	转移癌
		间皮瘤	间皮瘤
		胸腺瘤	胸腺瘤
肺疾病	良性	间质性肺疾病	自发性气胸 – 夹闭肺大疱
		普通间质性肺炎	胸膜固定术（常为机械性）
		脱屑性间质性肺炎	肺气肿 – 肺减容术
		淋巴性肺炎	肺大疱 – 大疱切除术
		特发性肺纤维化	肺良性肿瘤 – 切除术
		类肉瘤	肺棘球蚴病
		感染性疾病	肺隔离症 – 切除术
		结核病（典型 / 非典型）	
		真菌病	
		病毒性疾病	
		良性结节	
		Wegner's 肉芽肿病	
		Castleman 病	
		肺大疱	
	恶性	支气管肺癌	支气管肺癌 – 楔形切除、肺叶切除或全肺切除
		转移性癌或肉瘤	转移性癌或肉瘤 – 同上
纵隔疾病		囊肿	囊肿 – 切除术
		支气管囊肿	支气管囊肿

		肠源性囊肿	肠源性囊肿
		心包囊肿	心包囊肿
		特发性囊肿	特发性囊肿
		神经源性肿瘤	神经源性肿瘤
		畸胎瘤	畸胎瘤
		恶性淋巴瘤	胸腺增生（重症肌无力）
		转移淋巴结	胸腺瘤
			乳糜胸
			转移癌
			纵隔甲状旁腺瘤
			淋巴瘤
心包疾病		心包活检	心包填塞
		心包积液	心包积液
食管疾病			食管平滑肌瘤
			贲门失迟缓症及其他运动障碍 – 肌层切开术
胸外伤		气管 – 食管瘘	食管癌
		血胸	血胸
		膈疝	膈疝
		气管、支气管断裂	
心脏疾病			动脉导管未闭
			二尖瓣狭窄
			冠心病
			先天性 Q–T 间期延长综合征
其他		神经源性肿瘤	手汗症 – 交感神经切除术
			雷诺综合征
			椎旁脓肿
			胸椎间盘脱出
			脊柱畸形
			慢性胰腺炎镇痛 – 内脏神经切除术

表 2-2　VATS 的绝对禁忌证及相对禁忌证

绝对禁忌证	相对禁忌证
胸膜融合造成无法进入胸膜腔	严重粘连
不能耐受单肺委陷	肺功能较差
	单肺通气困难
	潜在性 VATS 手术困难（如巨大恶性肿瘤、致密胸膜包裹）
	膈肌过高导致胸腔狭小（肥胖、膈肌麻痹等）

二、注意事项

（一）注意术前检查

胸腔镜纵隔手术术前检查与准备基本与传统开胸纵隔手术相同，术前应行 CT 或 MR 检查，以明确肿物与周围组织关系，以了解肿物侵袭性，从而决定进行活检术或肿瘤根治术。

（二）体位及切口

根据病变部位，采取不同的体位及切口，有一点需向患者及家属交代，VATS 在术中根据病情有可能改为常规开胸手术。

（三）麻醉

最好采用双腔支气管插管的全身麻醉使术侧肺萎陷，以利于操作。

三、纵隔肿瘤切除术

不同纵隔肿瘤与囊肿，可发生于纵隔内不同的接口部位。不同部位常见肿瘤如下：前上纵隔最常见的是胸腺瘤，淋巴瘤及生殖细胞肿瘤。后纵隔最常见的是神经源性肿瘤。中纵隔常见心包囊肿，淋巴瘤及支气管囊肿。当前利用 VATS 做纵隔肿瘤活检增多，利用 VATS 做纵隔肿瘤根治切除的微创手术也得到广泛认可。

（一）前纵隔肿瘤切除

一般认为，直径小于 5 cm，无明显外侵的前纵隔肿瘤（如胸腺瘤、生殖细胞良性肿瘤、胸骨后甲状腺肿、异位甲状旁腺）可经胸腔镜完整切除。胸腺瘤伴重症肌无力在彻底切除胸腺瘤的同时，尚可清扫前纵隔脂肪组织，清扫范围基本同开胸手术。

（二）中纵隔肿瘤切除

中纵隔最常见肿瘤为各种纵隔囊肿及淋巴瘤，临床多见为心包囊肿、支气管囊肿和肠源性囊肿，囊肿在胸腔镜下定位较容易。切开纵隔胸膜充分止血（电灼或钛夹止血）。

（三）后纵隔肿瘤切除

后纵隔最常见的是神经源性肿瘤，以神经鞘瘤与神经纤维瘤最多见。它是 VATS 最容易切除的后纵隔肿瘤的适应证，一般直径小于 5 cm，较适宜。有学者报道几乎没有并发症。

第三节 纵隔镜检查

一、概述

纵隔是胸腔内位于正中线两侧、夹在左右两肺之间、前为胸骨后为脊柱、上为胸廓入口下为横膈的一个特殊的解剖间隙，纵隔内有很多重要脏器，包括心包、心脏及大血管（主动脉、肺动脉、左锁骨下动脉、右颈总动脉及右无名动脉；下腔静脉、上腔静脉及左右无名静脉）、气管主支气管、食管、胸导管、迷走神经、膈神经、胸腺以及大量的淋巴和脂肪结缔组织。因此，纵隔内可以发生许许多多来源不同的原发性或继发性、良性或恶性疾病。

纵隔疾病的多种多样，经常需要明确诊断（性质、部位、累及范围及分期等）。因为纵隔解剖部位的特殊性，所以常规物理诊断很难接近；因为其间有大量的重要脏器，所以一些有创检查方法如经皮穿刺等难以进行。纵隔内的组织器官多而密集，常常也给放射诊断带来很大困难。即使最新的 CT、MRI 等技术，有时也难以确诊，尤其是难以定性。这给临床上制定合适的治疗方案带来很大困难，特别值得提及的是纵隔肿物及肺癌的诊断和治疗问题。有些纵隔肿物，如结核性肿大淋巴结、霍奇金及非霍奇金淋巴瘤、结节病等，不仅不需要手术治疗，而且只有明确诊断后才能有效地进行治疗。肺癌纵隔淋巴结转移，不仅应当明确诊断，而且需要明确是何种病理类型，才能确定正确的治疗方案。纵隔疾病的诊断，仅靠影像学现已远远不能满足临床的需要。纵隔镜检查（包括活检）为纵隔疾病的诊断和治疗提供了一种新的可靠的手段。

1949 年 Danniels 创立了斜角肌淋巴结活检术，在此基础上，Harken 等在 1954 年报告了经颈部纵隔探查术，用于上纵隔及气管旁淋巴结活检，这是最早对纵隔疾病进行的有创性诊断性手术。1959 年 Carlens 等采用了特制的纵隔镜，结合胸骨上切迹切口，正式推出了纵隔镜手术。1965 年 Pearson 等对纵隔镜的推广和应用起了很大的促进作用。此后纵隔镜被广泛用于临床，尤其是在肿瘤的诊断和鉴别诊断以及分期中起到极大的作用。但由于纵隔构造的复杂性及早期纵隔镜的局限性，主肺动脉窗淋巴结活检无法进行。因此，1966 年 McNeil 和 Chamberlain 推出了左前纵隔切开术，不仅可以探查主肺动脉窗，而且能够探查右前纵隔、右肺门以及上腔静脉周围的病变。当然也带来了手术创伤的打击及其并发症。1987 年 Ginsberg 等推出了扩大性经颈部纵隔镜检查术，此后取代了左前纵隔切开术。至此，纵隔镜技术基本上实现了现代化。随着麻醉及手术技术和设备的进步，现在，纵隔镜检查已成为一项相当安全有效的临床诊断和治疗手段。

二、适应证及诊断

纵隔镜不仅可用于纵隔肿物的诊断与鉴别诊断以及淋巴结活检，而且对于肺癌的诊断、分型及分期亦具有十分重要的甚至是决定性的作用。纵隔疾病有时很难确诊，例如，一个肿大淋巴结可以是结节病、恶性淋巴瘤，但也可能是肺癌转移或结核病，甚至是一些罕见的肉芽肿性疾病或其他良性疾病。临床上常常需要活组织检查才能最后确诊，这就需要行纵隔镜检查。而对于肺癌来说，有纵隔淋巴结转移者（按国际分期为 N_2，属于 III a 或 III b），大多不是单纯手术可以治愈的。

即使是现行的新辅助疗法，如放化疗，也同样不能改变 III 期肺癌的不良预后。III 期肺癌与 I、II 期肺癌的预后相差很大，前者的 5 年生存率低于 10%。在临床上，对于指导综合治疗方案的制订（手术、放疗及化疗的先后次序，化疗方案的选择以及放疗照射野的设计等），纵隔镜检查亦有举足轻重的作用，即使对于外科治疗，在开胸前明确纵隔淋巴结的转移程度（N_2 或 N_3）亦非常重要，可以使医师能够选择最佳治疗方案，最后做出是否进行手术治疗的决定。

具体说来，临床上现在用得很多的胸部影像学检查包括 CT 和 MRI，虽然能够发现淋巴结肿大以及纵隔脏器的受侵情况，但其敏感性有限。Daly 和 Glazer1984 年报告其敏感性为 90%，而 Staples（1988）和 Mcloud（1992）报告，敏感性仅 60%，虽然明确短轴大于 1.0 cm 为阳性表现，但是特异性也仅有 50%，实际上，假阳性及假阴性率都较高。纵隔镜的敏感性则在 90% 以上，活检的特异性更高，可以明确区分良恶性，明显比影像学检查方法更准确。因此，除了 CT 结果淋巴结正常的 T_1 期周围型肺癌可以不必行纵隔镜检查之外，其他疾病均应通过有创方法，包括纵隔镜，进行明确分期。鉴于 CT 能够发现纵隔淋巴结肿大及纵隔脏器受侵情况，所以能够提醒外科医师进行纵隔镜检查时，要特别注意这些区域。

三、纵隔镜手术的麻醉及操作方法

纵隔镜检查均要采用气管内插管全身麻醉，并且大多数应用吸入麻醉，亦可用静脉麻醉。患者取仰卧位，肩下垫高，使颈部完全伸展。在胸骨切迹上方一横指宽处水平或弧形切开皮肤，长约 3 ~ 4 cm。沿中线逐层分离，切开颈阔肌，将甲状腺牵向上方，注意不要撕裂甲状腺血管。出血点应当电凝或结扎止血。显露气管前筋膜，用手指沿气管前方钝性分离，打开气管前间隙。尽可能用手指感触肿大的纵隔淋巴结及肿瘤侵犯的具体部位和范围。沿无名动脉向下探查前纵隔和无名动脉下方，然后沿气管前方置入纵隔镜（图 2-1）。此时辨认清楚确实是淋巴结或肿瘤组织后，即可用活检钳钳取活检标本。

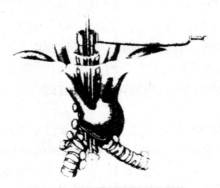

图 2-1 沿气管前方置入纵隔镜

一定要确认要取活检的部位无大血管。如果有怀疑，最好用带长针头的注射器试穿一下，明确性质。因为一旦误伤大血管会引起严重出血，相当危险。小血管出血可以电凝。可以用金属吸引器进行钝性分离，还可用电刀接触金属吸引器的近端而用其远端进行止血。亦可用连续击发的血管夹（Clip）进行止血。为避免出血，如果仅为明确诊断，不必完整咬除淋巴结，尤其是大血管附近的淋巴结，防止误伤血管。如果需要同时探查胸膜腔以明确是否有积液或转移，则只要钝性打开气管旁纵隔胸膜，即可放入纵隔镜进行检查和取材。

经颈部纵隔镜检查能够取到的淋巴结有：隆突下淋巴结（第7组）、无名动脉下淋巴结（3a组）、同侧和对侧气管支气管旁淋巴结（第4组）以及气管周围淋巴结（第2组），标准的经颈部纵隔镜检查无法探查隆突后食管周围淋巴结（第8组）及下肺韧带淋巴结（第9组）。

扩大的经颈部纵隔镜检查术（Ginsberg，1987）能够取代前纵隔切开术，可以用纵隔镜跨越主动脉检查主动脉弓下主肺动脉窗内有无淋巴结转移。方法是用示指钝性分离无名动脉和颈总动脉间的疏松结缔组织，直至主动脉弓，然后将纵隔镜置于无名动脉与颈总动脉之间，沿主动脉弓前向下方推进，即可达主肺动脉窗。操作中应当注意不要损伤大血管以及膈神经和迷走神经（图2-2）。

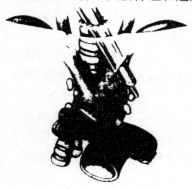

图 2-2　扩大的经颈纵隔镜检查术

前纵隔镜（亦称前纵隔切开术）检查术是纵隔镜的一种术式，最早由 McNeil 和 Chamberlain 在 1966年提出，目的是为了对主动脉下及主动脉周围淋巴结进行活检。经颈部纵隔镜检查无法达到这些淋巴结。通常在左侧第2肋间切开进入纵隔，亦可用同样方法经右侧进行纵隔肿物和淋巴结活检。最初是采用胸骨旁垂直切口，并切除第2肋软骨，现在采用经第2肋间横切口，不切除肋软骨。具体操作如下：在胸骨旁第2肋间做一个 3～4 cm 长之小切口，逐层解剖分离至胸大肌。分开胸大肌，在第2肋软骨上缘用电刀切开肋间肌，注意避免损伤胸廓内动脉。用手指向下钝性推开纵隔胸膜，小心不要进入胸膜腔。如果胸膜破裂，术毕需要安放引流管，并加压通气以排出胸膜腔的气体。如果没有肺实质损伤，术后或在恢复室里拔出引流管。如果与经颈部纵隔镜检查同时进行，则可用双手示指分别从颈部切口及纵隔切口探查主肺动脉窗，以助于确定淋巴结肿大，判断肿瘤是否固定。经切口置入纵隔镜（图2-3），小心不要损伤经过主动脉弓的膈神经和迷走神经，亦应小心不要伤及上肺静脉，主动脉以及位于主动脉弓下的肺动脉，然后即可在直视下进行活检。

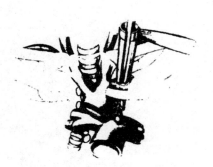

图 2-3　前纵隔镜检查术

四、并发症

对于技术熟练者来说，纵隔镜检查术的并发症很少，大约 1%～2%，但仍存在发生严重并发症的可能性。1989 年 Puhakka 报告 2021 例纵隔镜检查结果，并发症的发生率为 2.3%，无 1 例死亡，其中 10 例（0.5%）为严重并发症，包括出血 4 例，气管撕裂伤 3 例，切口感染 3 例。Basca 等 1974 年总结了 15 家单位 11623 例纵隔镜检查结果，需手术处理的大出血占 0.1%，气胸 0.5%，声带麻痹 0.4%。多伦多大学 Luke 等 1989 年报告 1 000 例纵隔镜手术，并发症的发生率为 2.3%，只有 3 例严重并发症（出血 2 例，气管损伤 1 例），其他并发症较轻，气胸 6 例，切口感染 5 例，其他 9 例，未发生喉返神经损伤。

气管支气管三角处易发生损伤。右侧奇静脉和右肺上叶动脉分支应格外注意，奇静脉易被误认为是炭末沉着的淋巴结，误伤会引起大出血。应养成习惯，在活检前用长针穿刺确定是否为血管，可以防止此并发症的发生。此处的淋巴结常常与肺动脉关系紧密，因此如果咬检过深或过度牵拉，易致损伤。纵隔镜向前过分撬起，有时会过度牵拉而损伤尖段动脉分支。左侧气管支气管三角处喉返神经与淋巴结紧密相邻，不注意亦易损伤。所以，活检时要尽可能避免咬除整个淋巴结。操作中少用电凝，有小的出血尽可能用填塞法止血，以免造成喉返神经永久性损伤。如果发生大出血，纵隔填塞通常能够暂时控制出血，立即输血并做好开胸或胸骨正中切开的准备。

食管损伤极其少见，多发生在隆突下操作时。术中不易发现损伤，大多是术后发生纵隔感染后行食管造影时才能确诊。如果术后出现皮下或纵隔气肿，气胸或胸腔积液，应高度怀疑此并发症。处理原则与其他原因的食管损伤相同。

气管支气管损伤亦较少见，操作中手术野有气体逸出可以确诊。局部填塞可吸收纤维素纱布可以治愈，亦可以局部安放引流。由于术中是正压通气，所以非常小的气管支气管损伤漏气亦可很严重，一旦拔出气管导管让患者自主呼吸，多数破口可自行闭合，较重的损伤可能需手术修补。

第三章 呼吸系统疾病常见症状

第一节 咳嗽

一、概述

咳嗽是一种突然的、暴发式的呼气运动，有助于清除气道内的分泌物或异物，其本质是一种保护性反射。咳嗽分为干咳和有痰的咳嗽（或称湿性咳嗽）。咳痰是借助气管支气管黏膜上皮细胞的纤毛运动、支气管平滑肌的收缩及咳嗽时的用力呼气将气道内的痰液排出的过程。

咳嗽反射的反射弧构成包括以下环节。①神经末梢感受器：引发咳嗽的感觉神经末梢多分布于咽部和第二级支气管之间的气管和支气管黏膜。其他部位如咽部、喉部、肺组织、胸膜甚至外耳道都有咳嗽感受器的分布。分布于上呼吸道的神经末梢对异物敏感，属于机械感受器，而分布在较小气道内的神经末梢对化学物质，尤其是对有毒的化学物质敏感，属于化学感受器。分布在气管支气管树中的神经上皮可以延伸到细支气管和肺泡，但是一般认为肺泡中分布的神经感受器不会引起咳嗽。当肺泡中产生的分泌物到达较小的支气管时才会引起咳嗽。②传入神经：引起咳嗽的刺激通过迷走神经、舌咽神经、三叉神经和膈神经等传入。其中迷走神经传导的刺激来源于咽、气管、支气管和胸膜。舌咽神经传导来自喉部的刺激。三叉神经则主要是鼻和鼻窦。膈神经传导来自心包和膈的刺激。③咳嗽中枢：位于延脑。④传出神经：舌下神经、膈神经和脊神经。⑤效应器：膈肌和其他呼吸肌。咳嗽的具体过程依次为吸气、声门紧闭、呼气肌快速收缩在肺内产生高压，然后声门突然开放、气体快速从气道中暴发性的呼出，通过这种方式带出气道中的物质。

引起咳嗽的三种常见刺激类型为：物理性、炎症性和心因性。物理性刺激有吸入烟雾、颗粒、气道内新生物或气管支气管外压迫、肺纤维化和肺不张所致的气道扭曲等。炎症性刺激包括气道炎症、气道和肺实质渗出物等。心因性刺激是由中枢神经系统直接兴奋咳嗽中枢后发放冲动形成，无外周感受器传入的具体刺激。

咳嗽是否有效取决于咳嗽反射通路中各个部分的功能是否正常以及发生咳嗽时的肺内气体量。镇静药或麻醉剂可以削弱咳嗽感受器的敏感性；神经肌肉病变可以损害咳嗽反射的通路以致患者不能有效地咳嗽。气管插管或切开时，由于声门无法闭合，不能在肺内形成足够的高压，也会影响咳嗽的效果。另外，通气功能损害（COPD、胸廓畸形等）、黏膜纤毛运动障碍以及痰液黏稠等都会使患者的气道廓清能力减弱。

剧烈的咳嗽会对患者的日常生活和睡眠造成很大的影响。剧烈而持久的咳嗽可能会造成患者胸壁软组织的损伤，甚至肋骨骨折。剧烈的咳嗽还可引起胸膜腔内压显著增加，某些患者可出现咳嗽性晕厥。

二、常见病因

心、肺疾病是咳嗽最常见的病因，包括：急慢性呼吸系统感染、非感染性呼吸系统疾病、心血管疾病等。另外，咳嗽的病因还包括药物、理化刺激和焦虑症等。

（一）呼吸系统感染

各种病原微生物或寄生虫等引起的呼吸系统感染均可引起咳嗽。包括急慢性上呼吸道感染、急性气管支气管炎、肺炎、COPD急性加重、支气管扩张、肺脓肿、胸膜炎、肺结核、肺部真菌感染、寄生虫病等。

（二）非感染性呼吸系统疾病

哮喘、慢性支气管炎、气道异物、嗜酸性粒细胞性支气管炎（EB）、过敏性鼻炎、支气管肺癌、间质性肺病、肺血管疾病（如肺栓塞）等。

（三）其他

肺水肿（心力衰竭、肾衰竭）、结缔组织病、胃食管反流等；药物所致咳嗽（ACEI类、β受体阻滞药）；心因性咳嗽（焦虑症等）。

三、咳嗽的病因诊断

对咳嗽患者的病史询问具有重要意义，80%的患者可以通过问诊获得较为明确的诊断或为获得明确诊断提供重要的线索。详细的病史采集和体格检查（重点在上呼吸道、肺和心脏）后，再根据可能的病因选择影像学、肺功能等有针对性的检查。

（一）病史采集

1. 咳嗽的病程

掌握咳嗽的病程是了解咳嗽病因的重要因素。根据咳嗽发生的时间可将咳嗽分为：①急性咳嗽：小于3周；②亚急性咳嗽：持续时间3～8周；③慢性咳嗽：病程超过8周。咳嗽的病程不同，引起咳嗽的常见疾病构成也各不相同（X线胸片正常的咳嗽的常见病因见（表3-1）。急性起病的咳嗽往往提示急性呼吸道感染，持续存在的咳嗽则提示患者有慢性疾病，反复发生的、冬春季加重的咳嗽是慢性支气管炎诊断的重要线索。

表3-1　X线胸片正常的咳嗽的常见病因

分类	时间	常见病因
急性咳嗽	<3周	普通感冒 急性气管支气管炎 急性鼻窦炎 过敏性鼻炎 慢性支气管炎急性发作 哮喘
亚急性咳嗽	3～8周	感染后咳嗽（又称感冒后咳嗽） 细菌性鼻炎 哮喘
慢性咳嗽	>8周	咳嗽变异型哮喘（CVA） 上气道咳嗽综合征（UACS） 嗜酸性粒细胞性支气管炎（EB） 胃食管反流性咳嗽（GERC）慢性支气管炎 支气管扩张 支气管内膜结核 变应性咳嗽（AC） 心因性咳嗽

2. 咳嗽的诱因

接触冷空气、异味或运动时出现咳嗽常见于哮喘、AC。

3. 咳嗽本身的特点

发生于上呼吸道和大气道疾病的咳嗽，往往是一种短促的刺激性咳嗽。鼻后滴流引起的咳嗽，常常被描述为清喉的动作，是一种短促而频繁的干咳，或告之有来自后鼻腔的分泌物。发生于较小气道和肺部病变的咳嗽则往往是深在的、非刺激性咳嗽。

4. 干咳

干咳常常是急性上、下呼吸道感染最开始的表现。吸入刺激性烟雾或异物也可以引起持续性干咳。临床上持续干咳的常见原因有感染后咳嗽、CVA、UACS、EB、GERC、服用血管紧张素转换酶抑制药（ACEI）类药物、支气管内肿物或肺淤血等疾病。少见的原因包括气管或支气管外的压迫，特别是纵隔肿物或主动脉瘤；慢性肺间质病变，尤其是各种原因所致的肺间质纤维化也常常表现为持续性干咳。胸膜病变是干咳的原因之一。

5. 咳痰及痰的性状

脓性痰常常是气管支气管树和肺部感染的可靠标志。急性疾病有咳痰时，痰液性状常常对诊断有提示作用。如铁锈色痰可见于肺炎球菌肺炎，砖红色胶冻样痰见于肺炎克雷白杆菌感染，带有臭味的脓性痰常常见于厌氧菌感染，如吸入性肺脓肿。慢性支气管炎缓解期痰液的外观为白色、黏液性，合并急性感染后痰液常常变为黄绿色，剧烈咳嗽有时可以痰中带血。黏液性痰对诊断帮助不大，任何原因所致的长期支气管刺激都可以产生黏液样痰。持续性脓性痰见于支气管扩张和慢性肺脓肿等慢性化脓性肺部疾病，痰液往往较多，留置后可出现分层，上层为泡沫，中层为半透明的黏液，下层为坏死性物质。粉红色泡沫样痰见于急性左心衰竭。大量白色泡沫样痰是细支气管肺泡癌一种少见但有特征性的表现。

6. 一天之中咳嗽发生的时间

慢性支气管炎、慢性肺脓肿、空洞性肺结核、支气管扩张等疾病的咳嗽、咳痰经常发生于早晨起床时。由于夜间潴留在支气管树中的分泌物较多，晨起时体位发生改变，分泌物会刺激气管支气管黏膜产生咳嗽和咳痰。肺淤血、CVA 的咳嗽往往在夜间发生，咳嗽常常会使患者醒来。其中肺淤血所致的咳嗽在患者坐起后可明显缓解。在某些特定体位才出现的咳嗽见于带蒂的气道内肿瘤。进食时出现咳嗽提示吞咽机制紊乱（常常由脑血管病变引起）、食管憩室炎或食管支气管瘘。

7. 伴随症状的问诊

咳嗽伴发热多见于急性气管支气管炎、肺部感染、胸膜炎等感染性疾病；部分患者可自觉有哮鸣音，常见于哮喘、气道狭窄（如气道内肿物）。

8. 既往病史的询问

有无慢性肺部疾病（包括肺结核）、鼻炎和鼻窦炎、心脏病、高血压、糖尿病、结缔组织病、过敏史、有无呼吸道传染病接触史等。

9. 个人史的询问

对咳嗽患者吸烟史的详细询问具有重要意义，长期吸烟史不但有助于慢性支气管炎的诊断，而且对于肺癌的诊断有提示意义。需要特别注意的是，慢性咳嗽患者如果咳嗽的性质发生了改变，要注意肺癌发生的可能，尤其是长期吸烟者。职业病史（刺激性气体、毒物或粉尘接触史）。环境中是否存在过敏原或刺激性物质（宠物、花草、家居装修情况）等。

10. 诊疗情况的询问

是否进行血常规、胸片、CT 等胸部影像学检查，肺功能（舒张试验或激发试验）、支气管镜、皮肤过敏原试验；ECG、UCG 等检查。有无使用抗生素和镇咳药物、平喘药、吸入激素、抗过敏药等，疗效如何。有无使用 ACEI 类药物、β 受体阻滞药等。

（二）体格检查

进行常规体格检查时，除关注心、肺疾病外，需要特别关注的情况有：鼻和鼻窦的检查（注意有无鼻塞、鼻窦压痛等，必要时请耳鼻喉科医师进行专科检查）、咽后壁情况（黏膜鹅卵石样改变是诊断上气道咳嗽综合征的重要线索）、有无杵状指（常见于慢性化脓性肺部疾病，如支气管扩张、肺脓肿等，也见于部分肺间质疾病或支气管肺癌）等。

（三）相关辅助检查

下述诊断措施有助于明确咳嗽的病因，可选择性使用。

1. 影像学检查

胸片仍然是最常采用的检查手段，对于明确肺实质、间质病变、胸膜病变等的诊断具有重要的参考价值和除外诊断的意义。对于病因不明的咳嗽，时间超过 3 周者应考虑胸片的检查。胸部 CT 有助于发现 X 线胸片不能很好显示的隐蔽部位的肺部病变、纵隔病变，高分辨 CT（HRCT）对于支气管扩张和间质性肺病具有重要的诊断价值。鼻窦 CT 对鼻窦炎的诊断非常重要。

2. 肺功能检查

常规通气功能检查＋舒张试验对支气管哮喘和 COPD 的诊断具有重要的价值，同时有助于较早发现上气道病变。支气管激发试验阳性对 CVA 具有重要的诊断价值。

3. 诱导痰检查

对于慢性咳嗽患者，利用超声雾化吸入高渗盐水的方法进行痰液诱导，并进行其白细胞分类，对诊断 EB 具有重要意义，也可用于支气管结核和支气管肺癌的检查。

4. 支气管镜检查

支气管镜可有效发现气管支气管腔内病变，如肿瘤、异物、黏膜病变等。

5. 食管 24 h pH 监测

其是目前诊断 GERC 最有效的方法。

6. 耳鼻喉相关检查

耳鼻喉检查包括鼻咽镜、纤维喉镜等，对明确上呼吸道病变有意义。

7. 有关过敏性疾病的检查

过敏性疾病的检查对 CVA 和 AC 的诊断有意义，包括外周血嗜酸性粒细胞计数、皮肤过敏原试验（SPT）、IgE 和特异性 IgE 测定等。

8. 咳嗽敏感性检查

通过雾化使受试者吸入一定量的刺激物气雾溶胶颗粒而诱发咳嗽，并以咳嗽次数作为咳嗽敏感性的指标。常用辣椒素吸入进行咳嗽激发试验。咳嗽敏感性增高常见于 AC、EB、GERC。

四、引起咳嗽的常见疾病

（一）急性咳嗽

普通感冒即急性鼻炎，是引起急性咳嗽的常见病因。临床表现为鼻塞、流涕、打喷嚏和鼻后滴流等鼻部炎症症状，常常有咽喉部刺激感或不适，可有或无发热。常见病因为病毒感染。治疗无须使用抗生素，以对症治疗为主。常用治疗药物为含有退热药物、减充血剂、第 1 代抗组胺药物（H_1 受体拮抗药）和镇咳药物等不同成分组成的 OTC 感冒药物。但也有研究显示，对于卡他和打喷嚏等症状，各种类型的抗组胺药物在疗效之间并无显著性差异，而且第 1 代抗组胺药有镇静的副作用。

（二）亚急性咳嗽

感染后咳嗽是引起亚急性咳嗽的常见病因。患者在发生急性上呼吸道感染后，持续咳嗽超过 3 周时应考虑感染后咳嗽。感染后咳嗽常呈自限性，持续时间一般不超过 8 周，多属于亚急性咳嗽。发生机制可能和感染后出现气道高反应性、黏液分泌过多等有关。咳嗽持续 8 周以上者需要除外 UACS、CVA 和 GERC 等的可能。患者常常对抗菌治疗无反应，可短期应用 H_1 受体拮抗药及中枢性镇咳药。吸入异丙托溴铵有可能减轻咳嗽症状。少数顽固性咳嗽患者在上述治疗无效时可试用吸入或者口服糖皮质激素（10 ～ 20 mg/d）治疗，疗程为 3 ～ 7 d。

需要注意的是部分成人患者也可发生百日咳杆菌感染，主要表现为阵发性干咳，可出现痉挛性咳嗽和喘鸣（阵发性咳嗽后，由于喉痉挛，出现的吸气性高调喉鸣音）以及咳嗽后呕吐等。多数以夜间症状为著。咽拭子培养出百日咳杆菌可确诊，但常常需要较长时间。治疗首选大环内酯类抗生素，疗程2周。但如果咳嗽症状出现1～2周后使用常常不能有效控制症状，治疗的目的更多地在于防止疾病的传播。支气管舒张药、H₁ 受体拮抗药和吸入糖皮质激素往往无效。可对症使用镇咳药物控制症状。

（三）慢性咳嗽

CVA、UACS、EB、GERC 在所有慢性咳嗽的门诊患者中占70%～95%。这些患者容易被误诊为"慢性支气管炎"，有些甚至长期服用抗生素或镇咳药物，需要引起注意。现简介如下。

1. CVA

其本质为哮喘，咳嗽为其主要临床表现，常表现为刺激性干咳。患者可无明显喘息、气促等典型的哮喘症状。但是，其发作特点和诱因与哮喘基本一致，比如容易在夜间出现咳嗽，常常在接触冷空气、刺激性气体或上呼吸道感染后诱发或原有症状加重。一般镇咳药效果欠佳，但支气管舒张药和糖皮质激素治疗常常有效。

因为其本质为哮喘，因此具有气道高反应性。肺通气功能检查常正常，但是支气管激发试验阳性为其重要特征。

其治疗和哮喘相同，主要使用吸入糖皮质激素和支气管舒张药。

2. UACS

曾称为鼻后滴漏综合征（PNDs），在欧美国家是引起慢性咳嗽的首位病因。病因包括一系列呼吸道炎症：①各种原因所致的鼻炎：感染性鼻炎（如普通感冒、细菌性鼻炎）、过敏性鼻炎（常年性过敏性鼻炎和季节性过敏性鼻炎）、血管运动性鼻炎（药物、理化因素、情绪等所致）、药物性鼻炎（主要包括阿司匹林等 NSAIDs）等；②鼻 – 鼻窦炎：病因包括感染和过敏（主要针对真菌或 NSAIDs）。

咳嗽以白天为主，常常在清晨或体位改变时出现，睡后较少咳嗽。除咳嗽外，患者常常有鼻塞、流涕、咽干、异物感、反复清咽喉、咽后壁黏液附着感或滴流感等症状。这些症状虽不具备特异性，但对诊断具有一定的提示作用。查体可见口咽部黏膜呈鹅卵石样改变，或发现咽部有黏液附着。

UACS 引起咳嗽的主要机制为分布在上气道内的咳嗽反射传入神经受到了机械刺激。由于部分患者并没有后鼻滴流症状，而且后鼻滴流并不一定是咳嗽的直接原因，因此目前 PNDs 的名称逐渐被 UACS 所取代。

UACS 的治疗主要是针对引起咳嗽症状的鼻和鼻窦疾病的治疗。根据不同的病因选择不同的治疗措施。①避免过敏原暴露：主要是过敏性鼻炎患者。②改善炎症反应和分泌物的产生：对于非过敏性因素所致者，可首选第1代抗组胺药（代表药物为马来酸氯苯那敏）和减充血剂（常用药物为盐酸伪麻黄碱）。多数患者在治疗后数天至2周内症状改善。针对过敏性鼻炎则可选用无镇静作用的第2代抗组胺药联合鼻腔吸入糖皮质激素（常用药物丙酸倍氯米松，每鼻孔 50μg/次，1～2/d，或相当剂量的其他吸入激素）。③控制感染：细菌性鼻窦炎需应用抗菌药物。急性细菌性鼻窦炎的常见病原为肺炎球菌和流感嗜血杆菌，因此可选用 β 内酰胺类、新型大环内酯类、氟喹诺酮等药物。阿莫西林（或加酶抑制药）可作为首选治疗药物。注意根据细菌的耐药性选择治疗药物。对于抗感染治疗效果欠佳或分泌物较多者，可同时使用鼻腔吸入糖皮质激素、抗组胺药及减充血剂减轻炎症。慢性细菌性鼻窦炎以厌氧菌、链球菌等为主要病因，可有生物被膜形成。治疗仍然以 β 内酰胺类为主，可采用大环内酯类抗生素抑制生物被膜的产生，对减少复发有一定的效果。抗生素一般用至症状消失后数天至1周。治疗效果欠佳时选择鼻腔冲洗、引流或手术治疗。④纠正鼻腔解剖学异常：处理鼻中隔、鼻息肉、鼻甲等问题。

3. EB

EB 是以气道嗜酸性粒细胞浸润为特征的支气管炎，是慢性咳嗽的重要原因。和哮喘不同，EB 缺乏气道高反应性。其主要临床表现为慢性刺激性干咳，且常常为唯一临床症状。咳嗽白天或夜间均可出现，部分患者对油烟、灰尘、刺激性气味或冷空气敏感，可诱发咳嗽症状。体格检查常常无异常发现。肺通气功能及呼气峰流速变异率（PEFR）正常。支气管激发试验阴性。

EB 的临床表现缺乏特异性，诊断主要依靠诱导痰的细胞学检查。诱导痰细胞学检查示嗜酸性粒细胞占白细胞比例≥3%，结合上述临床症状和肺功能检查，在除外其他嗜酸性粒细胞增多性疾病后，可诊断为 EB。

EB 对糖皮质激素治疗反应良好，治疗后咳嗽常常明显减轻或消失。常用内酸倍氯米松（250～50μg/次，2/d）或等效剂量的其他吸入糖皮质激素。连续使用 4 周以上。初始治疗时可联合应用泼尼松口服，每天 10～20 mg，使用 3～7 d。支气管舒张药治疗无效。

4. GERC

胃食管反流病（GERD）是引起慢性咳嗽的重要原因之一。患者多表现为白天、直立位时出现的咳嗽，少部分患者可以有夜间咳嗽。少数患者有 GERD 的典型表现，如胸骨后烧灼感、反酸、嗳气、胸闷等。部分患者可因为存在微量误吸，出现咽喉部症状。大部分患者咳嗽症状为唯一表现。其发生机制并未完全明了，可能包括：刺激上呼吸道咳嗽反射的传入神经、反流物吸入下呼吸道以及刺激食管 - 支气管咳嗽反射等。最后一种机制可能是最重要的原因，即反流至远端食管时就可以引起咳嗽。应当注意的是，GERC 的反流并非都是酸反流，少数患者也存在碱反流的情况。

对于慢性咳嗽患者，在除外 CVA、EB、UCAS 后应考虑 GERC 的可能。尤其是患者存在反流症状，或和进食有关的咳嗽时，更应注意其可能。通过 24 h 食管 pH 监测可明确 GERD 的诊断，并可能发现反流和咳嗽的相关性。其他检查如胃镜、上消化道造影等对诊断的价值有限。

对于诊断明确的患者，首先应规范地治疗 GERD，措施如下。①调整生活方式：减重、少食多餐、避免过饱和睡前进食，避免加重反流的食物、饮料和行为，如酸性食物、油腻食物、咖啡、吸烟等。夜间休息时应采取高枕卧位。②制酸药：首选质子泵抑制药，或选用 H_2 受体拮抗药。③促胃动力药：如多潘立酮。④治疗胃十二指肠的基础疾病：如慢性胃炎、消化性溃疡等。内科治疗 2～4 周后才能出现明显的疗效，总疗程常常需要 3 个月以上。少数内科治疗失败的严重反流患者，可考虑抗反流手术治疗。

5. AC

AC 是慢性咳嗽的病凶之一。患者表现为阵发性刺激性咳嗽，多为干咳，常有咽喉发痒。刺激性气体、冷空气或讲话等可诱发症状。多数患者有特异质，可表现为皮肤过敏原皮试阳性、外周血 IgE 增高等。肺功能正常、支气管激发试验阴性可和支气管哮喘鉴别，诱导痰嗜酸性粒细胞比例无增加和 EB 鉴别，患者亦不具备过敏性鼻炎的典型症状。治疗可选用抗组胺药物和（或）糖皮质激素。AC 目前还不能确定为一种独立的疾病，它和其他疾病之间的关系有待进一步的观察和研究。

6. 血管紧张素转换酶抑制药（ACEI）诱发的咳嗽

咳嗽是 ACEI 类药物的常见不良反应，发生率为 10%～30%。主要症状为刺激性干咳，多有咽干、咽痒、胸闷等，症状以夜间为重，平卧后可加重。其主要机制为 ACEI 类药物抑制缓激肽及其他肽类物质的分解，这些炎症介质可刺激肺内 J 受体，引起干咳。同时，ACEI 可引起气道反应性增高。停用 ACEI 后咳嗽症状缓解可确诊。通常在停药 1～4 周后咳嗽明显减轻或消失。对于 ACEI 类药物引起咳嗽的患者，可使用血管紧张素 Ⅱ 受体拮抗药（ARB）替代 ACEIs。

7. 心因性咳嗽

其又称习惯性咳嗽，常常与焦虑、抑郁等有关。儿童更为多见。典型表现为日间咳嗽，可表现为高调咳嗽，当注意力转移时咳嗽症状可消失，夜间休息时无咳嗽。心因性咳嗽的诊断需要排除其他器质性疾病所致的咳嗽。成年患者在治疗时以心理咨询或精神干预为主，可适当辅助性应用抗焦虑药物。

五、慢性咳嗽的诊断程序

对慢性咳嗽的患者进行诊断时应重视下述问题。

1. 注意询问咳嗽发生的时相、特点、伴随症状和诱发因素。

2. 病史的采集，除了解下呼吸道疾病（如急慢性支气管炎）的相关症状外，还应特别关注：上呼吸道疾病（耳鼻咽喉）症状和病史、消化系统疾病（尤其是胃食管反流性疾病）、个人和家族过敏性疾病史、药物治疗史（包括 ACEI 类等药物的使用、对抗生素、支气管舒张药等药物的治疗反应）。

3. 根据上述情况选择相关的检查。首先进行 X 线检查以明确有无明显的肺、心脏和胸膜病变等。如果胸片有阳性发现，可根据具体情况选择进一步的检查和治疗。如胸片基本正常，可参考（图 3-1）

的慢性咳嗽诊断流程［引自中华医学会呼吸分会制定的咳嗽的诊断与治疗指南（草案）］，逐步明确咳嗽的病因。

4. 对于临床症状较为典型的慢性咳嗽患者，可根据疾病的临床特征进行初步的判断，并同时进行试验性治疗。

5. 对于临床症状不典型的患者可按照先常见后少见，先易后难，先无创后有创的检查顺序进行。如可先后进行肺功能（包括支气管激发试验）、诱导痰、耳鼻喉科的鼻咽镜检查、鼻窦 CT、特异质的相关检查（外周血嗜酸性粒细胞、IgE、SPT）、24 h 食管 pH 值监测等。

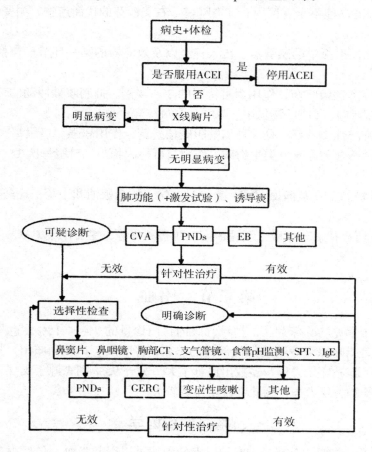

图 3-1　慢性咳嗽的诊断流程

6. 对于慢性咳嗽常规检查仍不能明确病因的患者，应进行 HRCT、支气管镜和心脏的相关检查，以明确有无不典型的气道病变（如支气管内膜结核、支气管扩张）、慢性充血性心力衰竭等。

六、常用咳嗽治疗药物

咳嗽作为一种防御性反射，有利于清除呼吸道分泌物和异物，因此程度较轻时无须处理。对于分泌物较多，尤其是感染后痰液黏稠的患者应以抗感染和化痰治疗为主，应避免使用镇咳药物。对于慢性咳嗽，在病因不明确时，一般不建议使用强镇咳药物。但是，当剧烈干咳对患者的工作和休息造成严重影响时，可适当给予镇咳药物控制患者的症状。

（一）镇咳药

1. 中枢性镇咳药

该类药物主要作用于延脑的咳嗽中枢，又分为依赖性和非依赖性镇咳药。前者包括吗啡类生物碱及其衍生物，镇咳作用明显，但也具有成瘾性，仅在其他治疗无效时短期使用。非依赖性镇咳药多为人工合成，如喷托维林、右美沙芬等，无镇痛作用和成瘾性，临床应用广泛。

（1）依赖性镇咳药：①可待因：作用于中枢 μ 阿片肽受体，止咳作用强而迅速，同时具有镇痛和镇静作用。在有效剂量下具有成瘾性和呼吸抑制作用。口服或皮下注射，每次 15 ~ 30 mg，每天用量为 30 ~ 90 mg。②福尔咳定：作用与可待因相似，但成瘾性较弱。口服每次 5 ~ 10 mg。

（2）非依赖性镇咳药：①右美沙芬：作用于中枢和外周的 sigma 受体，是目前临床上应用最广泛的镇咳药，用于多种 OTC 镇咳药物。作用与可待因相似，但无镇痛作用，偶可引起轻度嗜睡。治疗剂量下对呼吸中枢无抑制作用、不产生依赖性和耐受性。口服每次 15 ~ 30 mg，3 ~ 4/d。②喷托维林：作用强度为可待因的 1/3，有轻度的阿托品样作用和局麻作用，大剂量时还具有抗惊厥和解痉作用。口服每次 25 mg，3/d。青光眼及心功能不全者慎用。③右啡烷：右美沙芬的代谢产物，耐受性良好。

2. 外周性镇咳药

此种药物可抑制咳嗽反射弧中的感受器、传入神经以及效应器的某一环节。包括局部麻醉药和黏膜防护剂。

（1）苯丙哌林：非麻醉性镇咳药，作用为可待因的 2 ~ 4 倍。抑制咳嗽冲动的传入，同时对咳嗽中枢亦有抑制作用，不抑制呼吸。口服每次 20 ~ 40 mg，3/d。

（2）莫吉司坦：非麻醉性镇咳药，是一种乙酰胆碱拮抗药，作用较强。口服每次 100 mg，3/d。

（3）那可丁：为阿片所含的异喹啉类生物碱，作用与可待因相当。口服每次 15 ~ 30 mg，3 ~ 4/d。

（二）祛痰药物

可以选用 N– 乙酰半胱氨酸、盐酸氨溴索、愈创甘油醚、桃金娘油和中药祛痰药等。

（三）抗组胺药物

常用的 H_1 受体拮抗药包括氯苯那敏、氯雷他定、西替利嗪等，主要用于 UACS、普通感冒和感染后咳嗽的治疗。

第二节　咯血

咯血是呼吸内科临床常见的临床症状，占到呼吸内科门诊量的 7% ~ 15%，也是呼吸内科经常遇到的急症之一。所谓咯血是指喉以下呼吸道任何部位的出血，经喉头、口腔而咳出。据统计，咯血 5% 来自肺动脉系统出血，由于肺循环压力低，多数出血量不大。另外 95% 则来源于支气管动脉，由于支气管动脉属于体循环，其血管腔内压力高，因此常常出血量较大。

一、咯血的病因学

引起咯血的病因众多。据统计有超过 100 种以上的疾病可以引起咯血，包括很多系统疾病，例如呼吸系统、心血管系统、血液系统等众多系统疾病。呼吸系统疾病中引起咯血的常见病主要有支气管炎、支气管扩张、肺结核、肺炎、肺癌、肺脓肿、硅肺等。比较少见的疾病包括肺吸虫病、肺棘球蚴病、肺阿米巴病等；心血管疾病中引起咯血的常见病包括风湿性心脏病、高血压心脏病、动静脉畸形、肺动脉高压、主动脉瘤等；血液系统疾病中引起咯血的常见病有：血小板减少、白血病、再生障碍性贫血等。另外某些药物可引起咯血，例如阿司匹林、青霉胺、华法林、肝素、溶栓药物等。其他少见的原因有氧中毒、胸部外伤以及妇女替代性月经等。根据其发生的原因及特点将咯血加以分类如下，以帮助理清临床上诊断和鉴别诊断思路。

1. 感染性因素：分枝杆菌感染（主要为结核杆菌感染）、真菌感染、肺脓肿、坏死性肺炎（克雷白杆菌、葡萄球菌、军团菌感染）、寄生虫感染（肺包虫、肺吸虫病）。

2. 医源性因素：Swan– Ganz 导管、支气管镜检查、透支气管壁活检、经支气管壁针吸活检。

3. 创伤性因素：肺部顿挫 / 贯通伤、吸引性溃疡、气管支气管动脉瘘。

4. 肿瘤性因素：支气管肺癌、支气管腺瘤、支气管、肺转移瘤、肉瘤。

5. 儿童咯血：支气管腺瘤、异物吸入、血管畸形。

6. 血管疾病：肺梗死、栓塞、二尖瓣狭窄、动脉血管瘘、动静脉畸形、支气管毛细血管扩张症、左心衰竭。

7. 凝血障碍：血管性血友病、血友病、抗凝药治疗、血小板减少性紫癜、血小板功能障碍、弥散性血管内凝血。

8. 血管炎：白塞病、韦格纳肉芽肿病。

9. 肺疾病：支气管扩张病、慢性支气管炎、肺气肿性大疱。

10. 其他：淋巴管平滑肌瘤病、子宫内膜异位症、尘肺、支气管结石、特发性咯血。

感染为咯血的最常见原因，占全部咯血原因的 60% ~ 70%。其机制是由于感染引起炎症反应，导致黏膜充血水肿，血管扩张，继而破裂造成出血。根据美国统计资料，感染性支气管炎占咯血原因的 26%，肺炎占 10%，结核占 8%。而在发展中国家则以结核为咯血的最常见原因，例如南非咯血的原因中，由结核引起的可高达 73%。侵袭性感染为导致咯血最常见的感染因素，除结核外，主要为细菌。例如金黄色葡萄球菌、肺炎克雷白杆菌等细菌的感染，侵袭性真菌感染也比较常见。与其他感染相比，肺鼠疫更容易出现咯血。病毒感染，例如流感病毒、SARS、高致病性禽流感也可出现咯血。HIV 感染者出现咯血的最常见原因也是肺炎，但部分可因 Kaposi 肉瘤等并发症而出现咯血。原发肺部肿瘤可占到咯血患者的 23%，其中支气管源性肿瘤占到 50%。良性或恶性肿瘤的出血可继发于浅表黏膜的受累、糜烂或血管过于丰富造成血管破裂。转移瘤很易引起咯血。肿瘤可引起继发感染，也可导致咯血。

二、咯血的病理生理

气管支气管树黏膜的急慢性炎症反应可导致血管扩张、黏膜剥脱、萎缩及糜烂甚至溃疡，常常可导致局部出血。由于气管、支气管血管丰富而且脆弱，轻微的创伤即可引起出血，例如支气管检查中进行的负压吸引。肺组织的坏死也是引发咯血的常见机制。肺栓塞、各种病原引起的肺炎、肺血管炎均可导致肺组织缺血坏死。肺静脉回流受阻可以导致肺静脉及肺泡毛细血管压力升高，严重时可以导致毛细血管通透性增加甚至破裂，从而导致咯血。这种机制主要见于左心功能不全及二尖瓣狭窄所致的咯血。

肺结核是引起咯血的常见原因。活动期结核出血主要由于局部组织坏死。严重者可以形成空洞，而空洞壁的动脉血管扩张可以形成梨形的 Rasmussen 动脉瘤，可引起致死性咯血。尸体解剖表明，这种动脉瘤的发生在肺结核咯血死亡的病例中不到 10%。更为常见的是支气管循环血管的增生、扩张及扭曲，也可见到支气管动脉与肺动脉的短路。这些异常在支气管扩张、囊性纤维化和肺脓肿也是非常多见的。然而更多的咯血发生在结核痊愈后数年，主要由于局部形成支气管结石、继发于瘢痕组织的肿瘤以及结核继发的支气管扩张。

支气管肺癌血供丰富，但选择性支气管动脉造影显示仅约不到 4% 存在血管异常，因此很少会出现大血管破裂。此类患者主要由于肿瘤浸润黏膜或肿瘤组织坏死所致，因而多数为少量出血，罕有大咯血发生。

三、咯血的诊断与评价

咯血的诊断有时相当困难，而病史、体格检查对病因诊断是不可或缺的，因此诊断的第一步是进行详细的病史询问和体格检查。通过这些可以比较明确地确定咯血的量和出血速度，从而为下一步的检查、治疗提供依据。关于非大咯血的诊断流程见（图 3-2）。对于大咯血患者的处理应以积极挽救生命为主要目的，同时应尽可能进行相应的检查，其处理流程有别于非大咯血的诊断流程（图 3-3）。

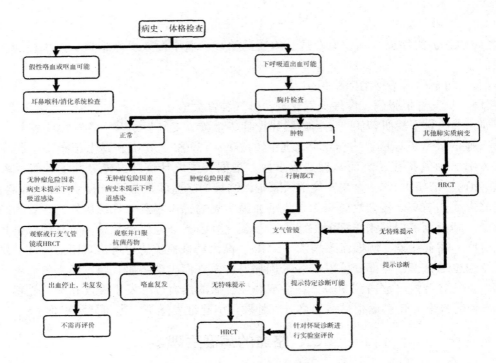

图 3-2　非大咯血的临床诊断流程

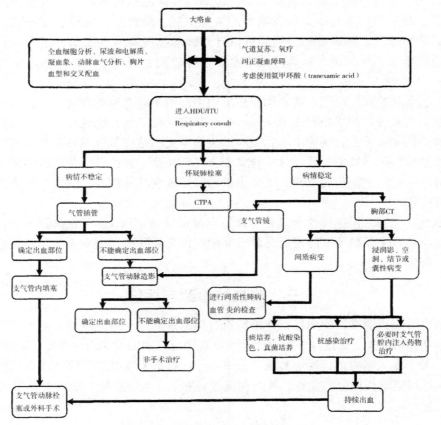

图 3-3　大咯血的临床处理流程

（一）咯血量的判定

咯血诊断最重要的是确定咯血的速度，但是临床上对咯血准确定量比较困难。可以将痰液收集在标有刻度的容器内进行估测。速度不快，量不大，则会有充分的时间对病因、出血部位做出评价，进而进行相应的治疗。如果为快速而大量出血，则在进行必要检查的同时应积极进行治疗，例如维持气道的通畅，输血，进行侵袭性治疗。咯血量速度的界定一般根据 24 h 内咯血量，可以将咯血分为：小量咯血，即指每 24 h 咯血少于 100 mL；中等量咯血，指每 24 h 咯血 100 ~ 500 mL；大咯血，通常指在 24 h 超过 500 mL 或一次咯血量在 100 mL 以上。当然，这种分类是人为定义的，目前存在着不同的分类方法。

（二）病史

详细地询问病史可以为判断出血的部位和原因提供重要线索，因此一定要认真询问患者的现病史、既往史、个人史等信息（表 3-2 和表 3-3）、年龄、营养状态、合并存在的疾病或某些特异性表现，这些将有助于诊断和鉴别诊断。出现咯血时的年龄对判断原因有一定帮助，一般支气管扩张和二尖瓣狭窄咯血首次发生的年龄多在 40 岁以前，而支气管肺癌发生咯血的年龄多在 40 岁以后。咯血与其他呼吸道症状的关系具有一定的诊断价值。例如，单纯咯血很少是支气管肺癌的首发症状，支气管肺癌通常多有咳嗽性质改变、疲劳等症状。另外，如果肿瘤发生于大的支气管，则可能较早出现咯血，而外周性肿瘤咯血则出现较晚。

表 3-2　咯血询问病史时的注意事项

年龄
发病特点：发病的急缓，是否反复发作
咯血发生的时间及与其他症状的关系
是否伴随胸痛
心肺疾病史
吸烟史
痰液的性状
上呼吸道及消化道症状

表 3-3　具有鉴别诊断价值的病史信息

症状	病史
脓性痰	感染：支气管扩张、细菌性肺炎、肺脓肿
咯血无脓性痰	结核、肿瘤、病毒感染、自身免疫性疾病等
粉红色泡沫痰	左心衰、弥漫性肺泡出血等
伴发热	感染性、血管炎等
伴多部位出血	血液系统疾病、抗凝或溶栓药物、钩端螺旋体病、流行性出血热、自身免疫性疾病等
伴胸痛	外伤、肺栓塞、肺炎累及胸膜等

如果咯血与月经周期相关，则可能为子宫内膜异位症。存在劳力性呼吸困难、端坐呼吸或夜间阵发性呼吸困难则提示充血性心力衰竭或二尖瓣狭窄。存在发热、咳痰，则可能为上呼吸道感染、急性鼻窦炎、急性支气管炎、肺炎、肺脓肿或支气管扩张继发感染。HIV 感染或存在免疫抑制的状态，则肿瘤、结核或 Kaposi 肉瘤可能性大。存在胸膜性胸痛、小腿压痛，则应注意肺栓塞的可能。长期吸烟，则慢性支气管炎、肺癌、肺炎的可能性增加。某些疾病疫区的生活或旅行史则对肺吸虫病、血吸虫病、阿米巴病、鼠疫等疾病的诊断具有一定价值。详细的流行病学史则可能对鼠疫、SARS、流感病毒性肺炎、高致病性禽流感病毒性肺炎等呼吸道传染病具有强烈的提示。伴有显著体重减轻的患者应注意肺癌、肺结核、支气管扩张、肺脓肿及 HIV 感染。

应注意其他系统受累的表现。例如，如果存在血尿的病史，则应注意可能存在系统性血管炎。存在多部位出血的表现则可能为凝血功能障碍引起的咯血。痰的性状对诊断也具有一定价值，如果为粉红色泡沫痰，则说明存在肺水肿；铁锈色或脓性痰常提示存在下呼吸道感染或有支气管扩张症的基础，

当然，咯血诊断的第一步是确定咯血的存在。临床上，咯血应首先要排除假性咯血和呕血。所谓假性咯血是指喉以上病变引起的咯血，应仔细询问病史，了解"血痰"排出的方式及相应伴随的症状。而

呕血和咯血在临床上鉴别起来有时还有一定难度，临床实践中应注意鉴别（表3-4）。

表3-4 咯血与呕血的鉴别

	咯血	呕血
病史	无恶心及呕吐	存在恶心及呕吐
	肺病史	胃病或肝病史
	可出现窒息	窒息少见
痰检查	多泡沫	泡沫少
	液状或有血块	咖啡样
	鲜红或粉红	棕色至黑色
实验室检查	痰液为碱性	痰液为酸性
	混合有巨噬细胞和中性粒细胞	混合食物残渣

另外患有黏质沙雷菌引起的肺炎可产生红色色素痰，阿米巴脓肿破入支气管，可以出现鱼酱色痰，两种情况均可误认为咯血，但痰潜血阴性可资鉴别。

（三）体格检查

在全身系统体格检查的基础上，应重点注意以下临床体征。口唇黏膜毛细血管扩张见于RenduOsler-Weber病。杵状指与支气管扩张、肺脓肿、肺癌及其他疾病相关。舒张期雷鸣样杂音及开瓣音提示存在二尖瓣狭窄。颈部、锁骨上淋巴结肿大提示支气管肺癌可能。鼻中隔或中线结构的溃疡可见于韦格纳肉芽肿病。局部出现湿性啰音、哮鸣音及鼾声可能提示为血块吸入导致，而并不一定是活动出血的部位。呼吸频率、口唇发绀对于客观判断气道或肺内积存血液的情况，判断患者病情具有重要意义。

（四）实验室检查

如果情况允许，对于咯血患者应进行基本的辅助检查（表3-5）。应收集所有痰液，一方面可以估计咯血量，另一方面可以检视痰液的性状，以辅助诊断，还可以进行病原学、细胞学检查。血常规检查除可提供白细胞的信息外，还可以观察是否有贫血。贫血的出现一方面可与出血量大有关，另一方面可能反映某些系统性疾病。例如，肺血管炎引起的弥漫性肺泡出血，常可出现显著的贫血，而且贫血与肺部阴影及缺氧情况密切关联，这为其重要特征。血小板及凝血象的检查常可揭示患者是否存在血液系统疾病。

表3-5 咯血需要进行的基本辅助检查

外周血全细胞计数、分类计数、血小板计数
凝血酶原时间、部分凝血活酶时间、国际标准化比值
尿常规
痰普通细菌、抗酸杆菌、真菌涂片及培养
痰细胞学检查
结核菌素纯蛋白衍化物试验（球孢子菌、组织胞浆菌皮肤试验血清学试验）
血气分析
X线胸片
混合食物残渣

（五）胸部影像学检查

胸片为咯血患者的常规检查。通常胸片可以提示咯血的原因，例如发现左房增大、Kerley B线提示二尖瓣狭窄。空洞中出现可移动的团块，或更为典型的表现新月征，则提示曲菌球的可能。中央团块而远端肺组织含气量减少，甚至肺不张，则常常提示支气管肺癌可能。有一点必须强调，胸片上出现异常的部位有时并非是出血部位。如果胸片未见明显异常，则应常规进行胸部 CT 检查。CT 为咯血诊断的非常有用的工具，胸部高分辨 CT 有助于支气管扩张、弥漫性肺病的诊断。

（六）支气管镜检查

支气管镜常常是确定咯血原因必不可少的检查，除此之外还能够帮助定位。轻、中度咯血患者，可行支气管镜检查。如果原因明确，则支气管检查并非必需。大咯血患者应进行支气管镜检查以确定出血部位，确定病因则并不是主要的。如需要急诊手术，则此检查更为必要。一般下列情况需要进行可弯曲支气管镜检查：①怀疑有局部病变者。②对于胸片正常或非局限性异常为除外支气管内病变者，应尽可能早做以提高诊断阳性率。③有肺癌可能或为高危险因素者，例如男性、年龄超过 40 岁、有吸烟史。④咯血超过 1 周或每次咯血超过 30 mL 者，应尽快明确诊断。⑤大咯血准备进行气道内介入治疗或外科手术治疗者，需要准备好抢救措施，在严密监护下进行可弯曲支气管镜检查，以明确出血部位或病因指导下一步手术方案的制订。

是否在活动出血时进行支气管镜检查曾有争议，有学者担心支气管镜检查会加重活动出血。但目前的共识是在活动出血时进行支气管镜检查是安全的，并且诊断价值很高。活动出血时，有更高的概率来判断出血部位，从而进行进一步诊断采样。而没有活动出血时，仅约 50% 患者能够确定出血部位。

对于非大咯血的患者，应使用可弯曲支气管镜检查。由于可以观察到段乃至亚段水平的病变，因此可以显著提高诊断阳性率。而对于大咯血者，则主张使用硬质支气管镜。由于硬质支气管镜有较大的腔道，可以及时吸除血块，一方面可以保持气道通畅，保证患者安全；另一方面，则可使视野更清楚，以利于诊断。必要时，还可进行机械通气或进行局部止血治疗，可以将硬质气管镜与可弯曲镜结合使用。

（七）支气管肺血管造影

大咯血经初步保守治疗咯血无好转者，或出血危及生命的大咯血应行血管造影。由于大咯血多由支气管动脉引起，因此首选支气管动脉造影。对于肺循环异常，例如肺动静脉瘘、医源性肺动脉破裂或肺动脉栓塞引起的咯血则应进行肺动脉造影。

四、咯血的治疗

（一）一般治疗

对于咯血的患者应卧床休息，保持安静，避免过度紧张，必要时适当镇静。咳嗽对止血存在影响，因此应适当镇咳治疗。如果能够确定为何侧出血，则应向患侧卧位。对于病因明确的咯血，则应针对病因进行治疗。例如肺血管炎引起的弥漫性肺泡出血，则应进行血浆置换和肾上腺皮质激素冲击治疗。而感染因素引起的咯血则应积极控制感染。

（二）大咯血的紧急处理

如果出血非常严重，出现了明显的呼吸衰竭，此时应紧急进行气管插管。通过气管插管吸出积血以挽救患者生命。建立人工气道后便于进行可弯曲气管镜检查。如果判断出血的部位，则可视情况插入双腔气管插管，将出血侧和健侧主支气管隔离，至少保证一侧肺功能。清理呼吸道后如患者呼吸衰竭仍不缓解，则应及时进行机械通气治疗。

（三）药物治疗

静脉滴注垂体后叶素或血管升压素可使动脉收缩，从而达到止血目的。但其可以引起全身血管的收缩，并可引起子宫收缩，因此存在冠心病或高血压者应慎用，妊娠者则禁止使用。国内主要使用垂体后叶素，为脑垂体后叶的水溶性成分，内含催产素与加压素，是大咯血的常用急救药物。大咯血时给予垂体后叶素 5 ~ 10 U，用 5% 葡萄糖液 20 ~ 40 mL 稀释后缓慢静脉注射（10 ~ 15 min），必要时 6 h 后重复注射。每次最大剂量不能超过 20 U。在给予负荷剂量后，可以 10 ~ 20 U 加入 5% 葡萄糖溶液中以 0.1 ~ 0.2 U/min 静脉滴注维持，也可选择其他血管升压素类药物。注意这类药物使用后，有可能减少出血，从而在进行支气管动脉造影时无法清晰显示出血部位，为后续的诊断、治疗造成困难。

酚妥拉明为 α 肾上腺素能阻滞药，对于大咯血患者可给予 10 ~ 20 mg 加入 5% 葡萄糖或 5% 葡萄糖盐水 500 mL，静脉缓慢滴注。其止血机制推测为通过直接扩张血管，使肺血管阻力降低，肺动静脉压降低，从而减轻出血。由于其为血管扩张药，对于存在高血压、冠心病患者更为适用。其他扩张血管药物例如压宁定、硝酸酯类也可能具有一定效果。

普鲁卡因也具有一定扩血管作用，在其他治疗效果不佳时也可试用。具体用法为：0.5% 普鲁卡因 10 mL（50 mg），用 25% 葡萄糖液 40 mL 稀释后缓慢静脉注射，1 ~ 2/d。或取 150 ~ 300 mg 溶于 5% 葡萄糖液 500 mL，持续静脉滴注。用药量不能过大，速度不宜过快，否则可引起颜面潮红、谵妄、兴奋、惊厥，对出现惊厥者可用异戊巴比妥或苯巴比妥钠解救。用药前须行皮试，有本药过敏史者禁用。

浸润性肺结核、肺炎所致的咯血经上述治疗效果不佳时，可考虑应用肾上腺糖皮质激素，以抑制炎症反应、稳定细胞膜、降低体内肝素水平。可口服泼尼松 30 mg/d，或静脉注射氢化可的松 100 ~ 300 mg/d，见效后减量，使用时间不宜超过 2 周。

其他促进凝血的药物例如氨甲环酸、卡巴克洛（安络血）、酚磺乙胺、5- 氨基己酸、巴曲酶、维生素 K、云南白药均可试用。对于肝素抗凝治疗引起的咯血或存在凝血功能障碍或肝功能不全者可用鱼精蛋白 50 ~ 100 mg 加入 25% 葡萄糖注射液 40 mL 缓慢静脉注射，2/d，不能超过 3 d。

（四）支气管镜治疗

为控制出血，可在行支气管镜检查时局部给予止血药物。通常使用 1 : 20 000 的肾上腺素，还可试用凝血酶溶液。但这些治疗对大咯血的确切疗效尚不肯定，缺乏可靠循证医学的证据。

对于大咯血患者，可通过放入球囊导管至出血的支气管，充气阻塞出血的支气管，以防止血液吸入其他大气道，保证其畅通，维持通气、气体交换，防止发生呼吸衰竭甚至窒息。球囊的直径可视出血支气管的大小而灵活选择。近来有人设计了一种双腔止血球囊，通过气管镜活检腔道放置，可同时注入止血药物。留置后可将气管镜撤出，以方便球囊留置后再进入内镜观察出血情况。球囊阻塞治疗仅是临时性的治疗措施，长时间压迫可能会使支气管黏膜坏死，因此一般留置不超过 24 h。

在支气管镜下还可通过电烧蚀、冷冻、激光等技术，对出血的病变进行直接的处理，从而达到止血的目的。对于出血部位位于支气管远端，支气管镜不能看到出血确切部位者，不宜使用电烧蚀或激光治疗，这可能会造成支气管的穿孔。这种情况下可使用镜体或球囊直接阻塞出血的支气管，达到止血目的。

（五）支气管动脉栓塞治疗

随着技术的逐渐成熟，应用支气管动脉栓塞治疗支气管大出血越来越普遍。通过选择性支气管动脉造影首先确定出血的血管。某些表现常提示为出血的部位，例如造影剂从血管壁溢出或见到管径增粗或动脉瘤样扩张的扭曲血管。通过向出血部位的供应血管局部注入聚乙烯醇泡沫、异丁基 -2- 氰基丙烯酸盐、Gianturco steel coils 或可吸收的吸收性明胶海绵等颗粒来进行栓塞止血。这种治疗方法控制大咯血的成功率在 64% ~ 100%，但是 16% ~ 46% 的患者会复发，但一般不会再出现大咯血。支气管动脉栓塞的失败率可达 13%，主要是由于来自膈动脉、肋间动脉、内乳动脉或锁骨下动脉的吻合支的出血。支气管肺动脉栓塞的并发症主要包括血管穿孔、内膜撕裂、胸痛、发热、全身其他部位栓塞及神经系统并发症，另外栓塞本身也可引起咯血。如果发现脊髓前动脉自支气管动脉发出，则不能进行栓塞治疗，因可能导致脊髓梗死而致截瘫。应用同轴微导管系统可以减少这一并发症的出现。

（六）外科手术治疗

对于局部病变引起的出血可考虑外科手术治疗。报道的手术死亡率为 1% ~ 50% 不等。对于呼吸功能储备不足或无法切除的肺癌，则不适合于外科手术治疗。一般仅在支气管动脉栓塞治疗不能进行或可能无效时才考虑外科手术切除，但主动脉瘤破裂、动静脉畸形、棘球蚴病、医源性肺动脉破裂、胸部外伤、支气管肺腺癌、其他治疗无效的足分枝菌病引起的危及生命的大咯血仍然以手术治疗为主。

（七）其他治疗

经各种治疗，咯血仍不能控制者，外科手术禁忌或无法进行，可考虑进行肺萎陷疗法。若出血部位明确，可采用人工气胸法，若出血部位未明或出血来自下肺者，可用人工气腹疗法。膈肌及胸膜粘连、严重心肺功能不全则不宜采用萎陷疗法。

第三节 胸痛

一、病因和机制

(一)胸壁疾病

胸壁疾病如皮下蜂窝织炎、带状疱疹、肋间神经炎、非化脓性肋软骨炎（Tietze病，第1和第2肋软骨疼痛肿胀）、流行性胸痛、肌炎和皮肌炎、肋骨骨折、强直性脊柱炎、颈椎病、急性白血病、多发性骨髓瘤等，这些疾病累及或刺激了肋间神经和脊髓后根传入神经引起疼痛。

(二)胸腔内脏器疾病

其主要通过刺激支配心脏和大血管的感觉神经、支配气管、支气管和食管迷走神经感觉纤维引起胸痛，累及胸膜的病变则主要通过壁层胸膜的痛觉神经（来自肋间神经和膈神经）。

1. 心血管疾病：如心绞痛、急性心肌梗死、心肌炎、急性心包炎、肥厚性心肌病、主动脉瘤、夹层动脉瘤、肺栓塞、肺梗死、心脏神经官能症等。

2. 呼吸系统疾病：如胸膜炎、胸膜肿瘤、气胸、血胸、血气胸、肺炎、肺癌等。

3. 纵隔疾病：如纵隔炎、纵隔气肿、纵隔肿瘤、反流性食管炎、食管裂孔疝、食管癌等。

(三)其他相邻部位疾病

其包括肝脓肿、膈下脓肿、肝癌、脾梗死等。膈肌中央部位的感觉神经由膈神经支配，而外周部位由肋间神经支配，其感觉中枢分别位于第3、4颈椎和第7～12胸椎，腹腔脏器的病变刺激或影响膈肌可以引起疼痛，同时疼痛还可放射至肩部或下胸部等部位。

二、诊断和鉴别诊断

要注意询问病史，了解胸痛部位、性质、持续时间、影响因素和伴发症状。

(一)根据胸痛部位鉴别

胸壁疾病引起的疼痛常局限，有明显的压痛点，可伴有红、肿、热。带状疱疹的疼痛沿肋间神经走行，常伴有局部皮肤疼痛和异常敏感。Tietze病的肋软骨疼痛常侵犯第1、2肋软骨，在胸壁呈单个或多个隆起。食管和纵隔疾病的疼痛主要在胸骨后，食管疾病时胸痛可能与进食有关。夹层动脉瘤破裂引起的疼痛常在胸部中间，可向下放射。胸膜炎的疼痛常发生在腋前线与腋中线附近，与呼吸有关。心绞痛和心肌梗死的疼痛则在胸骨后和心前区，可放射至左肩、左臂内侧，达环指和小指。肺上沟癌引起的疼痛以肩部为主，可向上肢内部放射。

(二)根据胸痛性质和特征鉴别

1. 根据疼痛发生的时间：急性或突然发生的胸痛常见于急性心肌梗死、肺栓塞、气胸、动脉瘤破裂等。

2. 根据与体位的关系：食管炎引起烧灼痛，饱餐后和仰卧位时加重，服用抗酸药和胃肠动力药后可缓解。而心包炎引起的疼痛，于卧位时加重，坐起或身体前倾时减轻。

3. 根据疼痛的特征：心绞痛为闷痛伴有窒息感，休息或含硝酸甘油可以缓解，而心肌梗死的疼痛则更为剧烈，伴有恐惧和濒死感，同时有大汗、血压下降和休克。肋间神经痛为阵发性灼痛和刺痛。胸膜疼痛常在深呼吸和咳嗽时加重。

4. 根据伴发症状：严重肺炎、肺栓塞、气胸引起的疼痛可伴有呼吸困难。夹层动脉瘤破裂和大块肺栓塞时也可出现血压下降或休克。心包炎、胸膜炎、肺脓肿和肺炎常伴有发热。食管疾病所致胸痛可伴有吞咽困难。肺梗死和肺癌的胸痛可有咯血或痰中带血。带状疱疹发生时，在胸壁出现沿肋间神经分布的成簇水疱，疱疹不越过体表中线。肺上沟癌出现胸肩部疼痛，可伴有霍纳综合征。结核性胸膜炎引起的胸痛可伴有结核中毒症状。

第四章　感染性疾病

第一节　急性上呼吸道感染

急性上呼吸道感染（acute upper respiratory tract infection）是指鼻腔、咽或喉部急性炎症的概称。患者不分年龄、性别、职业和地区。全年皆可发病，冬春季节多发，可通过含有病毒的飞沫或被污染的用具传播，多数为散发性，但常在气候突变时流行。由于病毒的类型较多，人体对各种病毒感染后产生的免疫力较弱且短暂，并且无交叉免疫，同时在健康人群中有病毒携带者，故一个人一年内可有多次发病。

急性上呼吸道感染约 70% ~ 80% 由病毒引起。主要有流感病毒（甲、乙、丙型）、副流感病毒、呼吸道合胞病毒、腺病毒、鼻病毒、埃可病毒、柯萨奇病毒、麻疹病毒、风疹病毒等。细菌感染可直接或继病毒感染之后发生，以溶血性链球菌为多见，其次为流感嗜血杆菌、肺炎链球菌和葡萄球菌等。偶见革兰阴性杆菌。其感染的主要表现为鼻炎、咽喉炎或扁桃体炎。

当有受凉、淋雨、过度疲劳等诱发因素，使全身或呼吸道局部防御功能降低时，原已存在于上呼吸道或从外界侵入的病毒或细菌可迅速繁殖，引起本病，尤其是老幼体弱或有慢性呼吸道疾病如鼻旁窦炎、扁桃体炎、慢性阻塞性肺疾病者更易罹患。

本病不仅具有较强的传染性，而且可引起严重并发症，应积极防治。

一、诊断标准

根据病史、流行情况、鼻咽部发生的症状和体征，结合周围血常规和胸部 X 线检查可做出临床诊断。进行细菌培养和病毒分离，或病毒血清学检查、免疫荧光法、酶联免疫吸附法、血凝抑制试验等，可能确定病因诊断。

（一）临床表现

根据病因不同，临床表现可有不同的类型。

1. 普通感冒

普通感冒俗称"伤风"，又称急性鼻炎或上呼吸道卡他，以鼻咽部卡他症状为主要表现。成人多为鼻病毒引起，其次为副流感病毒、呼吸道合胞病毒、埃可病毒、柯萨奇病毒等。起病较急，初期有咽干、咽痒或烧灼感，发病同时或数小时后，可有喷嚏、鼻塞、流清水样鼻涕，2 ~ 3 d 后变稠。可伴咽痛，有时由于耳咽管炎使听力减退，也可出现流泪、味觉迟钝、呼吸不畅、声嘶、轻微咳嗽等。一般无发热及全身症状，或仅有低热、不适、轻度畏寒和头痛。检查可见鼻腔黏膜充血、水肿、有分泌物，咽部轻度充血。如无并发症，一般 5 ~ 7 d 后痊愈。

2. 流行性感冒

流行性感冒简称"流感"，是由流行性感冒病毒引起。潜伏期 1 ~ 2 d，最短数小时，最长 3 d。起病多急骤，症状变化很多，主要以全身中毒症状为主，呼吸道症状轻微或不明显。临床表现和轻重程度差异颇大。

（1）单纯型：最为常见，先有畏寒或寒战、发热，继之全身不适、腰背发酸、四肢疼痛，头昏、头痛。部分患者可出现食欲不振、恶心、便秘等消化道症状。发热可高达 39℃ ~ 40℃，一般持续 2 ~ 3 d。大部分患者有轻重不同的喷嚏、鼻塞、流涕、咽痛、干咳或伴有少量黏液痰，有时有胸骨后烧灼感、紧压感或疼痛。年老体弱的患者，症状消失后体力恢复慢，常感软弱无力、多汗，咳嗽可持续 1 ~ 2 周或更长。体格检查：患者可呈重病容，衰弱无力，面部潮红，皮肤上偶有类似麻疹、猩红热、荨麻疹样皮疹，软腭上有时有点状红斑，鼻咽部充血水肿。本型中轻者，全身和呼吸道症状均不显著，病程仅 1 ~ 2 d，颇似一般感冒，单从临床表现颇难确诊。

（2）肺炎型：本型常发生在两岁以下的小儿，或原有慢性基础疾病，如二尖瓣狭窄、肺源性心脏病、免疫力低下以及孕妇、年老体弱者。其特点是在发病后 24 h 内可出现高热、烦躁、呼吸困难、咯血痰和明显发绀。全肺可有呼吸音减低、湿啰音或哮鸣音，但无肺实变体征。X 线检查可见双肺广泛小结节性浸润，近肺门较多，肺周围较少。上述症状可进行性加重，抗生素无效。病程 1 周至 1 个月余，大部分患者可逐渐恢复，也可因呼吸循环衰竭在 5 ~ 10 d 内死亡。

（3）中毒型：较少见。肺部体征不明显，具有全身血管系统和神经系统损害，有时可有脑炎或脑膜炎表现。临床表现为高热不退、神志昏迷，成人常有谵妄，儿童可发生抽搐。少数患者由于血管神经系统紊乱或肾上腺出血，导致血压下降或休克。

（4）胃肠型：主要表现为恶心、呕吐和严重腹泻，病程约 2 ~ 3 d，恢复迅速。

3. 以咽炎为主要表现的感染

（1）病毒性咽炎和喉炎：由鼻病毒、腺病毒、流感病毒、副流感病毒以及肠病毒、呼吸道合胞病毒等引起。临床特征为咽部发痒和灼热感，疼痛不持久，也不突出。当有吐咽疼痛时，常提示有链球菌感染，咳嗽少见。急性喉炎多为流感病毒、副流感病毒及腺病毒等引起，临床特征为声嘶、讲话困难、咳嗽时疼痛，常有发热、咽炎或咳嗽。体检可见喉部水肿、充血，局部淋巴结轻度肿大和触痛，可闻及喘鸣音。

（2）疱疹性咽峡炎：常由柯萨奇病毒 A 引起，表现为明显咽痛、发热，病程约为 1 周。检查可见咽充血，软腭、悬雍垂、咽及扁桃体表面有灰白色疱疹及浅表溃疡，周围有红晕。多于夏季发病，多见于儿童，偶见于成人。

（3）咽结膜热：主要由腺病毒、柯萨奇病毒等引起。临床表现有发热、咽痛、畏光、流泪、咽及结膜明显充血。病程 4 ~ 6 d，常发生于夏季，游泳中传播。儿童多见。

（4）细菌性咽 – 扁桃体炎：多由溶血性链球菌引起，次为流感嗜血杆菌、肺炎链球菌、葡萄球菌等引起。起病急，明显咽痛、畏寒、发热、体温可达 39℃ 以上。检查可见咽部明显充血，扁桃体肿大、充血，表面有黄色点状渗出物，颌下淋巴结肿大、压痛，肺部无异常体征。

（二）实验室检查

1. 血常规

病毒性感染，白细胞计数多为正常或偏低，淋巴细胞比例升高。细菌感染者白细胞计数和中性粒细胞增多以及核左移。

2. 病毒和病毒抗原的测定

视需要可用免疫荧光法、酶联免疫吸附法、血清学诊断和病毒分离鉴定，以判断病毒的类型，区别病毒和细菌感染。细菌培养可判断细菌类型和进行药物敏感试验。

3. 血清 PCT 测定

有条件的单位可检测血清 PCT，有助于鉴别病毒性和细菌性感染。

二、治疗原则

上呼吸道病毒感染目前尚无特殊抗病毒药物，通常以对症处理、休息、忌烟、多饮水、保持室内空气流通、防治继发细菌感染为主。

（一）对症治疗

可选用含有解热镇痛、减少鼻咽充血和分泌物、镇咳的抗感冒复合剂或中成药，如对乙酰氨基酚、双酚伪麻片、美扑伪麻片、银翘解毒片等。儿童忌用阿司匹林或含阿司匹林药物以及其他水杨酸制剂，因为，此类药物与流感的肝脏和神经系统并发症（Reye 综合征）相关，偶可致死。

（二）支持治疗

休息、多饮水、注意营养，饮食要易于消化，特别在儿童和老年患者更应重视。密切观察和监测并发症，抗生素仅在明确或有充分证据提示继发细菌感染时有应用指征。

（三）抗流感病毒药物治疗

现有抗流感病毒药物有两类：即离子通道 M_2 阻滞剂和神经氨酸酶抑制剂。其中 M_2 阻滞剂只对甲型流感病毒有效，治疗患者中约有 30% 可分离到耐药毒株，而神经氨酸酶抑制剂对甲、乙型流感病毒均有很好作用，耐药发生率低。

1. 离子通道 M_2 阻滞剂

金刚烷胺（Amantadine）和金刚乙胺（Rimantadine）。

（1）用法和剂量：见（表 4-1）。

表 4-1　金刚烷胺和金刚乙胺用法和剂量

药名	年龄（岁）			
	1 ~ 9	10 ~ 12	13 ~ 16	≥ 65
金刚烷胺	5 mg/kg·d（最高 150 mg/d），分 2 次	100 mg，每天 2 次	100 mg，每天 2 次	≤ 100 mg/d
金刚乙胺	不推荐使用	不推荐使用	100 mg，每天 2 次	100 mg 或 200 mg/d

（2）不良反应：金刚烷胺和金刚乙胺可引起中枢神经系统和胃肠不良反应。中枢神经系统不良反应有神经质、焦虑、注意力不集中和轻微头痛等，其中金刚烷胺较金刚乙胺的发生率高。胃肠道反应主要表现为恶心和呕吐，这些不良反应一般较轻，停药后大多可迅速消失。

（3）肾功能不全患者的剂量调整：金刚烷胺的剂量在肌酐清除率、≤ 50 mL/min 时酌情减少，并密切观察其不良反应，必要时可停药，血透对金刚烷胺清除的影响不大。肌酐清除率 < 10 mL/min 时，金刚乙胺推荐减为 100 mg/d。

2. 神经氨酸酶抑制剂

目前有 2 个品种，即奥司他韦（Osehamivir）和扎那米韦（Zanamivir）。我国目前只有奥司他韦被批准临床使用。

（1）用法和剂量：奥司他韦：成人 75 mg，每天 2 次，连服 5 d，应在症状出现 2 d 内开始用药。儿童用法见（表 4-2），1 岁以内不推荐使用。扎那米韦：6 岁以上儿童及成人剂量均为每次吸入 10 mg，每天 2 次，连用 5 d，应在症状出现 2 d 内开始用药。6 岁以下儿童不推荐作用。

表 4-2　儿童奥司他韦用量（mg）

药名	体重（kg）			
	≤ 15	16 ~ 23	24 ~ 40	> 40
奥司他韦	30	45	60	75

（2）不良反应：奥司他韦不良反应少，一般为恶心、呕吐等消化道症状，也有腹痛、头痛、头晕、失眠、咳嗽、乏力等不良反应的报道。扎那米韦吸入后最常见的不良反应有头痛、恶心、咽部不适、眩晕、鼻出血等。个别哮喘和慢性阻塞性肺疾病（COPD）患者使用后可出现支气管痉挛和肺功能恶化。

（3）肾功能不全的患者无须调整扎那米韦的吸入剂量。对肌酐清除率 < 30 mL/min 的患者，奥司他韦减量至 75 mg，每天 1 次。

（四）抗生素治疗

通常不需要抗生素治疗。如有细菌感染，可根据病原菌选用敏感的抗生素。经验用药，常选青霉素、第一代和第二代头孢菌素、大环内酯类或氟喹诺酮类。

第二节 流行性感冒

一、概述

流行性感冒（简称流感）是由流行性感冒病毒引起的急性呼吸道传染病，是人类面临的主要公共健康问题之一。1918年20世纪第一次流感世界大流行死亡人数达2 000万，比第一次世界大战死亡人数还多，以后陆续在1957年（H_2N_2）、1968年（H_1N_1）、1977年（H_1N_1）均有大流行。而近年来禽流感病毒H_5N_1连续在亚洲多个国家造成人类感染，形成了对公共卫生的严重威胁，同时也一再提醒人们，一次新的流感大流行随时可能发生。

二、病原学与致病性

流感病毒呈多形性，其中球形直径为80～120 nm，有囊膜。流感病毒属正黏病毒科，流感病毒属，基因组为分节段、单股、负链RNA。根据病毒颗粒核蛋白（NP）和基质蛋白（M_1）抗原及其基因特性的不同，流感病毒分为甲、乙、丙3型。

甲型流感病毒基因组由8个节段的单链RNA组成，负责编码病毒所有结构蛋白和非结构蛋白。甲型流感病毒囊膜上有3种突起：H、N和M_2蛋白，血凝素（H）和神经氨酸酶（N）为2种穿膜糖蛋白，它们突出于脂质包膜表面，分别与病毒吸附于敏感细胞和从受染细胞释放有关。第3种穿膜蛋白是M_2蛋白，这是一种离子通道蛋白，为病毒进入细胞后脱衣壳所必需。根据其表面H和N抗原的不同，甲型流感病毒又分成许多亚型。甲型流感病毒的血凝素共有16个亚型（$H_{1\sim16}$）。神经氨酸酶则有9个亚型（$N_{1\sim9}$）。所有16个亚型的血凝素和9个亚型的神经氨酸酶都在禽类中检测出，但只有H_1、H_2、H_3、H_5、H_7、H_9、N_1、N_2、N_3、N_7，可能还有N8亚型引起人类流感流行。

流感病毒表面抗原特别是H抗原具有高度易变性，以此逃脱机体免疫系统对它的记忆、识别和清除。流感病毒抗原性变异形式有两种：抗原性飘移和抗原性转变。抗原性飘移主要是由于编码H或N蛋白基因点突变导致H或N蛋白分子上抗原位点氨基酸的替换，并由于人群选择压力使得小变异逐步积累。抗原性转变只发生于甲型流感病毒，当2种不同的甲型流感病毒同时感染同一宿主细胞时，其基因组的各节段可能会重新分配或组合，导致新的血凝素和（或）神经氨酸酶的出现，或者是H、N之间新的组合，从而产生一种新的甲型流感的亚型。

流感病毒在进入宿主细胞之后，其血凝素蛋白需先经宿主细胞的蛋白酶消化，成为2个由二硫键相连的多肽，这一过程病毒的致病性密切相关。在人类呼吸道和禽类胃肠道中有一种胰酶样的蛋白酶能够酶切流感病毒的血凝素，因此流感病毒往往引起人类呼吸道感染和禽类胃肠道感染。宿主细胞表面对病毒血凝素的受体在人和禽类之间是不同的，因此通常多数禽流感病毒不感染人类，但是已经有越来越多的证据表明，某些禽流感病毒可越过种属界限而感染人类。当两种分别来源于人和禽的流感同时感染同一例患者时，或另一种可能的中间宿主猪（因为猪对禽流感和人流感都敏感，而且与禽类和人都可能有密切接触），2种病毒就有可能在复制自身的过程中发生基因成分的交换，产生新的"杂交"病毒。由于人类对其缺乏免疫力，因此患者往往病情严重，死亡率极高。

三、流行病学

流感传染源主要为流感患者和隐性感染者。人禽流感主要是患禽流感或携带禽流感病毒的鸡、鸭、鹅等家禽及其排泄物，特别是鸡传播。流感病毒主要是通过空气飞沫和直接接触传播。人禽流感是否还可通过消化道或伤口传播，至今尚缺乏证据。人对流感病毒普遍易感，新生儿对流感及其病毒的敏感性与成年人相同。青少年发病率高，儿童病情较重。流感流行具有一定的季节性。我国北方常发生于冬季，而南方多发生在冬夏两季，然而流感大流行可发生在任何季节。

根据发生特点不同流感发生可分为散发、暴发、流行和大流行。散发一般在非流行期间，病例在人群中呈散在零星分布，各病例在发病时间及地点上没有明显的联系。暴发是指一个集体或小地区在相当短时间内突然发生很多流感病例。流行是指在较大地区内流感发病率明显超出当地同期发病率水平，流感流行时发病率一般为 5% ~ 20%。大流行的发生是由于新亚型毒株出现，由于人群普遍地缺乏免疫力，疾病传播迅速，流行范围超出国界和洲界，发病率可超过 50%。世界性流感大流行间隔 10 年左右，常有 2 ~ 3 个波，通常第一波持续时间短，发病率高，第二波持续时间长，发病率低，有时还有第三波，第一波主要发生在城市和交通便利的地方，第二波主要发生在农村及交通闭塞地区。

四、临床表现

流感的潜伏期一般为 1 ~ 3 d。起病多急骤，症状变化较多，主要以全身中毒症状为主，呼吸道症状轻微或不明显。季节性流感多发于青少年，临床表现和轻重程度差异颇大，病死率通常不高，一般恢复快，不留后遗症，死者多为年迈体衰、年幼体弱或合并有慢性疾病的患者。最近在亚洲国家发生的人感染 H_5N_1 禽流感病毒有别于常见的季节性流感。感染后的临床症状往往比较严重，死亡率高达 50%，并且常常累及多种器官。流感根据临床表现可分为单纯型、肺炎型、中毒型、胃肠型。

（一）单纯型

最为常见，先有畏寒或寒战，发热，继之全身不适，腰背发酸、四肢疼痛，头昏、头痛。大部分患者有轻重不同的打喷嚏、鼻塞、流涕、咽痛、干咳或伴有少量黏液痰，有时有胸骨后烧灼感、紧压感或疼痛。发热可高达 39℃ ~ 40℃，一般持续 2 ~ 3 d 渐降。部分患者可出现食欲不振、恶心、便秘等消化道症状。年老体弱的患者，症状消失后体力恢复慢，常感软弱无力、多汗，咳嗽可持续 1 ~ 2 周或更长。体格检查：患者可呈重病容，衰弱无力，面部潮红，皮肤上偶有类似麻疹、猩红热、荨麻疹样皮疹，软腭上有时有点状红斑，鼻咽部充血水肿。本型中较轻者病情似一般感冒，全身和呼吸道症状均不显著，病程仅 1 ~ 2 日，单从临床表现难以确诊。

（二）肺炎型

本型常发生在 2 岁以下的小儿，或原有慢性基础疾病，如二尖瓣狭窄、肺源性心脏病、免疫力低下以及孕妇、年老体弱者。其特点是：在发病后 24 h 内可出现高热、烦躁、呼吸困难、咳血痰和明显发绀。全肺可有呼吸音减低、湿啰音或哮鸣音，但无肺实变体征。胸部 X 线可见双肺广泛小结节性浸润，近肺门较多，肺周围较少。上述症状可进行性加重，抗生素无效。病程 1 周至 2 月余，大部分患者可逐渐恢复，也可因呼吸循环衰竭在 5 ~ 10 日内死亡。

（三）中毒型

较少见。肺部体征不明显，具有全身血管系统和神经系统损害，有时可有脑炎或脑膜炎表现。临床表现为高热不退，神志昏迷，成人常有谵妄，儿童可发生抽搐。少数患者由于血管神经系统紊乱或肾上腺出血，导致血压下降或休克。

（四）胃肠型

主要表现为恶心、呕吐和严重腹泻，病程 2 ~ 3 日，恢复迅速。

五、诊断

流感的诊断主要依据流行病学资料，并结合典型临床表现确定，但在流行初期，散发或轻型的病例诊断比较困难，确诊往往需要实验室检查。流感常用辅助检查。

（一）一般辅助检查

1. 外周血常规

白细胞总数不高或偏低，淋巴细胞相对增加，重症患者多有白细胞总数及淋巴细胞下降。

2. 胸部影像学检查

单纯型患者胸部X线检查可正常，但重症尤其肺炎型患者胸部X线检查可显示单侧或双侧肺炎，少数可伴有胸腔积液等。

（二）流感病毒病原学检测及分型

流感病毒病原学检测及分型对确诊流感及与其他疾病如严重急性呼吸综合征（SARS）等鉴别十分重要，常用病毒学检测方法主要有以下几种。

1. 病毒培养分离

病毒培养分离是诊断流感最常用和最可靠的方法之一。目前分离流感病毒主要应用马达犬肾细胞（Madin-Darby canine kidney，MDCK）为宿主系统。培养过程中观察细胞病变效应，并可应用血清学实验来进行鉴定和分型。传统的培养方法对于流感病毒的检测因需要时间较长（一般需要4~5d），不利于早期诊断和治疗。近年来新出现了一种快速流感病毒实验室培养技术——离心培养技术（shell viaL culure，SVC），在流感病毒的快速培养分离上发挥了很大作用。离心培养法是在标本接种后进行长时间的低速离心，使标本中含病毒的颗粒在外力作用下被挤压吸附于培养细胞上，从而大大缩短了培养时间。

2. 血清学诊断

血清学诊断主要是检测患者血清中的抗体水平，即用已知的流感病毒抗原来检测血清中的抗体，此法简便易行、结果可信。血清标本应包括急性期和恢复期双份血清。急性期血样应在发病后7天内采集，恢复期血样应在发病后2~4周采集。双份血清进行抗体测定，恢复期抗体滴度较急性期有4倍或以上升高，有助于确诊和回顾性诊断，单份血清一般不能用作诊断。

3. 病毒抗原检测

对于病毒抗原的检测的方法主要有两类：直接荧光抗体检测（direct fluorescent antibody test，DFA）和快速酶（光）免法。DFA用抗流感病毒的单克隆抗体直接检测临床标本中的病毒抗原，应用亚型特异性的单抗能够快速和直接地检测标本中的病毒抗原，并且可以进一步进行病毒的分型，不仅可用于诊断，还可以用于流行病学的调查。目前快速酶免、光免法主要有：Directigen FluA、Directigen Flu A plus B、Binax Now Flu A and B、Biostar FlU OIA、Quidel Quick vue和Zstat Flu test等。值得注意的是，上述几种检测方法对于乙型流感病毒的检测效果不如甲型。

4. 病毒核酸检测

以聚合酶链反应（polymerase chainreaction，PCR）技术为基础发展出了各种各样的病毒核酸检测方法，在流感病毒鉴定和分型方面发挥着越来越大的作用，不仅可以快速诊断流感，并且可以根据所分离病毒核酸序列的不同对病毒进行准确分型。常用的方法有核酸杂交、反转录-聚合酶链反应、多重反转录-聚合酶链反应、酶联免疫PCR、实时定量PCR、依赖性核酸序列扩增、荧光PCR等方法。以上述各种检测方法为基础，很多生物制品公司开发出多种试剂盒供临床快速检测应用。近年来，应用基因芯片对流感病毒进行检测和分型是研究的一大热点，基因芯片灵敏度极高，并且可以同时检测多种病毒，尤其适用于流感多亚型、易变异的特点。目前多种基因芯片技术已应用到流感病毒的检测和分型中。

六、鉴别诊断

主要与除流感病毒的多种病毒、细菌等病原体引起的流感样疾病（influenza like illness，ILI）相鉴别。确诊需依据实验室检查，如病原体分离、血清学检查和核酸检测。

1. 普通感冒：普通感冒可由多种呼吸道病毒感染引起。除注意收集流行病学资料以外，通常流感全身症状比普通感冒重，而普通感冒呼吸道局部症状更突出。

2. 严重急性呼吸综合征（SARS）：SARS是由SARS冠状病毒引起的一种具有明显传染性，可累及多个脏器、系统的特殊肺炎，临床上以发热、乏力、头痛、肌肉关节疼痛等全身症状和干咳、胸闷、呼吸困难等呼吸道症状为主要表现。临床表现类似肺炎型流感。根据流行病学史，临床症状和体征，一般实验室检查，胸部X线影像学变化，配合SARS病原学检测阳性，排除其他疾病，可做出SARS的诊断。

3. 肺炎支原体感染：发热、头痛、肌肉疼痛等全身症状较流感轻，呛咳症状较明显，或伴少量黏痰。胸部 X 线检查可见两肺纹理增深，并发肺炎时可见肺部斑片状阴影等间质肺炎表现。痰及咽拭子标本分离肺炎支原体可确诊。血清学检查对诊断有一定帮助，核酸探针或 PCR 有助于早期快速诊断。

4. 衣原体感染：发热、头痛、肌肉疼痛等全身症状较流感轻，可引起鼻窦炎、咽喉炎、中耳炎、气管－支气管炎和肺炎。实验室检查可帮助鉴别诊断，包括病原体分离、血清学检查和 PCR 检测。

5. 嗜肺军团菌感染：夏秋季发病较多，并常与空调系统及水源污染有关。起病较急，畏寒、发热、头痛等，全身症状较明显，呼吸道症状表现为咳嗽、黏痰、痰血、胸闷、气促，少数可发展为 ARDS；呼吸道以外的症状亦常见，如腹泻、精神症状以及心功能和肾功能障碍，胸部 X 线检查示炎症浸润影。呼吸道分泌物、痰、血培养阳性可确定诊断，但检出率低。对呼吸道分泌物用直接荧光抗体法（DFA）检测抗原或用 PCR 检查核酸，对早期诊断有帮助。血清、尿间接免疫荧光抗体测定，亦具诊断意义。

七、治疗

隔离患者，流行期间对公共场所加强通风和空气消毒，避免传染他人。

合理应用对症治疗药物，可对症应用解热药、缓解鼻黏膜充血药物、止咳祛痰药物等。具体内容参考"上呼吸道感染"和"急性支气管炎"。

尽早应用抗流感病毒药物治疗：抗流感病毒药物治疗只有早期（起病 1 ~ 2 d 内）使用，才能取得最佳疗效。抗流感病毒化学治疗药物现有离子通道 M_2 阻滞剂（表 4-1）和神经氨酸酶抑制剂两类，前者包括金刚烷胺和金刚乙胺；后者包括奥司他韦和扎那米韦。

（一）离子通道 M_2 阻滞剂

金刚烷胺和金刚乙胺。对甲型流感病毒有活性，抑制其在细胞内的复制。在发病 24 ~ 48 h 内使用，可减轻发热和全身症状，减少病毒排出，防止病毒扩散。金刚烷胺在肌酐清除率 ≤ 50 mL/min 时酌情减少用量，并密切观察其不良反应，必要时停药。血透对金刚烷胺清除的影响不大。肌酐清除率 < 10 mL/min 时金刚乙胺应减为 100 mg/d；对老年和肾功能减退患者应监测不良反应。不良反应主要有：中枢神经系统有神经质、焦虑、注意力不集中和轻微头痛等，其发生率金刚烷胺高于金刚乙胺；胃肠道反应主要表现为恶心和呕吐。这些不良反应一般较轻，停药后大多可迅速消失。

（二）神经氨酸酶抑制剂

神经氨酸酶抑制剂对甲、乙两型流感病毒都是有效的，目前有 2 个品种，即奥司他韦和扎那米韦，我国临床目前只有奥司他韦。

1. 用法和剂量：奥司他韦为成人 75 mg，每天 2 次，连服 5 d，应在症状出现 2 d 内开始用药。儿童用法见表（4-2），1 岁以内不推荐使用。扎那米韦为 6 岁以上儿童及成人剂量均为每次吸入 10 mg，每天 2 次，连用 5 d，应在症状出现 2 d 内开始用药。6 岁以下儿童不推荐使用。

2. 不良反应：奥司他韦不良反应少，一般为恶心、呕吐等消化道症状，也有腹痛、头痛、头晕、失眠、咳嗽、乏力等不良反应的报道。扎那米韦吸入后最常见的不良反应有头痛、恶心、咽部不适、眩晕、鼻出血等。个别哮喘和慢性阻塞性肺疾病（COPD）患者使用后可出现支气管痉挛和肺功能恶化。

3. 肾功能不全的患者无须调整扎那米韦的吸入剂量。对肌酐清除率 < 30 mL/min 的患者，奥司他韦减量至 75 mg，每天 1 次。

需要注意的是：因神经氨酸酶抑制剂对甲、乙两型流感病毒均有效且耐药发生率低，不会引起支气管痉挛，而 M_2 阻滞剂都只对甲型流感病毒有效且在美国耐药率较高，因此美国目前推荐使用抗流感病毒药物仅有奥司他韦和扎那米韦，只有有证据表明流行的流感病毒对金刚烷胺或金刚乙胺敏感才用于治疗和预防流感。对于那些非卧床的流感患者，早期吸入扎那米韦或口服奥司他韦能够降低发生下呼吸道并发症的可能性。另外自 2004 年以来，绝大多数 H_5N_1 病毒株对神经氨酸酶抑制剂敏感，而对金刚烷胺类耐药，因此确诊为 H_5N_1 禽流感病毒感染的患者或疑似患者推荐用奥司他韦治疗。

（三）并发症治疗

肺炎型流感常见并且最重要的并发症为细菌的二重感染，尤其是细菌性肺炎，其治疗详见相关章节。肺炎型流感尤其重症患者往往有严重呼吸窘迫、缺氧，严重者可发生急性呼吸窘迫综合征（ARDS），应给予患者氧疗，必要时行无创或有创机械通气治疗。对于中毒型或胃肠型流感患者，应注意纠正患者水电解质平衡，维持血流动力学稳定。

八、预防

隔离患者，流行期间对公共场所加强通风和空气消毒，切断传染链，终止流感流行。流行期间减少大型集会及集体活动，接触者应戴口罩。

目前接种流感病毒疫苗是当今预防流感疾病发生、流行的最有效手段。当疫苗和流行病毒抗原匹配良好时，流感疫苗在 < 65 岁的健康人群中可预防 70% ~ 90% 的疾病发生。由于免疫系统对接种疫苗需要 6 ~ 8 周才起反应，所以疫苗必须在流感季节到来之前接种，最佳时间为 10 月中旬至 11 月中旬。由于流感病毒抗原性变异较快，所以人类无法获得持久的免疫力，进行流感疫苗接种后人体可产生免疫力，但对新的变异病毒株无保护作用。因此在每年流感疫苗生产之前，都要根据当时所流行病毒的抗原变化来调整疫苗的组成，以求最大的保护效果。

流感疫苗包括减毒活疫苗和灭活疫苗。至今对于病毒快速有效的减毒方法和准确的减毒标准仍存在许多不确定因素，因此减毒疫苗仍不能广泛应用。现在世界范围内广泛使用的流感病毒疫苗以纯化、多价的灭活疫苗为主。

美国疾病预防控制中心制定的流感疫苗和抗病毒剂使用指南推荐，每年接受一次流感疫苗接种的人员包括：学龄儿童；6 个月至 4 岁的儿童；50 岁以上的成年人；6 个月至 18 岁的高危 Reye 综合征（因长期使用阿司匹林治疗）患者；将在流感季节怀孕的妇女；慢性肺炎（包括哮喘）患者；心脏血管（高血压除外）疾病患者，肾、肝、血液或代谢疾病（包括糖尿病）患者；免疫抑制人员；在某些条件下危及呼吸功能人员；居住在养老院的人员和其他慢性疾病患者的护理人员；卫生保健人员；接触年龄小于 5 岁和年龄大于 50 岁的健康人员和爱心志愿者（特别是接触小于 6 个月婴儿的人员）；感染流感可引发严重并发症的人员。

流感疫苗接种的不良反应主要为注射部位疼痛，偶见发热和全身不适，大多可自行恢复。

应用抗流感病毒药物。明确或怀疑某部门流感暴发时，对所有非流感者和未进行疫苗接种的医务人员可给予金刚烷胺、金刚乙胺或奥司他韦进行预防性治疗，时间持续 2 周或流感暴发结束后 1 周。

第三节　急性气管－支气管炎

急性气管－支气管炎（acute tracheobronchitis）是由生物、物理、化学刺激或过敏等因素引起的急性气管－支气管黏膜炎症。常发生于寒冷季节或气候突变时，也可由急性上呼吸道感染迁延不愈所致。

一、病因

（一）微生物
病原体与上呼吸道感染类似。

（二）物理、化学因素
冷空气、粉尘、刺激性气体或烟雾。

（三）变态反应
常见的吸入致敏源包括花粉、有机粉尘、真菌孢子、动物毛皮排泄物；或对细菌蛋白质的过敏，钩虫、蛔虫的幼虫在肺内的移行均可引起气管－支气管急性炎症反应。

二、诊断

（一）症状

咳嗽、咳痰，先为干咳或少量黏液性痰，随后转为黏液脓性，痰量增多，咳嗽加剧，偶有痰中带血。伴有支气管痉挛时可有气促、胸骨后发紧感。可有发热（38℃左右）与全身不适等症状，但有自限性，3 ~ 5天后消退。

（二）体征

粗糙的干啰音，局限性或散在湿啰音，常于咳痰后发生变化

（三）实验室检查

1. 血常规检查：一般白细胞计数正常，细菌性感染较重时白细胞总数升高或中性粒细胞增多。

2. 痰涂片或培养可发现致病菌。

3. 胸部 X 线检查大多正常或肺纹理增粗。

（四）鉴别诊断

1. 流行性感冒：流行性感冒可引起咳嗽，但全身症状重，发热、头痛和全身酸痛明显，血白细胞数量减少。根据流行病史、补体结合试验和病毒分离可鉴别。

2. 急性上呼吸道感染：鼻咽部症状明显，咳嗽轻微，一般无痰。肺部无异常体征。胸部 X 线正常。

3. 其他：如支气管肺炎、肺结核、肺癌、肺脓肿等可表现为类似的咳嗽咳痰的多种疾病表现，应详细检查，以资鉴别。

三、治疗

（一）对症治疗

干咳无痰者可选用喷托维林（toclase），25 mg，每日 3 次，或右美沙芬（dextromethorphan），15 ~ 30 mg，每日 3 次，或可待因（codeine），15 ~ 30 mg，每日 3 次，或用含中枢性镇咳药的合剂，如联邦止咳露、止咳糖浆，10 mL，每日 3 次。其他中成药如咳特灵、克咳胶囊等均可选用，痰多不易咳出者可选用祛痰药，如溴己新（bromhexine，必嗽平），16 mg，每日 3 次，或用盐酸氨溴索（ambroxol，沐舒坦），30 mg，每日 3 次，或桃金娘油提取物化痰，也可雾化帮助祛痰有支气管痉挛或气道反应性高的患者可选用茶碱类药物，如氨茶碱，100 mg，每日 3 次，或长效茶碱舒氟美 200 mg，每日 2 次，或多索茶碱（Doxofylline）0.2 g，每日 2 次或雾化吸入异丙托品（ipratropine），或口服特布他林（terbutaline），1.25 ~ 2.5 mg，每日 3 次。头痛、发热时可加用解热镇痛药，如阿司匹林 0.3 ~ 0.6 g，每 6 ~ 8 h 1 次。

（二）有细菌感染时选用合适的抗生素

痰培养阳性，按致病菌及药敏试验选用抗菌药。在未得到病原菌阳性结果之前，可选用大环内酯类如罗红霉素（Roxithromy）成人每日 2 次，每次 150 mg，或 β – 内酰胺类如头孢拉定（cefradine）成人 1 ~ 4 g/d，分 4 次服，头孢克洛（cefaclor）成人 2 ~ 4 g/d，分 4 次口服。

四、疗效标准

与预后症状体征消失，化验结果正常为痊愈。

微信扫码
◆ 临床科研
◆ 医学前沿
◆ 临床资讯
◆ 临床笔记

第五章　非感染性肺炎

第一节　放射性肺炎

放射性肺炎系由于胸部各种肿瘤进行放射治疗时，在放射野内正常肺组织受到放射线损伤而发生的炎症反应。轻者无症状，炎症自行消散；重者产生广泛性肺纤维化，导致呼吸功能损害，甚至呼吸衰竭。

一、病因及发病机制

（一）发病因素

1. 放射的剂量与方法

放射性肺炎的发生与否及其严重程度与放射面积、放射量、放射速度和放射的方法均有密切关系。放射量越大，发生率越高，肺的损伤越严重。以同样大的剂量做大面积照射治疗引起的肺组织损伤远较肺局部照射为严重，照射速度越快，越易产生肺损伤。

（1）放射野：放射性肺炎的发生与受照射的肺容量成正比。如以 30 Gy 的 25 cm^2 肺野范围内照射时，很少产生症状；然而以同样剂量照射双肺，则极有可能产生致命性的反应。

（2）单剂量和总剂量：放射线的生物学作用除和总剂量有关外，还和分剂照射的次数和完成照射的时间有关。如以同样的总剂量，在短期分次或甚至一次给予时，则放射性肺炎的发生率将大大地提高。一般认为 15 Gy 以下的照射或者在 5 周内放射量阈值在 25 Gy 的常规照射量较为安全。放射剂量在 6 周内 20 Gy 极少产生放射性肺炎，在相同时间内，剂量超过 40 Gy，放射性肺炎发生率达 1 倍，放射量超过 60 Gy，几乎不可避免地会发生放射性肺炎，可引起严重肺损伤。

（3）照射部位：肺门或纵隔部位的照射更易产生放射性肺炎，这可能和纵隔淋巴结的阻塞有关。

（4）放射线的类型和应用方法：一般认为钴比深层 X 线所造成的肺损伤少（其放射性肺炎的发生率分别为 20% 和 44%），乳腺癌的斜线方位照射，食管癌和肺癌的分段放射治疗均能减少放射性肺炎的发生率。

2. 基础疾病

肺部的原有疾病如肺炎、慢性支气管炎、肺气肿、肺间质性疾病等或第二次放射性照射均易促进放射性肺炎的发生。甲状腺癌、咽喉部肿瘤放射性治疗也易产生放射性肺炎。

3. 年龄

老年人和儿童对放射性治疗的耐受性差。

4. 其他因素

如个体对放射线的敏感性及频繁的 CT 检查也可以引起肺损伤，化学疗法所用药物（如博来霉素）引起的肺毒性可能加重放射性肺的损害。

（二）病理生理变化

可分为急性放射性炎症改变和慢性纤维化病变。

1. 急性放射性炎症改变

急性炎症改变多发生在放射治疗后 1～2 个月，亦可发生在放射治疗结束后 6 个月。主要表现为肺毛细血管及小动脉充血、扩张和栓塞，血管通透性增高，肺泡细胞肿胀，肺泡型上皮细胞和肺泡巨噬细胞增加，淋巴管扩张和肺泡内透明膜形成。肺泡壁有淋巴细胞浸润，急性可自行消散，也可有结缔组织增生和纤维化。

2. 慢性阶段的肺组织变化为广泛肺泡纤维化、肺泡间隔增厚，肺泡萎缩，血管内壁增厚、玻璃样变和硬化，管腔狭窄或阻塞致使气体交换功能降低和肺动脉压力增高。若继发肺部感染可促进放射性肺纤维化，也是导致死亡的重要诱因。

二、诊断

（一）临床表现

1. 症状

（1）症状的发生率和出现的时间：该病症状的发生率为 5%～15%，症状出现的时间一般在放射治疗结束后 1～2 个月（但其时间范围可以从 2 周至 1 年不等，取决于肺的损伤程度）。少数患者可在放射治疗后即刻出现上述症状。个别在停止放射治疗半年后出现。急性期症状在 2～3 个月消退，然后逐渐表现为慢性肺纤维化，发生肺纤维化需要 6～24 个月的时间。

（2）表现：症状轻重不一，部分患者可无明显的临床表现，有的患者出现症状后可逐渐缓解。开始一般症状较轻，出现刺激性干咳，咽下疼痛，伴有气急，心悸和胸痛，活动后加剧，不发热或低热，偶有高热，体温高达 40℃。随肺纤维化加剧逐渐出现呼吸困难、发绀。易发生呼吸道感染而使症状加重。以后逐渐出现慢性肺源性心脏病，右心功能不全和呼吸衰竭症状。放射性损伤可产生肋骨坏死性骨折，剧烈胸痛。大剂量接受放射治疗后可表现急性起病，高热（39～40℃），强烈咳嗽（多为呛咳、偶尔伴有黏、脓痰），胸痛、发绀（尤其当损伤超过全肺的 50%），进行性呼吸困难，心动过速，甚至可因呼吸窘迫综合征或急性肺源性心脏病而死亡。

2. 体格检查

多数肺部无阳性体征，急性期继发细菌感染可闻及干、湿啰音和胸膜摩擦音。慢性期可出现肺实变体征，并可出现杵状指。胸部放射局部的皮肤萎缩变硬。肺内纤维化广泛时端坐呼吸，呼吸音普遍减弱，可闻及捻发音或爆裂音。伴发肺源性心脏病则可出现颈静脉充盈、肝大及压痛，全身水肿等右侧心力衰竭的表现。

（二）辅助检查

1. X 线表现

（1）早期急性期（1～3 个月）：可见肺组织实变，伴有明显的肺容积缩小。肺泡腔内的渗出和肺泡壁的水肿，在 X 线上可呈现境界不清的云絮状或浓密斑片状阴影（所谓肺泡型，伴有空气支气管造影征，受累区境界清晰，呈"磨玻璃"征象，其阴影分布范围基本上和放射野一致，分布不呈段或大灶性。其间隐约可见网状阴影，与支气管肺炎或肺水肿极相似。但有时肺野可呈过度透亮之表现，这是由于肺血管阻塞所致。

（2）慢性期（晚期）：大多数患者经数月后进一步向纤维化发展，肺野呈现间质类型的网状条索状阴影，呈网状、条索状或团块状收缩阴影，主要分布于肺门或纵隔两侧及其他放射肺野。肺容积缩小，肺血管和支气管阴影收缩，肺门和纵隔向病侧移位，同侧胸膜抬高；横膈幕状粘连，肋间隙狭窄等。有时可表现包裹性或叶间积液，自行消失是放射性胸膜炎的临床特征。发生肺动脉高压时，表现为右肺下动脉横径增厚，肺动脉段突出或右心肥大。正常肺组织产生代偿性肺气肿。偶见自发性气胸。

2. 肺功能测定

由于放射性肺炎和肺纤维化，肺顺应性下降，肺活量、肺总量、残气量、第一秒用力呼气量减少，表现为限制性通气障碍。因肺毛细血管硬化及受累肺区肺血流减少致使肺弥散功能减退。当大面积肺组织受累时，可呈现肺顺应性降低，以及因通气/血流比例失调发生低氧血症。肺功能检查可早期发现本病，往往早于胸片的发现。

3. 实验室检查

可有轻度白细胞增高，红细胞沉降率加快，动脉血氧分压低于正常。

三、鉴别诊断

放射性肺炎应注意与以下肺部疾病相鉴别。

1. 肺部转移性肿瘤

病变阴影常超出或远离照射野范围，病变呈浸润肿块或弥漫型，可伴有其他地方的转移灶出现，且呈持续进展。提示恶性肿瘤复发的特征是：①症状再出现的时间常于放射治疗结束后4个月以上。②症状持续进展可出现咯血，全身情况常更差，其他部位往往也出现转移灶。③如于治疗后1年气道又闭塞或上腔静脉阻塞综合征再出现时，则提示为肺癌复发。④X线检查见肿瘤复发和播散的病变阴影常超出或远离放射野的范围，特别是在肺底部，甚至出现在对侧肺部。如果淋巴管性癌肿转移时，其病灶的境界呈外凸状，而肺纤维化症阴影的境界呈线状或凹面状。

2. 浸润型肺结核

本病与照射野及放射治疗的时间剂量无关，病变密度不均，常位于双上肺，抗结核治疗可使病灶吸收。PPD试验及痰抗酸杆菌检查有利于鉴别。

3. 肺炎

病变常受肺叶、肺段限制，多伴有体温升高和中性白细胞增高，抗生素治疗效果明显，肺部病变可迅速吸收；而放射性肺炎使用大剂量肾上腺皮质激素后4～6周胸部X线片才见有逐渐吸收的表现，后期常出现纤维条索影。

四、治疗

对仅有影像学表现无临床症状的放射性肺炎可不予特别治疗。若有轻微咳嗽，少量咳痰者，对症治疗即可。对症状明显或有合并感染者应采取以下治疗措施。

1. 肾上腺糖皮质激素

肾上腺糖皮质激素是目前治疗放射性肺炎常用而有效的药物，特别在早期使用更为有效。它能减轻肺实质细胞和微血管的损害程度，减轻肺组织渗出和水肿，能有效地减轻症状。可用泼尼松，初期每日剂量为60～100 mg，分次口服，症状改善后逐渐减量至每日10～15 mg，总疗程为3～6周；重症者可用地塞米松静脉滴注10～15 mg/d，症状缓解后改为口服5 mg/次，3/d。亦可用地塞米松雾化吸入，对减轻全身反应有效。二丙酸倍氯米松的雾化吸入可减少全身的不良反应，疗效更佳。方法为二丙酸倍氯米松气雾剂（目前常用的商品名如必可酮，必可松气雾剂），每日吸入3～4次，每次2喷（每喷50μg），每日总用量400～800μg，待症状缓解后可减至每日200μg（共4喷）维持。为预防口腔内白念珠菌感染，每次吸药后用水含漱口及咽部，除去口腔内残余药物。丙酸氟替卡松、布地奈德吸入给药，也可试用于放射性肺炎的治疗。

2. 抗菌药物

放射性肺炎极易合并细菌感染，若放射性肺炎出现高热，白细胞总数及中性粒细胞增高，咳黄色脓痰者，在使用激素的同时，应给足量有效的广谱抗菌药物治疗，方能较快奏效。

3. 非激素类消炎药

吲哚美辛、阿司匹林等非激素类消炎药，可有效地减少血管内皮细胞损伤从而减轻放射性肺炎的临床症状，此类药还可抑制前列腺素和白三烯的产生，后者在减轻放射性肺损伤过程中可起到辅助作用。

4. 减轻和防止后期纤维化

对肺组织有显著亲和作用的青霉胺是一种螯合剂，在体内能阻止盐溶性胶原的成熟过程，对改善肺纤维化患者的主观症状及肺功能均有良好作用。氨基丙酰氨是一种胶原成熟抑制药,实验结果表明对防止放射性肺纤维化有良好作用,放射治疗期间使用可有效延迟放射性肺炎的发生,并能延长生存期。

5. 使用放射防护剂

动物和临床试验研究表明,氨磷汀(amifostine)对肺的放射性损伤有保护作用。它可使实验组小鼠照射后血浆 TGF-β_1 水平显著降低。非小细胞肺癌患者在接受放射治疗、化学治疗时给予氨磷汀可以显著降低 RIP 的发生率。Molteni 等研究证实,血管紧张素转化酶抑制药(ACEI)和血管紧张素 II 受体阻滞药(ARB)可以通过对抗放射线对肺内皮细胞、成纤维细胞、巨噬细胞的毒性作用以调控肺组织内的各种细胞因子,从而起到避免放射性肺炎和肺纤维化发生的作用。目前已知 TGF-β_1 与放射性肺炎的形成和进展有密切关系,放射治疗时使用携带 TGF-β_1 受体 II 基因的重组人腺病毒的载体能明显降低 RIP 的发生率。近年来有研究表明卤夫酮能够通过抑制 TGF-β_1 信号通路而改善电离辐射造成的肺纤维化。赵峰等从动物实验中发现氟伐他汀可通过抑制 TGF-β_1 的表达抑制肺成纤维细胞的增生和过量基质产生,故临床上有采用氟伐他汀预防、治疗肺纤维化。郝福荣等发现,调节细胞色素 P450 可以提高生物还原活性物的辐射增敏作用,预示其在对抗放射性肺损伤中具有极好的应用前景。抗蛋白酶药和抗氧化药用于该病的防治中也见相关的报道。

6. 中医药预防和治疗

中医辨证施治显示出中医药防治放射性肺损伤有改善症状、减轻不良反应的优势;对减少放射治疗的不良反应及增加放射治疗敏感性有相当的疗效。实验和临床资料表明国内一些学者研究的清热解毒、养阴益气、活血化瘀类中药对急性放射性肺炎和肺纤维化预防和治疗都有较好的疗效。如中草药 8708、764-1、764-3 及富硒螺旋藻防治作用表现在活血化瘀及减轻肺的充血、出血和渗出性病变,对胶原 mRNA 的合成有抑制作用及延缓作用。李广虎等报道丹参酮 II A 能使肺泡炎、纤维化病变减轻、羟脯氨酸含量、TGF-β_1 的表达下降,对放射性肺纤维化有一定的防治作用,提示其可能机制为通过抑制 TGF-β_1 表达,使炎症及纤维化病变减轻。有关 TGF-β_1 的研究为防治肺损伤提供了一种新的思路。

关于中医药防治放射肺损伤的机制有以下几种观点:①抗氧化与清除自由基。②活血化瘀与抗肺损伤。③细胞因子与中药抗肺损伤。临床上常配合应用养阴清肺法、活血化瘀法、清肺化痰法、清热宣肺、止咳平喘法、解毒散结润肺法等主要方法治疗急性放射性肺炎,并取得了明显的疗效。所用方剂有百合固金汤、沙参麦冬汤、清燥救肺汤、参芪补肺汤、小青龙汤、贝母栝楼散、加味百合知柏汤、桃红四物汤加减等,在放射治疗期间应用中药防治和减轻放射性肺纤维化疗效比放射治疗后出现肺纤维化时用药要好,但其研究也显示出缺乏系统的证候学、病机学和理、法、方、药的研究,治疗带有很大的经验性,疗效评价亦欠规范。目前用中西医结合方法治疗肺放射性肺炎的有效率为 80% ~ 94.7%。

由于放射性肺炎发病机制尚没有被完全认识,且目前尚无明确有效的治疗措施,故强调关键在预防。随着免疫抑制药研究取得的进展以及分子生物学技术在临床医学领域中的重要应用,肺移植和肺基因治疗可能成为有效地防治放射性肺炎及后期发生的肺纤维化新的途径。

第二节 吸入性肺炎

吸入性肺炎是指吸入酸性物质、食物、胃内容物或碳氢化合物或其他刺激性液体后,引起的肺损伤。严重者可导致低氧血症或急性呼吸衰竭。

一、病因和发病机制

正常人由于会厌、声门保护性的反射和吞咽的协同作用,食物和异物不易进入下呼吸道,少量液体亦能通过咳嗽排出。当存在神志不清、食管病变、气管食管瘘、气管插管或气管切开时,即易发生吸入性肺炎。

常见引起吸入性化学性肺炎的物质为各种刺激性化学气体、液体和颗粒。临床大多发生于工农业生产中的意外事故但又未采取有效防护措施而致化学刺激物吸入。如温泉池中,有机物质腐败产生的硫化氢，在存放饲料的地窖内，植物发酵产生的亚硝酸分解成为各种氮氧化合物，以及建筑火灾中，因不完全燃烧的产物如醛、氯气、氮氧化合物、硫氢化合物吸入后均可导致呼吸道化学性灼伤。临床上以吸入胃内容物引起的吸入性肺炎较多见，老年人反应性差，更易发生。误吸煤油、汽油、干洗剂等，多见于儿童。

吸入物产生肺炎的严重程度与吸入胃液中的盐酸浓度、吸入量以及在肺内的分布情况有关。吸入胃酸的 pH < 2.5 时，可严重损伤肺组织，吸入液体少至 50 mL 即能引起肺损害。刺激性气体的水溶性、黏度以及吸入刺激性颗粒之大小以及吸入化学物质的量、浓度以及接触时间常常是决定吸入性化学性肺损伤程度的重要因素。吸入液的分布范围越广泛，损害越严重。

吸入胃内容物后，胃酸刺激支气管引起强烈的支气管痉挛，接着发生支气管上皮的急性炎症反应和支气管周围的炎症细胞浸润。进入肺泡的胃液迅速向周围肺组织扩散，肺泡上皮细胞破坏、变性吸入性肺炎并累及毛细血管壁，血管壁通透性增加和肺泡毛细血管壁破坏，形成间质性肺水肿、肺泡水肿。数日后肺泡内水肿和出血逐渐吸收并有透明膜形成，然后引起纤维化。吸入同时可将咽部寄殖菌带入肺内，产生以厌氧菌感染为主的继发性细菌感染，形成肺脓肿。肺水肿使肺组织弹性减弱，顺应性降低，肺容量减少，肺泡 Ⅱ 型细胞破坏，表面活性物质减少，使小气道闭合，肺泡萎陷引起肺不张。肺泡通气不足，通气 / 血流比值降低，静动脉分流增加，导致低氧血症。血管内液体大量渗出或反射性血管扩张，血容量可减少 35% 以上，可发生低血容量性低血压。

吸入碳氢化合物的病理过程与胃酸吸入相仿，因其表面张力低，吸入后在肺内大面积扩散，并使表面活性物质失活，更易产生肺不张、肺水肿，导致严重低氧血症。

在化学性炎症初期，细菌感染并不重要，化学物质刺激可导致支气管痉挛，出现低氧血症，随之发生肺泡水肿，低氧血症进一步加重。近年来研究成果证实，氧自由基与外源性化学物质所致的肺损伤之间有着密切关系。在外源性化学物质作用下，由于内源性自由基生成过多和（或）外源性自由基的参与、破坏了体内自由基生成和清除之间的平衡，从而引起肺损伤，至于氧自由基的作用机制，至今仍不十分清楚。

二、诊断

（一）临床表现

1. 症状

临床表现与诱发因素和机体的状态有关。吸入呕吐物可突发喉反射性痉挛和支气管刺激发生喘鸣、剧咳。气管食管瘘引起的吸入性肺炎，每天进食后有痉挛性咳嗽伴气急；神志不清者，吸入后常无明显症状，但于 1 ~ 2 h 或以后可突发呼吸困难，出现发绀，常咳出浆液性泡沫状痰，可出现痰中带血。吸入性化学性肺炎在早期可有上呼吸道症状，尤以吸入氨气、氮气和醛气为明显。表现为咽喉烧灼感、咽喉疼痛、鼻塞、流涕和声嘶等。一旦刺激物吸入下呼吸道，常迅速出现剧烈咳嗽、咳痰、发热。重者可咳出坏死的支气管上皮组织或咯血。常见气急、胸闷、喘息和胸痛。有些患者尚伴头痛、头晕、恶心和呕吐及发绀。多数患者（约 60%）在其后 4 ~ 5 d，临床症状迅速改善。部分患者（约 25%）在短暂改善后，因继发细菌感染，症状恶化，重者甚至引起急性呼吸窘迫综合征（ARDS），且多在 24 h 内死亡。

2. 体征

早期体征不明显，或因支气管痉挛出现呼吸频率加快，发绀，双肺可闻及哮鸣音、湿啰音或管性呼吸音，心动过速。常伴有不同程度的发热。重症者常出现低血压。非水溶性气体如二氧化氮和光气吸入之早期可无呼吸道症状，但 10 ~ 12 h 或以后常出现迟发期肺水肿，应引起重视。若患者发绀，气促明显，咳粉红色泡沫样痰，两肺出现弥漫性干、湿啰音，往往提示肺水肿存在。

（二）实验室检查

1. 血常规

白细胞计数中度增高，以中性粒细胞增高为主，出现中毒颗粒伴核左移。

2. 动脉血气分析

常出现低氧血症。低氧血症往往和病情程度相一致，严重者呈严重低氧血症，并可伴二氧化碳潴留和代谢性酸中毒。

3. 胸部 X 线检查

往往在吸入后数小时后即可见到两肺散布点状、片状浸润阴影，沿支气管方向辐射状分布，肺纹理增粗，边缘不整。少数患者可有肺叶和肺段不张以及大片融合实变。其部位往往和吸入时的体位有关。于立或坐位吸入时，右下叶及右中叶最常受累。平卧位吸入时常累及右上叶。碳氢化合物吸入性肺炎吸入 30 min 内可有胸部 X 线异常，72 h 最明显，表现为肺门周围斑点状阴影肺实变，部分患者表现为阻塞性肺气肿及胸膜渗出，少数患者可形成肺囊肿和肺气肿。严重吸入患者胸部 X 线显示间质性或实质性肺水肿。一般 X 线表现在 7 ~ 10 d 消退，偶有胸片呈慢性迁延性改变。发生 ARDS 时可见双肺磨玻璃样改变。

4. 纤维支气管镜检查

在气管或支气管中看到食物颗粒和其他胃内容物时，具有诊断价值。

三、鉴别诊断

1. 心源性肺水肿

心源性肺水肿有高血压或冠状动脉粥样硬化性心脏病病史，突发呼吸困难、心悸、端坐呼吸，咳大量粉红色泡沫痰，双肺满布哮鸣音、中细湿啰音；而吸入性肺炎有易引起吸入的因素存在，临床表现与诱发因素和机体的状态有关。

2. 细菌性肺炎

有受凉感冒的诱因，出现畏寒发热，咳嗽，咳黄脓痰，胸痛等表现，血白细胞及中性粒细胞增高，胸片发现肺部炎性病灶，抗感染治疗有效可以鉴别。

3. 肺栓塞

有引起肺动脉栓塞的原发病史，突发剧烈的胸痛、呼吸困难、咯血、发绀、血压下降甚至休克等，在大块梗死区叩诊浊音，呼吸音减弱或有湿啰音，心率增快，心界扩大，胸片见梗死区呈三角形，肺血管造影有动脉内充盈缺损，肺扫描示血流受阻可以鉴别。

四、治疗及预防

（一）治疗

无特异性治疗，主要是支持疗法，综合性治疗，可包括以下几方面。

1. 消除吸入因素

必须立即采取措施终止化学物质的继续吸入。如脱离现场，更换污染的衣服，清洗污染皮肤。如属胃内容物吸入应将患者置于右侧头低足高位，即刻应用吸引器将气道内胃内容物吸出，然后放入鼻饲管，给予胃肠减压，将胃内残留内容物排出，防止进一步吸入。

2. 气管插管

对于存在持续吸入状态的高危患者，以及患者上呼吸道黏膜水肿明显，或大气道内存有大量吸入物和分泌物，应选用大号内径的带有低压气囊的气管插管，防止胃液进一步反流入气道，并有利于进行持续气管吸痰，清理气道，并可防止脱落的坏死黏膜和血块堵塞导管，诱发急性呼吸衰竭。

3. 氧疗

化学性肺炎患者因机体明显缺氧必须及时供氧，纠正低氧血症。常选用鼻导管或面罩给氧。对急性呼吸衰竭或肺水肿的患者及时采用人工机械通气。改善通气功能及血流动力学。人工机械通气的指征包括：①给予面罩吸氧无效的低氧血症。②高碳酸血症当 $PaCO_2 > 45$ mmHg 伴有呼吸性酸中毒，防御机制完全丧失的患者。③有呼吸暂停或呼吸频率大于 30 ~ 35/min 者。④经吸入支气管扩张药或静脉输注解痉药仍无效的严重支气管痉挛。⑤严重低血压、休克患者通过静脉补液等仍无效的患者。对碳氢化合物吸入所致肺水肿如经人工机械通气等治疗病情未见好转，应考虑并及时建立体外膜肺，可挽救生命。

4. 纤维支气管镜灌洗

可使区域性肺不张复张，并能预防细支气管黏液栓形成。亦有认为肺泡灌洗对硫酸钡吸入未必有效，对胃酸吸入行肺泡灌洗可使吸入物进入更末端的气道和肺泡。

5. 纠正低血容量及低蛋白血症

吸入性肺炎患者可因血容量减少，出现低血压，在这种情况下，应补充生理盐水、林格液及新鲜冰冻血浆或白蛋白，在保证血容量足够，血压稳定的前提下，要求出入量轻度负平衡（500～1 000 mL）。有条件时应置 Swan-Ganz 导管在血动力学监测下指导补液，纠正酸碱平衡和电解质紊乱。

6. 肾上腺皮质激素的应用

皮质激素用于化学性肺炎尚有争议。但目前多数学者认为短期、早期、足量使用激素是合理的。尤其在预防和治疗喉头水肿、肺水肿，控制并发闭塞性细支气管炎，解除严重的支气管痉挛有裨益。一般在吸入的 48～72 h 使用甲泼尼龙 5～10 mg/kg 体重，每 6 h 1 次静脉注射或者相当于等量的其他皮质激素。

7. 预防和控制感染

全身预防性使用抗生素并无价值。可在下述情况下考虑使用抗生素：

（1）伴肠梗阻吸入食物和胃内容物。

（2）病情危重伴营养不良，全身衰竭以及有基础疾病，特别是心肺疾病者。

（3）如果患者在吸入后的 24～48 h 或以后逐渐出现持续发热或逐渐升高，外周血中性粒细胞增多，或进一步加重和（或）伴核左移现象。

（4）胸片出现新的浸润阴影，咳脓性痰以及出现不能解释的进行性加重的低氧血症或不能用其他病因解释的临床症状的恶化。下呼吸道痰革兰染色涂片及细菌培养对于确定感染菌株是重要的，尤其痰涂片对于快速诊断更有帮助。经气管插管（或切开）或经纤维支气管镜获取痰标本，有助于提高诊断准确性。抗生素的选择应根据痰涂片培养以及临床经验来确定。

（二）预防

应针对诱发因素进行预防。

如注意处理口腔、上呼吸道慢性感染，以杜绝污染分泌物误吸入下呼吸道，诱发感染的机会。对昏迷患者可采取头低及侧卧位，口腔和胸腹手术病例，要认真细致做好术前准备，手术麻醉前必须使胃排空，尽早安置胃管，术中注意麻醉深度，及时清除口腔呼吸道血块和分泌物，加强术后口腔呼吸道护理，如慎用镇静、镇痛、镇咳药物，重视呼吸道湿化，稀释分泌物，鼓励咳嗽，必要时做经纤维支气管镜或气管导管吸引，保持痰液引流通畅等，都是防止呼吸道吸入性感染的有效措施。

在工农业生产中注意采取有效防护措施，尽可能避免意外事故发生，一旦发生，尽早及时处理。

家庭内煤油、汽油、干洗剂等，放在儿童不能够着的地方，教育儿童不要随便乱吃东西。

对由胃食管反流进入气管引起者，重在预防：①调整生活习惯，包括少食多餐，避免一次性过量进食及入睡前进餐，低脂食谱。②戒烟酒。③睡眠时需将头抬高 15～20 cm，避免穿紧身衣或紧身腰带。④避免长时间做增加腹压的动作及姿势，肥胖者减肥。⑤避免食入刺激性食物，如辛辣食物、浓茶、咖啡等。⑥尽量避免长期使用导致胃食管反流的药物，如茶碱类药物，慎用抗胆碱药、多巴胺激动药、钙拮抗药及神经安定药等。因上述药物可减弱食管下段括约肌压力而有利于食物反流。

第三节　类脂质性肺炎

类脂质性肺炎是由于吸入油质物质中的脂类物质导致的肺慢性炎症及内源性胆固醇性肺炎的总称。

一、病因及发病机制

（一）病因

根据发生类脂质性肺炎的不同原因可分为外源性和内源性。

1. 外源性类脂质性肺炎

外源性类脂质性肺炎是由于吸入植物性或动物性脂质或矿物性油类所致的一种肺的慢性炎症反应。矿物油以液状石蜡最常见。用液状石蜡滴鼻剂，常流入肺脏下垂部或用液状石蜡做轻泻药，误吸入肺。

植物油例如橄榄油，可被乳化，但不能为肺的脂酶所水解，故不会损伤肺，大部分被咳出。动物油可被肺脂酶所水解，释放脂肪酸，引起显著的炎症反应。幼儿、衰弱和老年患者，有吞咽障碍的神经系统疾病和食管疾病的患者，易发生吸入性类脂性肺炎。

2. 内源性类脂质性肺炎

亦称胆固醇性肺炎。胆固醇性肺炎的病因至今尚未完全清楚，可能与肺部慢性炎症，脓肿、结核、纤维化、寄生虫（如肺吸虫病）以及肿瘤、糖尿病、慢性酒精中毒有关，亦可偶发生于肿瘤胸部化学治疗后。目前多数学者认为结核是胆固醇胸膜炎的主要原因。也可以发生于脂肪栓塞、肺泡蛋白沉着症和脂质累积症等疾病时。还可能为原发，无明显诱因。可累及肺实质及胸膜，临床上十分少见。发病年龄多在 12 ~ 67 岁，以 40 ~ 60 岁最多见，男女之比为 4 ：1。

（二）病理生理

1. 外源性类脂质性肺炎的病理生理

外源性脂质的吸入可阻碍气道上皮纤毛的运动、并诱发肺部的慢性炎症反应。外源性脂质吸入肺泡后可被巨噬细胞吞噬，某些巨噬细胞裂解后释放溶酶体酶及脂质，导致肺泡壁的炎性反应、肺泡壁增厚水肿；镜下可见肺泡间质有淋巴细胞以及吞噬脂肪颗粒的巨噬细胞浸润，右肺的淋巴结以及肺门淋巴结中可见到脂质颗粒，随着病程的延续，出现肺纤维化，正常肺组织结构消失，早期浸润和晚期纤维化的病理变化可合并存在。

2. 胆固醇性肺炎的病理生理

本病发病机制尚不十分清楚。可能与肺部各种病因的刺激，使肺泡上皮细胞大量破坏，类脂质变性，胆固醇析出并被组织细胞吞噬，形成泡沫细胞并沉积在肺泡内或肺泡壁所致。而胆固醇沉积有学者认为是由于肺组织内代谢性、变态反应性、炎症性、肿瘤性或中毒性反应过程，导致组织崩解后释出胆固醇的结果。动物实验观察认为可能与 1 型肺泡上皮的分泌功能活跃有关。

（三）病理变化

1. 矿物油引起的类脂质性肺炎

可见肺泡间隔增厚和水肿，含有淋巴细胞和充满脂质的巨噬细胞。在肺淋巴管和肺门淋巴结中可见小油滴。可见大量纤维化，正常肺结构消失。如是结节状，病变很像肿瘤，称石蜡瘤。

2. 胆固醇肺炎

肺大体标本的切面可见灰色或黄色的外观。镜下病肺肺泡内可见大量含有类脂质的泡沫细胞，核位于中央，苏丹Ⅲ染色，胞质明亮。尚可见到少量淋巴细胞，肺泡壁可见增厚伴纤维化，肺泡壁上可见到增生的淋巴细胞形成无生发中心的淋巴滤泡结构，呈花蕾状，由肺泡壁突入肺泡内。少数肺泡内泡沫细胞间可见胆固醇结晶。胸腔镜检查示胸膜明显肥厚，有纤维化、钙化和玻璃样变，可见泡沫细胞和炎性细胞。肥厚粘连的胸膜表面可见大量胆固醇结晶附着。

二、诊断

（一）临床表现

1. 症状

外源性类脂质性肺炎常见于有吞咽困难的老年或体弱患者，有吸入油脂性化合物或药物史。胆固醇肺炎属于慢性间质性肺炎。多数患者无症状，常规 X 线胸片发现异常才引起注意。常见症状为咳嗽、活动后呼吸困难，可发生胸痛、咯血、发热（常为低热）、寒战、盗汗和体重减轻。

2. 体征

体检可无体征。部分患者胸部听诊呈浊音，可听到支气管性或支气管肺泡呼吸音和干、湿啰音或捻发音。罕见杵状指，很少发展成肺源性心脏病。

（二）辅助检查

1. 动脉血气分析

可正常，运动后可出现低氧血症。重症患者可有低氧血症、低碳酸血症和轻度呼吸性碱中毒。

2. 肺功能检测

为限制性通气功能障碍、肺顺应性下降。表现为肺活量、肺总量、残气量、第一秒用力呼气量减少。

3. 痰液检查

痰液中巨噬细胞内可见直径 5～10μg 的空泡，集合成团，苏丹Ⅲ染色时呈深橘黄色，并有相同染色的细胞外小油滴。

4. X 线检查

胸片可见单侧或双侧浸润影，呈局限性或弥散性分布，多见于双下肺，空气支气管征可见，发生纤维化时，肺容量减少，有线性和结节状浸润影。亦有呈局限性块影，似支气管肺癌。据报道胆固醇肺炎多见于右肺中下叶，常伴发中、下叶阻塞性肺不张。胸片多表现为肺不张、肺实变、条索状或片状模糊影等。且多伴有胸膜增厚、粘连及肺门或纵隔淋巴结肿大。胆固醇胸膜炎右侧多于左侧，偶见双侧。可表现为包裹性胸腔积液、大量胸腔积液及胸膜肥厚，肺内可见结核病灶。如伴有肺癌和肺结核可见相应 X 线影像，有时两者可相互混淆，并发支气管胸膜瘘时可见液气胸。

5. 胸腔积液化验

常具特征性，对确立诊断有价值。胸腔积液外观多呈咖啡色或酱油色，偶可见到结晶闪亮呈鱼鳞状小片。或呈咖啡样、干酪样、血豆腐样块状物。胸腔积液化验，胆固醇结晶均为阳性（定性），胆固醇含量显著升高，为 146～2 000 mg/L。血中胆固醇含量均不高，普通细菌培养及结核菌培养均为阴性，李凡他反应多为阳性。

6. 其他

约有 1/2 病例红细胞沉降率增快、白细胞增高。

三、鉴别诊断

1. 其他原因引起的肺纤维化

其他原因引起的肺纤维化，有相关的病史或职业史，如"农民肺""饲鸽子肺""石棉肺"等，类脂质性肺炎确诊的关键是存在长期经口或经鼻使用并吸入油脂性化合物或药物史，在痰中找到含脂滴的吞噬细胞可确定诊断。

2. 肺癌

肺部有结节状影或块状阴影，必须与肺癌鉴别。肺癌一般情况较差，病情持续进展，可做经纤维支气管镜肺活检，有助于肺癌诊断。

四、治疗

1. 外源性类脂质性肺炎的治疗

（1）停止使用油脂性药物。

（2）指导患者锻炼咳嗽，以排除肺内油脂。因为肺内排出油脂的唯一途径是通过咳嗽排痰，应每日数次，持续数月，然而祛痰药治疗无效。

（3）症状明显者可选用泼尼松治疗，部分患者的症状可能得到改善。开始每日 40 mg，以后逐渐减到维持量每日 10 mg 直到症状缓解为止，疗程可能需要数月。由于全身使用肾上腺皮质类固醇可能带来的不良反应，应尽可能缩短皮质激素的疗程。在维持剂量治疗期采用隔日用药，如泼尼松 20 mg 隔日 1 次，可减少激素带来的不良反应。

2. 胆固醇性肺炎的治疗

胆固醇性肺炎、胸膜炎病因尚不清楚，故治疗多属对症治疗。

（1）原发病的治疗：如对本病的原发病如肺炎、肺脓肿、肺癌、肺结核、肺吸虫病、糖尿病，经确诊即应积极进行治疗，包括手术切除病灶。如为肿瘤肺部放射治疗后所致者应立即停止放射治疗。因结核常是本病之病因，且部分病例经抗结核治疗后病情得以缓解，故一旦诊断确立，立即给予抗结核药物治疗不少于 9 个月。肺结核合并大量胸腔积液者在抗结核治疗同时，可使用肾上腺皮质类固醇治疗，泼尼松 30 ~ 40 mg，每日 1 次，待胸腔积液消退后逐步减量后停药。对于胆固醇性胸膜炎存在大量胸腔积液者应给予胸腔引流。胆固醇性胸膜炎病程多缓慢，少数病例可自行吸收，但多数需要治疗。

（2）支持疗法：对于一般情况较差，尤其进食较差的慢性消耗的患者，应通过静脉或鼻饲补充足够的热量、蛋白质、水、电解质和各种微量元素。静脉高营养可通过给予高热量脂肪乳剂白蛋白、水解蛋白、氨基酸溶液、高渗葡萄糖溶液来达到。

（3）手术治疗：对于合并肺肿瘤、慢性肺脓肿、机化性肺炎等肺实质性病变者，应行手术切除病灶。

外源性类脂质性肺炎以预防为主，对于卧床不起或患有脑血管疾病尤其伴吞咽困难或咳嗽反射减弱的患者，以及老年人应慎用（经鼻或经口）油脂化合物或药物，勿用液状石蜡滴鼻和导泻，易患人群格外注意。尤其当使用后出现呼吸道症状时，应中止使用。本病预后良好，对于发生肺纤维化的晚期患者可因限制性通气障碍和弥散功能障碍，远期预后不良。

胆固醇性胸膜炎治疗后可能复发，但预后一般良好。

微信扫码
◆ 临床科研
◆ 医学前沿
◆ 临床资讯
◆ 临床笔记

第六章　慢性阻塞性肺疾病

　　慢性阻塞性肺疾病（COPD）是一种重要的慢性呼吸系统疾病，病人数多，病死率高。由于COPD呈缓慢进行性发展，严重影响患者的劳动能力和生活质量。目前COPD在全球已成为第四位的致死原因，COPD现引起了世界各国的重视。在我国COPD同样也是一种常见病，严重影响广大人民的身体健康。20世纪90年代对我国北部及中部地区102 230成年人筛查，COPD约占15岁以上人群3%。近年来COPD流行病学调查表明，我国40岁以上人群中COPD的患病率为8.2%，其患病率之高是十分惊人的，在世界上处于较高的发病率。据统计，在我国死因顺位中，COPD占据第三位，而在农村中，COPD则占死因的首位。由于我国是农业大国，农村人口占80%，故对COPD预防和治疗更具有十分重要的意义。

　　我国早在20世纪70年代起就重视COPD的预防和治疗，做了大量的临床和实验室研究。近十余年来美国胸科学会（ATS）、英国胸科学会（BTS）和欧洲呼吸学会（ERS）分别对COPD的诊断和治疗提出了各自的指南。但各国医学会制订的COPD诊治指南，对COPD的认识存在着一定的差异。2001年4月，美国国立心、肺、血液学会（NHLBI）和WHO共同发表了"慢性阻塞性肺疾病全球创议"（Global Initiative for Chronic Obstructive lung Disease，COLD），旨在引起全世界对COPD有足够的重视，降低COPD的发病率和死亡率，帮助COPD患者逆转疾病发展趋势。GOLD在现有各国医学会COPD指南的基础上，结合COPD近年研究新进展，提出了意见一致的研究报告，即COPD诊断、处理和预防的全球创议。由于COPD临床诊断和治疗的进展，GOLD每年都在不断更新。参考GOLD，中华医学会呼吸分会（CSRD）在2002年也制定了慢性阻塞性肺疾病诊治指南，2007年又重新修订、发表了慢性阻塞性肺疾病诊治指南（2007年修订版）。

第一节　慢性阻塞性肺疾病的定义、病因和发病机制

一、定义

1. COPD 的定义

　　COPD是一种可以预防、可以治疗的疾病，伴有一些显著的肺外效应，这些肺外效应与患者疾病的严重性相关。肺部病变的特点为不完全可逆性气流受限，这种气流受限通常进行性发展，与肺部对有害颗粒或气体的异常炎症反应有关。

　　COPD的定义强调了COPD是可以预防和可以治疗的，其目的是给患者呈现出一个积极的前景，并鼓励医疗卫生工作者在COPD防治中勇于探索，克服对COPD的消极、悲观情绪，提倡采取乐观的应对态度。当患者有咳嗽、咳痰或呼吸困难症状，及（或）疾病危险因素接触史时，应考虑COPD。慢性咳嗽、咳痰常先于气流受限许多年存在，但不是所有有咳嗽、咳痰症状的患者均会发展为COPD。

肺功能检查可明确诊断 COPD，即在应用支气管扩张剂后，FEV_1 占预计值 % < 80%，同时 FEV_1/FVC < 70% 表明存在气流受限，并且不能完全逆转。为改进 COPD 的诊断，应努力提供标准化的肺功能检查。

在 COPD 的定义中采用了"气流受限"这一概念，而未用"气道阻塞"这一旧名称，是因为单纯肺气肿时，气道并无器质性阻塞性病变，但由于肺泡组织的弹性降低，因而肺泡压降低，使气流流速减慢、受阻。此外，细支气管上均附着有肺泡组织，当其弹性降低时，作用在细支气管壁上的牵拉力量也降低，使细支气管变窄，因而使流速减慢。在这种情况下，如果仍然称作"气道阻塞"，显然易误解为气道内存在器质性阻塞性病变，故使用"气流受限"这一名称较为合理。

2. 慢性支气管炎

慢性支气管炎是指除外慢性咳嗽的其他各种原因后，患者每年慢性咳嗽、咳痰 3 个月以上，并连续 2 年，不一定伴有气流受限。由此可见，慢性支气管炎的定义是以症状学为基础的，具有这些症状的患者，其中一部分伴有气流受限，或者暂时没有出现气流受限，但是经过若干年后病情可以发展，从而出现气流受限。然而，另外一部分患者虽具有慢性咳嗽、咳痰症状，但始终不出现气流受限，此时，只能诊断为慢性支气管炎，而不能诊断为 COPD。与 COPD 有关的慢性支气管炎，只是指伴有气流受限的慢性支气管炎。

3. 肺气肿

肺部远端的气室到末端的细支气管出现异常持久的扩张，并伴有肺泡壁和细支气管的破坏而无明显的纤维化。"破坏"是指呼吸性气室扩大且形态缺乏均匀一致，肺泡及其组成部分的正常形态被破坏和丧失。

这里需指出：慢性支气管炎的定义属于临床范畴，而肺气肿的定义为病理解剖术语。

4. COPD 与慢性支气管炎、肺气肿、支气管哮喘等之间的关系

COPD 与慢性支气管炎和肺气肿关系密切，但临床上患者有咳嗽、咯痰等症状时，并不能立即可诊断 COPD。如患者只有"慢性支气管炎"和（或）"肺气肿"，而无气流受限，则不能诊断为 COPD，患者仅可诊断为单纯的"慢性支气管炎"和（或）"肺气肿"。虽然在各种类型的支气管哮喘中，许多特殊因素均可造成气流受限。但是根据支气管哮喘的定义，这种气流受限是可逆性的。所以如果支气管哮喘患者的气流受限能完全逆转，则患者没有合并 COPD。实际上在许多病例中，某些支气管哮喘患者并发的气流受限并不能完全逆转；而某些 COPD 患者却伴有气流受限的部分逆转，且合并气道高反应性，此时很难将这两类患者区分开。慢性支气管炎和肺气肿合并气流受限常同时存在，某些患者在患支气管哮喘的同时也可以并发这两种疾病：即慢性支气管炎和肺气肿。如果支气管哮喘患者经常暴露在刺激性物质中，如抽烟，也会发生咳嗽和咳痰，而咳嗽和咳痰是慢性支气管炎的一项重要特征。这类患者可诊断为"哮喘型支气管炎"或"COPD 的哮喘类型"。此外，已知病因或具有特异病理表现并有气流受限的一些疾病，如囊性纤维化、弥漫性泛细支气管炎或闭塞性细支气管炎等不包括在 COPD 内。

二、病因

COPD 的发病因素很多，迄今尚有许多发病因素还不够明了，尚待研究。近年来认为，COPD 有关发病因素包括个体易感因素以及环境因素两个方面，这两者相互影响。现在认为比较明确的个体易感因素为 α_1-抗胰蛋白酶缺乏，最主要的环境因素是吸烟，以及接触职业粉尘和化学物质（烟雾、变应原、工业废气和室内空气污染等）。在我国农村，COPD 的危险因素还与烹调时产生的大量油烟和燃料产生的烟尘有关。

（一）个体因素

1. 遗传因素

某些遗传因素可增加 COPD 发病的危险性。常见遗传危险因素是 α_1-抗胰蛋白酶的缺乏。目前认为 α_1-抗胰蛋白酶的重度缺乏与非吸烟者的肺气肿形成有关。

2. 气道高反应性

支气管哮喘和气道高反应性被认为是发展成为 COPD 的重要危险因素，与某些基因因素和环境因素等相关的复杂发病因素有关。气道高反应性可能与吸烟或暴露于其他的环境因素相关。

（二）环境因素

1. 吸烟

现今公认吸烟为 COPD 重要发病因素，吸烟能使支气管上皮纤毛变短，不规则，纤毛运动发生障碍，降低局部抵抗力，削弱肺泡吞噬细胞的吞噬、灭菌作用，又能引起支气管痉挛，增加气道阻力。吸烟者肺功能的异常率较高，并多有呼吸道症状，FEV_1 的年下降率较快，吸烟者死于 COPD 的人数较非吸烟者为多。但并不是所有的吸烟者都可能发展为 COPD，这表明遗传因素可能起了一定的作用。被动吸烟也可能导致呼吸道症状以及 COPD 的发生。

2. 职业粉尘和化学物质

当职业粉尘及化学物质（烟雾、变应原、工业废气及室内空气污染等）的浓度过大或接触职业粉尘以及化学物质中的时间过久，均可导致与吸烟无关的 COPD 的发生。接触某些特殊的物质、刺激性物质、有机粉尘及变应原能够使气道反应性增加，尤其当气道已接触其他的有害物质、吸烟或合并哮喘时更易并发 COPD。

3. 大气污染

化学气体如氯、氧化氮、二氧化硫等烟雾，对支气管黏膜有刺激和细胞毒性作用。空气中的烟尘或二氧化硫明显增加时，慢性支气管炎的急性发作就显著增多。其他粉尘如二氧化硅、煤尘、棉屑、蔗尘等也刺激支气管黏膜，使气道清除功能遭受损害，为细菌入侵创造条件。城市重度的空气污染对于存在心肺疾患的患者来说极其有害。燃料燃烧不完全及烹调时的油烟而引起的室内空气污染也是 COPD 的危险因素。

4. 感染

呼吸道感染是 COPD 发病和加剧的另一个重要因素，目前认为肺炎球菌和流感嗜血杆菌，可能为 COPD 急性发作的最主要病原菌。病毒也对 COPD 的发生和发展起重要作用，肺炎衣原体和肺炎支原体与 COPD 发病的直接关系仍有待于进一步阐明。儿童期的重度呼吸道感染和成年时的肺功能降低及呼吸系统症状的发生有关。此外，低出生体重也与 COPD 的发生有关。

5. 社会经济地位

COPD 的发病与患者社会经济地位的相关。这也许与室内外空气污染的不同程度、营养状况或其他和社会经济地位有关的因素等有一定的内在联系。

6. 其他

除上述因素外，气候变化，特别是寒冷空气能引起黏液分泌物增加，支气管纤毛运动减弱。在冬季，COPD 患者的病情波动与温度和温差有明显关系。迷走神经功能失调，也可能是本病的一个内因，大多数患者有迷走神经功能失调现象。部分患者的副交感神经功能亢进，气道反应性较正常人增强。

三、发病机制

当前 COPD 的发病学研究也有很大进展，现在比较流行的发病机制如下。

（一）细胞机制

吸烟和其他吸入刺激物能诱发周围气道和肺实质内的炎性反应，并激活巨噬细胞。巨噬细胞在 COPD 的炎性过程中起了重要作用，被激活的巨噬细胞、上皮细胞和 CD8 T 淋巴细胞可释放出中性粒细胞趋化因子，巨噬细胞还能生成蛋白分解酶。COPD 患者的支气管肺泡灌洗液中巨噬细胞数目比正常可增加 5 ~ 10 倍，巨噬细胞主要集中在肺气肿最为显著的中心腺泡带。此外，肺泡壁上巨噬细胞和 T 淋巴细胞的数目与肺实质破坏的程度呈正相关。通过释放出中性粒细胞蛋白酶和其他蛋白酶，巨噬细胞在肺气肿蛋白持续分解的过程中起了重要作用，并进一步造成肺实质的破坏和刺激气道内黏液的过度分泌。白介素 –8（IL–8）对中性粒细胞有选择性地吸附作用，在 COPD 患者的诱生痰液中存在高浓度的 IL-8。巨噬细胞、中性粒细胞和气道上皮细胞均可分泌 IL-8。COPD 发病过程中，IL-8 在中性粒细胞所致的炎症中起了相当重要的作用。IL-8 的水平与中性粒细胞数量相关，并与气流受限的程度相匹配。COPD 患者的痰液中存在着高浓度的肿瘤坏死因子 α（TNFα），可起动核因子 -KB（NF-KB）的转录，随之又转向 IL-8 基因的转录。

气道内的白三烯 B4（LTB4）同样是一种重要的中性粒细胞趋化因子。α₁- 抗胰蛋白酶（α₁-AT）缺乏的患者，其肺泡巨噬细胞可分泌大量的 LTB4。T 淋巴细胞在 COPD 中的作用尚不清楚。优势的 CD8 细胞（抑制 T 细胞），通过释放多种酶，如颗粒酶和穿透因子，诱发肺实质细胞的凋亡。吸烟者仅少数发生肺气肿，其原因与肺内的抗蛋白酶水平有关，而抗蛋白酶水平由抗蛋白酶基因突变所决定（基因多态现象）。例如，约 10% 肺气肿患者可发生基因突变。突变位于基因的调节部位，提示 α₁-AT 产生的调节具有防御功能，尤其是在急性感染时期。

（二）蛋白酶 - 抗蛋白酶系统失衡

肺气肿是由于蛋白酶 - 抗蛋白酶系统失衡所致。蛋白酶可以消化弹性蛋白和肺泡壁上的其他蛋白结构，其中有中性粒细胞弹性酶（NE），组织蛋白酶，基质金属蛋白酶（MMPs），颗粒酶，穿透因子。抗蛋白酶系统能对抗蛋白酶的作用，其中最重要的有 α₁-AT、分泌型白细胞蛋白酶抑制剂（SLPI），基质金属蛋白酶组织抑制剂（TIMPs）等。NE 为一种中性丝氨酸蛋白酶，是肺内促弹性组织离解活动的主要成分。NE 可消化连接组织和蛋白聚糖，从而造成肺气肿的形成。NE 除能使肺组织基质分解外，还可造成气道扩张、纤毛上皮变形和黏液腺增生以及纤毛摆动消失。NE 也有潜在的刺激黏液分泌的功能，并能从上皮细胞内诱发释放 IL-8，故可促使气道炎症的发生，形成慢性支气管炎。在 α₁-AT 缺乏的患者中，NE 在调节弹性组织离解中起主要作用；但是在吸烟所致的 COPD 患者中，NE 并不起主要的弹性组织离解酶作用。与吸烟相关的 COPD 中，吸烟所产生的氧化剂则起了重要作用。吸烟可造成肺泡内巨噬细胞的激活和中性粒细胞的募集，同时释放出中性粒细胞趋化因子，产生更多的炎症介质，并降价弹性蛋白和胶原。此外，吸烟也通过 α₁-AT 的氧化失活与 NE 的结合率的降低而造成肺组织的损伤。

蛋白酶 3 为另一种中性粒细胞中的中性丝氨酸蛋白酶，参与这些细胞的弹性组织离解活动。组织蛋白酶 G 为中性粒细胞的半胱氨酸蛋白酶，也参与弹性组织离解活动，组织蛋白酶 B、L 和 S 由巨噬细胞释放。MMPs 是一组 20 个相似的肽链内切酶，能降解肺实质所有细胞外基质成分，包括：弹性蛋白、胶原、蛋白多糖、层黏素和纤维结合素。MMPs 是由中性粒细胞、肺泡巨噬细胞和气道上皮细胞所生成。肺气肿时支气管肺泡灌洗液中的胶原酶（MM-1）和明胶酶（MM-9）的水平增加。肺气肿患者肺泡灌洗液中，巨噬细胞内 MM-9 和 MMP1 的表达也高于正常人。肺泡巨噬细胞也能表达特有的 MMP1，即巨噬细胞金属—弹性酶。

对抗和平衡这些蛋白酶的物质是一组抗蛋白酶。其中较为重要的有 α₁-AT，也称为 α₁- 蛋白酶抑制剂，是一种肺实质内的主要抗蛋白酶，在肝内合成，再从血浆内分泌出去。遗传性的纯合子 α₁-AT 缺乏可能产生严重的肺气肿，尤其是吸烟者，但在 COPD 病例中这种基因型疾病少于 1%。α₁-AT 为对抗 NE 的主要成分，但不是唯一的抗蛋白酶成分。此外还有 α₁- 抗糜蛋白酶，该酶主要存在肺内，纯合子个体其水平较低，患 COPD 的危险性也增加。SLPI 为气道中最重要的保护物质，来自气道上皮细胞，为气道提供局部防御机制。TIMPs 可对抗基质金属蛋白酶的效应。

（三）氧化剂的作用

氧化剂在 COPD 的病理生理过程中起了重要作用。香烟中存在有大量的氧化剂，活化的炎症细胞也能产生内源性氧化剂，这些炎症细胞包括中性粒细胞和肺泡巨噬细胞。COPD 患者呼出气中的凝集水内的过氧化氢（H_2O_2）增加，在急性加重期尤为明显，可说明内源性氧化剂生成增加。氧化剂以下列几种方式参与 COPD 的病理过程，包括损害血清蛋白酶抑制剂，加强弹性酶的活性和增加黏液的分泌。此外，氧化剂能活化转录 NF- KB，NF-KB 可协助转录其他许多炎症因子，包括 IL-8、TNFa、诱导型一氧化氮（NO）合成酶和诱导型环氧化酶。氧化剂通过直接氧化作用于花生四烯酸，而产生异前列腺素。COPD 患者中异前列腺素是增加的，对气道产生多种效应，包括支气管缩窄，增加血浆漏出和黏液过度分泌。

（四）感染

下呼吸道细菌感染和慢性炎症加剧了肺损伤，造成了支气管纤毛清除系统的破坏；寄生于上呼吸道的细菌移生至下呼吸道。细菌首先附着在黏膜内皮细胞上，一方面释放细菌产物，造成气道内皮细胞损伤；另一方面，炎症细胞释放各种细胞因子和蛋白酶，破坏了蛋白酶、抗蛋白酶系统平衡，从而促进了COPD的进展。肺炎衣原体慢性感染在COPD的发病中起了重要作用，COPD患者在肺炎衣原体感染后，所产生的免疫反应与机体因素有着密切的关系，如吸烟、慢性疾病、长期应用糖皮质激素、老年及某些基因因素等，均参与了免疫反应的调节及所产生Th2类型的免疫反应。如需清除细胞内感染的肺炎衣原体，则需要强有力的Th1免疫反应。细胞内持续寄殖的肺炎衣原体必然会引起机体的免疫反应，吸烟所致的炎症加重了肺炎衣原体产生的慢性感染，吸烟和肺炎衣原体的协同效应共同参与了气道阻塞的病理过程。

（五）黏液过度分泌和小气道阻塞

吸烟和吸入某些刺激性气体可使气道内分泌物增加。其机制涉及气道感觉神经末梢反射性增加了黏液分泌，并直接刺激某些酶的生成，如NE。长期刺激可造成黏膜下腺体的过度增生和杯状细胞增殖，也能导致黏蛋白基因（MUC）的上调。目前已认识到人类至少有9种MUC基因，但尚不清何种基因在慢性支气管时呈过度表达。黏液的过度分泌为气流阻塞的危险因素。因各种刺激物诱发的慢性气道炎症过程，其特征为中性粒细胞浸润，导致各种趋化因子释放，如巨噬细胞释放出IL-8和LTB4，从而导致周围气道的阻塞。进一步使纤维生成介质分泌，偶可造成周围气道纤维化，及周围气道的慢性炎症和结构重组。

（六）血管的病理改变

COPD时，因长期慢性缺氧可导致肺血管广泛收缩和肺动脉高压，常伴有血管内膜增生，使原来缺乏血管平滑肌的血管出现血管平滑肌，某些血管发生纤维化和闭塞，造成肺循环的结构重组，少数COPD患者可发生肺心病。肺血管结构重组的过程中可能涉及血管上皮生长因子、成纤维生成因子以及内皮素-1（ET-1）。慢性缺氧所致的肺动脉高压患者中，肺血管内皮的ET-1表达显著增加，COPD患者尿中的ET-1分泌也明显升高。ET-1通过ETA受体诱发肺血管平滑肌的纤维化和增生，在COPD后期产生的肺动脉高压中起了一定作用。

四、病理和病理生理

1. 病理

常见病理改变有支气管黏液腺增生、浆液腺管的黏液腺化生、腺管扩张杯状细胞增生、灶状鳞状细胞化生和气道平滑肌肥大。慢性支气管炎黏液腺扩大为非特异性。

呼吸性细支气管显示明显的单核细胞炎症。膜性细支气管（直径＜2mm）有不同程度的黏液栓、杯状细胞化生、炎症；平滑肌增生及纤维化管腔狭窄而扭曲。以上改变以及因肺气肿而引起的气道外部附着的肺泡丧失使气道横切面减少。

COPD合并肺气肿时有三种类型：①中心型肺气肿，从呼吸性细支气管开始并向周围扩展，在肺上部明显；②全小叶肺气肿，均匀影响全部肺泡，在肺下部明显，通常在纯合子 α_1 抗胰蛋白酶缺乏症见到；③第三种为远端腺泡性肺气肿或旁间隔肺气肿，在远端气道、肺泡管与肺泡囊受损，位于邻近纤维隔或胸膜。

小气道病变是流阻塞的主要原因。早期病变是呼吸性细支气管单核细胞炎症。炎症性纤维化、杯状细胞化生黏液栓或黏液脓栓以及终末支气管平滑肌肥大是重要原因。附着于细支气管的肥胖由于肺气肿破坏而使细支气管塌陷也是重要原因。气流阻塞的另一原因是支气管及细支气管痉挛收缩。

2. 病理生理

COPD肺部病理学的改变导致相应的疾病特征性的生理学改变，包括黏液高分泌、纤毛功能失调、气流受限、肺过度充气、气体交换异常、肺动脉高压和肺心病。黏液高分泌和纤毛功能失调导致慢性咳嗽及多痰，这些症状可出现在其他症状和病理生理异常发生之前。呼气气流受限，是COPD病理生理改变的标志，是疾病诊断的关键，主要是由气道固定性阻塞及随之发生的气道阻力的增加所致。肺泡附着的破坏，这使小气道维持开放的能力受损，在气流受限中所起的作用较小。

COPD 进展时，外周气道阻塞、肺实质破坏及肺血管的异常减少了肺气体交换容量，产生低氧血症，以后出现高碳酸血症。在 COPD 晚期（Ⅲ级：重度 COPD）出现的肺动脉高压是 COPD 重要的心血管并发症，与肺心病的形成有关，提示预后不良。

第二节　慢性阻塞性肺疾病的临床表现和实验室检查

一、临床表现

1. 病史

COPD 患病过程应有以下特征：①患者多有长期较大量吸烟史；②职业性或环境有害物质接触史如较长期粉尘、烟雾、有害颗粒或有害气体接触史；③家族史 COPD 有家族聚集倾向；④发病年龄及好发季节多于中年以后发病，症状好发于秋冬寒冷季节，常有反复呼吸道感染及急性加重史，随病情进展，急性加重愈渐频繁；⑤COPD 后期可出现低氧血症和（或）高碳酸血症，并发慢性肺源性心脏病（肺心病）和右心衰竭。

2. 症状

每个 COPD 患者的临床病情取决于症状严重程度（特别是呼吸困难和运动能力的降低）、全身效应和患者患有的各种并发症。而并不是仅仅与气流受限程度相关。COPD 的常见症状：①慢性咳嗽通常为首发症状，初起咳嗽呈间歇性，早晨较重，以后早晚或整日均有咳嗽，但夜间咳嗽并不显著，少数病例咳嗽不伴咳痰，也有少数病例虽有明显气流受限但无咳嗽症状；②咳痰咳嗽后通常咳少量黏液性痰，部分患者在清晨较多，合并感染时痰量增多，常有脓性痰，合并感染时可咳血痰或咯血；③气短或呼吸困难是 COPD 的标志性症状，是患者焦虑不安的主要原因，早期仅于劳力时出现，后逐渐加重，以致日常活动甚至休息时也感气短；④喘息和胸闷可为 COPD 的症状，但无特异性，部分患者特别是重度患者有喘息，胸部紧闷感通常于劳力后发生，与呼吸费力、肋间肌等容性收缩有关；⑤COPD 的肺外效应——即全身效应，其中体重下降、营养不良和骨骼肌功能障碍等常见，此外，还有食欲减退、精神抑郁和（或）焦虑等，COPD 的并存疾病很常见，合并存在的疾病常使 COPD 的治疗变得复杂，COPD 患者发生心肌梗死、心绞痛、骨质疏松、呼吸道感染、骨折、抑郁、糖尿病、睡眠障碍、贫血、青光眼、肺癌的危险性增加。

3. 体征

COPD 早期体征可不明显。随疾病进展，常有以下体征：①视诊及触诊胸廓形态异常，包括胸部过度膨胀、前后径增大、剑突下胸骨下角（腹上角）增宽及腹部膨凸等，常见呼吸变浅，频率增快，辅助呼吸肌如斜角肌及胸锁乳突肌参加呼吸运动，重症可见胸腹矛盾运动，患者不时采用缩唇呼吸以增加呼出气量，呼吸困难加重时常采取前倾坐位，低氧血症者可出现黏膜及皮肤发绀，伴右心衰者可见下肢水肿、肝脏增大；②叩诊由于肺过度充气使心浊音界缩小，肺肝界降低，肺叩诊可呈过清音；③听诊两肺呼吸音可减低，呼气延长，平静呼吸时可闻干性啰音，两肺底或其他肺野可闻湿啰音；心音遥远，剑突部心音较清晰响亮。

4. COPD 急性加重期的临床表现

COPD 急性加重是指 COPD 患者"急性起病，患者的呼吸困难、咳嗽和（或）咳痰症状变化超过了正常的日间变异，须改变原有治疗方案的一种临床情况"。COPD 急性加重的最常见原因是气管 - 支气管感染，主要是病毒、细菌感染所致。但是约 1/3 的 COPD 患者急性加重不能发现原因。

COPD 急性加重的主要症状是气促加重，伴有喘息、胸闷、咳嗽加剧、痰量增加、痰液颜色和（或）黏度的改变及发热等，还可出现全身不适、失眠、嗜睡、疲乏、抑郁和精神紊乱等症状。与急性加重期前的病史、症状、体格检查、肺功能测定，血气等实验指标比较，对判断 COPD 严重程度甚为重要。对重症 COPD 患者，神志变化是病情恶化的最重要指标。COPD 急性加重期的实验室检查如下：①肺功能测定：对于加重期患者，难以满意的进行肺功能检查，通常 $FEV_1 < 1 1$ 可提示严重发作；②动脉血气分析：呼吸室内空气下，$PaO_2 < 60$ mmHg 和（或）$SaO_2 < 90\%$，提示呼吸衰竭，如 $PaO_2 < 50$ mmHg，$PaO_2 > 70$ mmHg，$pH < 7.30$，提示病情危重，需加严密监护或住 ICU 治疗；③X 线胸片和心电图（ECG）：X 线胸片有助于 COPD 加重与其他具有类似症状疾病的鉴别，ECC 对右心室肥厚、心律失常及心肌缺血诊断有帮助，螺旋 CT 扫描和血管造影，或辅以血浆 D- 二聚体检测是诊断 COPD 合并肺栓塞的主要手段，但核素通气 – 血流灌注扫描在此几无诊断价值，低血压和（或）高流量吸氧后 PaO_2 不能升至 60 mmHg 以上也提示肺栓塞诊断，如果高度怀疑合并肺栓塞，临床上需同时处理 COPD 加重和肺栓塞；④其他实验室检查：血红细胞计数及血细胞比容有助于识别红细胞增多症或出血，血白细胞计数通常意义不大，部分患者可增高和(或)出现中性粒细胞核左移，COPD 加重出现脓性痰是应用抗生素的指征，肺炎链球菌、流感嗜血杆菌以及卡他莫拉菌是 COPD 加重最常见的病原菌，因感染而加重的病例若对最初选择的抗生素反应欠佳，应及时根据痰培养及抗生素敏感试验指导临床治疗，血液生化检查有助于明确引起 COPD 加重的其他因素，如电解质紊乱（低钠、低钾和低氯血症等）、糖尿病危象或营养不良（低白蛋白）等，并可以了解合并存在的代谢性酸碱失衡。

二、实验室检查及临床评估

1. 肺功能检查

肺功能检查是判断气流受限且重复性好的客观指标，临床常用于 COPD 严重程度和治疗效果的肺功能指标有：时间肺活量（FEV）、深吸气量（IC）、呼气峰流速（PEFR）、呼气中期最大流速（MMFR）、气道阻力和弥散功能等。

（1）时间肺活量：目前气流受限的常用肺功能指标是时间肺活量（图 6-1），即以第一秒用力呼气容积（FEV_1）和 FEV_1 与用力肺活量（FVC）之比（FEV_1/FVC）降低来确定的。时间肺活量对 COPD 的诊断、严重度评价、疾病进展、预后及治疗反应等均有重要意义。FEV_1/FVC 是 COPD 的一项敏感指标，可检出轻度气流受限。FEV_1 占预计值的百分比是中、重度气流受限的良好指标，变异性小，易于操作，应作为 COPD 肺功能检查的基本项目。吸入支气管扩张剂后 $FEV_1 < 80\%$ 预计值且 $FEV_1/FVC\% < 70\%$ 者，可确定为不能完全可逆的气流受限。

FEV_1 是临床上评估 COPD 严重程度和支气管扩张药物疗效最重要的指标，同样也是肺通气功能指标，最常用为 FEV_1、FVC 及 FEV_1/FVC。其中，FEV_1 由于检测结果稳定，可重复性好、分辨率高，应用最为广泛。临床上常以应用支气管扩张剂后，FEV_1 改善的最大程度来显示支气管扩张剂的即时效应，这有多种表达方式，如：FEV_1 改善值占基础 FEV_1 的百分数；占患者预计值的百分数；FEV_1 改善的绝对值等。上述表述方法各有其优缺点，相互之间并无优劣差别。COPD 患者 FEV_1 增高多少才有临床意义，患者才能感受到呼吸困难的缓解呢？美国胸科协会（ATS）及 GOLD 的专家认为，用药后 FEV_1 增加值占基础值的 12%，同时绝对值增加 200 mL 以上才表明患者对支气管扩张剂有反应。

FEV_1 应用虽然广泛，但也有局限性。由于 COPD 主要是小气道疾病，FEV_1 并不能敏感的反映小气道阻塞，同时其结果还与患者用力程度有关；而且 FEV_1 与患者平静呼吸及吹蜡烛或打喷嚏等日常生理活动也无关系；最重要的是，FEV_1 与 COPD 患者的一些临床指标如呼吸困难及一些长期的预后指标，如死亡率或医疗诊治费用等相关性也不强。

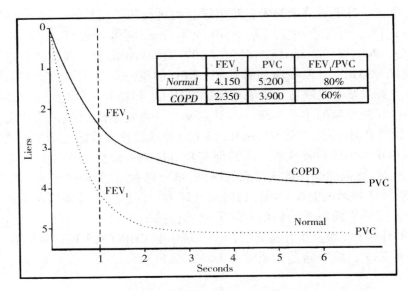

	FEV₁	PVC	FEV₁/PVC
Normal	4.150	5.200	80%
COPD	2.350	3.900	60%

图 6-1　正常人和 COPD 患者的第 1 s 用力呼气容积（FEV₁）

第 1 s 用力呼气容积 / 肺活量（FEV₁/FVC）也常被用作观测气流阻塞性疾病患者长期疗效的指标，与 FEV₁ 不同的是，这一指标与患者的年龄、性别、身高以及肺容量无关。FEV₁/FVC% 被认为是反映早期气流受限的敏感指标。因为 COPD 早期 FVC 可无明显变化，而 FEV₁ 即可出现下降。故只要 FEV₁ 有轻微下降，其比值就会有下降，能首先确定是否存在气流受限。只要 FEV₁/FVC% < 70% 即可诊断 COPD，所以目前可以说 FEV₁/FVC% < 70% 是 COPD 临床诊断的肺功能重要指标，也是所谓的"金标准"。

（2）深吸气量（inspiratory capacity，IC）：肺功能检查中另一有意义的肺量计检测指标是深吸气量（IC）。有很多的 COPD 患者，在使用支气管扩张剂后虽然有明显效果，但其 FEV₁ 却无显著改善，即所谓"容量反映者"。在这些患者中，支气管扩张剂的应用导致患者肺容积下降，因而用药后进行肺量计检测时患者起始肺容积小于用药前。由于呼气流速与肺绝对容积正相关，肺容积下降后，仍采用传统肺通气功能指标如 FEV₁，则可能会忽视掉支气管扩张剂的疗效。当然，如果在检测 FEV₁ 的同时也检测肺绝对容积，有助于明确避免这一误差，但这在实际工作中却不易实施。此时，如果采用深吸气量的指标，则可能避免这一误差。由于 FRC 下降，患者 IC 可有显著改善。IC 的检测相对比较容易，而且，IC 增加 0.3 L 则与患者呼吸困难的改善及活动耐力提高显著相关。但是，IC 检测的意义还需要更深入的研究。肺容积下降时，COPD 患者可在更低的、更舒适的肺容积基础状态下呼吸，因而有助于减轻呼吸困难。为了更为准确的评测 COPD 患者使用支气管扩张剂疗效，应常规检测 FEV₁ 及深吸气量（图 6-2）。

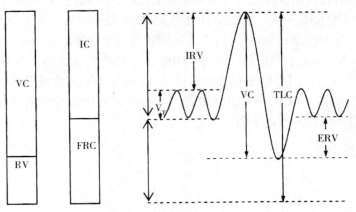

图 6-2　肺容量组成和 IC（深吸气量）

注：VC：肺活量；RV：残气量；IC：深吸气量；IRV：补吸气容积；
VT：潮气容积；TLC：肺总量；ERV：补呼气容积

IC 同样是反映呼吸肌力特别是膈肌肌力的良好指标。COPD 是一个全身性疾病，重症 COPD 患者常有肌肉受累。如果全身肌肉重量下降达 30%，则膈肌的重量也同样可明显下降。肺功能指标与呼吸肌群张力有关，肺过度充气越严重，膈肌越低平，IC 越小。

吸气分数（深吸气量/肺总量，IC/TLC）也是一项有用的 COPD 严重程度的评估指标。近年研究表明，静态过度充气也能反映 COPD 的严重性，由于静态过度充气可能是动态过度充气的前体，在 COPD 症状产生中起重要作用。

（3）肺容量变化：COPD 患者在有效治疗后功能残气量和动态过度充气可出现改变。吸入支气管舒张剂后，COPD 患者活动耐力和呼吸困难有较明显的改善，这种改善与肺容量的降低有明显的关系，肺容量的降低表现为功能残气量（FRC）和肺动态过度充气的降低。肺容量增加对呼吸动力学有非常显著的不利影响，一方面降低吸气功能，动态过度充气改变了吸气肌的初长和形态，降低了吸气肌的收缩力和工作效率；另一方面增加呼吸做功和呼吸困难程度，COPD 患者产生内源性呼气末正压（PEEPi），患者必须首先产生足够的压力克服 PEEPi，使肺泡内压力低于大气压才能产生吸气气流，因此，胸腔内压下降幅度增加，吸气做功也相应增加。肺容量改变具有重要的生理学意义，肺容量的变化可能比通气功能（即 FEV_1）变化更敏感，可为 COPD 疗效评价的重要指标。

（4）其他指标：呼气峰流速（PEF）及最大呼气流量-容积曲线（MEFV）也可作为气流受限的参考指标，但 COPD 时 PEF 与 FEV_1 的相关性不够强，PEF 有可能低估气流阻塞的程度。气流受限也可导致肺过度充气，使肺总量（TLC）、功能残气量（FRC）和残气容量（RV）增高，肺活量（VC）减低。TLC 增加不及 RV 增加的程度大，故 RV/TLC 增高。肺泡隔破坏及肺毛细血管床丧失可使弥散功能受损，一氧化碳弥散量（DLco）降低，DLco 与肺泡通气量（VA）之比（DLco/VA）比单纯 DLco 更敏感。

（5）关于支气管扩张试验：支气管扩张试验作为辅助检查有一定临床价值，结合临床可以协助区分 COPD 与支气管哮喘，也可获知患者应用支气管扩张剂后能达到的最佳肺功能状态。目前对支气管舒张试验有了新评价：我国 COPD 诊治指南（2007 年修订版）指出："作为辅助检查，不论是用支气管舒张剂还是口服糖皮质激素进行支气管舒张试验，都不能预测疾病的进展。用药后 FEV_1 改善较少，也不能可靠预测患者对治疗的反应。患者在不同的时间进行支气管舒张试验，其结果也可能不同"。

现在 GOLD 也不再建议仅仅根据气流受限的可逆程度（如：使用支气管舒张剂或糖皮质激素后的 FEV_1 改变值）来鉴别 COPD 与哮喘，以及预计患者对支气管舒张剂或糖皮质激素长期治疗的反应。因为 COPD 可与哮喘并存，长期哮喘本身也可导致固定的气流受限。

2. 胸部 X 线片

胸片对确定肺部并发症及与其他疾病（如肺间质纤维化、肺结核等）鉴别有重要意义。COPD 早期胸片可无明显变化，以后出现肺纹理增多、紊乱等非特征性改变；主要 X 线征为肺过度充气；肺容积增大，胸腔前后径增长，肋骨走向变平，肺野透亮度增高，横膈位置低平，心脏悬垂狭长，肺门血管纹理呈残根状，肺野外周血管纹理纤细稀少等，有时可见肺大疱形成。并发肺动脉高压和肺源性心脏病时，除右心增大的 X 线征外，还可有肺动脉圆锥膨隆，肺门血管影扩大及右下肺动脉增宽等。

3. 胸部 CT

CT 检查一般不作为常规检查，但当诊断有疑问时，高分辨率 CT（HRCT）有助于鉴别诊断。另外，HRCT 对辨别小叶中心型或全小叶型肺气肿及确定肺大疱的大小和数量，有很高的敏感性和特异性，对预计肺大疱切除或外科减容手术等的效果有一定价值。

此外，胸部 CT 由于能除外肺外结构的影像重叠，故可以反映肺组织的实际状况，能定量显示早期的肺气肿并准确分级。目前认为 CT 检查可早于肺通气功能检查发现肺解剖结构的异常，定量 CT 检查与肺组织学检查的结果相关性很好，是替代肺组织学检查最好的方法。运用计算机自动分级方法，CT 评分与 COPD 患者肺通气容量相关性很好，但与气流检查及血气检查结果相关性较差。定量 CT 在评价支气管炎气道病理解剖时用处还有限，但是将来随着高分辨 CT 技术的发展，则可以定量检测气道的直/内径、气道壁的厚度。

4. 血气检查

血气分析对晚期 COPD 患者十分重要。$FEV_1 < 40\%$ 预计值者及具有呼吸衰竭或右心衰竭临床征象者，均应做血气检查。血气异常首先表现为轻、中度低氧血症。随疾病进展，低氧血症逐渐加重，并出现高碳酸血症。呼吸衰竭的血气诊断标准为海平面吸空气时动脉血氧分压（PaO_2）< 60 mmHg（1 mmHg = 0.133 kPa）伴或不伴动脉血二氧化碳分压（$PaCO_2$）> 50 mmHg。

5. 其他检查

低氧血症时，即 $PaO_2 < 7.32$ kPa 时，血红蛋白及红细胞可增高，血细胞比容 $> 55\%$ 可诊断为红细胞增多症。并发感染时，痰涂片可见大量中性白细胞，痰培养可检出各种病原菌，如肺炎链球菌、流感嗜血杆菌、卡他摩拉菌、肺炎克雷白杆菌等。

6. 多因素分级系统（BODE）

虽然 $FEV_1\%$ 预计值对反映 COPD 严重程度、健康状况及病死率有用，但 FEV_1 并不能完全反映 COPD 复杂的严重情况，除 FEV_1 以外，已证明体重指数（BMI）和呼吸困难分级在预测 COPD 生存率等方面有意义。近年来新推出的多因素分级系统（BODE），被认为可更全面的比 FEV_1 更好地反映 COPD 预后的标准（表 6-1）。

表 6-1　BODE 评分细则

评分指标	BODE 评分的分值（各项累加，0 ~ 10 分）			
	0	1	2	3
$FEV_1\%$	≥ 65	50 ~ 64	36 ~ 49	≤ 35
6MWT（m）	≥ 350	250 ~ 349	150 ~ 249	≤ 149
MMRC	0 ~ 1	2	3	4
BMI	> 21	≤ 21		

如果将 FEV_1 作为反映气流阻塞（obstruction）的指标，呼吸困难（dyspnea）分级作为症状的指标，BMI 作为反映营养状况的指标，再加上 6 min 步行试验（6MWT）作为运动耐力（exercise）的指标，将这四方面综合起来建立一个多因素分级系统（BODE）。

BMI 等于体重（以 kg 为单位）除以身高的平方（以 m^2 为单位），BMI < 21 kg/m^2 的 COPD 患者病死率增加。

功能性呼吸困难分级：可用呼吸困难量表来评价：0 级：除非剧烈活动，无明显呼吸困难；1 级：当快走或上缓坡时有气短；2 级：由于呼吸困难比同龄人步行得慢，或者以自己的速度在平地上行走时需要停下来呼吸；3 级：在平地上步行 100 m 或数分钟后需要停下来呼吸；4 级：明显的呼吸困难而不能离开房屋或者当穿脱衣服时气短。

三、临床类型

COPD 可分为两种典型的类型。一种以慢性支气管炎为主要表现，另一种以肺气肿为主要表现，但大多数 COPD 患者，兼有这两种类型的基本临床特点和肺功能特点（表 6-2，表 6-3）。

1. 支气管炎型（发绀臃肿型 -blue bloater，BB 型）

支气管病变较重，黏膜肿胀，黏液腺增生，而肺气肿病变较轻。患者常常有多年的吸烟史及慢性咳嗽、咳痰史。体格检查可发现患者较为肥胖、发绀、颈静脉怒张、下肢水肿，双肺底可闻及啰音。胸部 X 线检查有肺充血，肺纹理增粗，未见有明显的肺气肿征。肺功能检查示通气功能明显损害，气体分布不均匀，功能残气及肺总量增加，弥散功能正常，PaO_2 降低，$PaCO_2$ 增加，血细胞比容增高，易发展为呼吸衰竭和（或）右心衰竭。

2. 肺气肿型（粉喘型 -pink puffer，PP 型）

肺气肿较为严重，多见于老年患者，体格消瘦，呼吸困难明显，通常无发绀。患者常采取特殊的体位，如两肩高耸、双臂扶床、呼气时两颊鼓起和缩唇。X 线片示双肺透明度增加。通气功能虽有损害，但不如 BB 型严重，残气占肺总量的比值增大，肺泡通气量正常甚至过度通气，故 PaO_2 降低不明显，$PaCO_2$ 正常或降低。

表 6-2 COPD 慢性支气管炎型与肺气肿型的临床特点比较

临床表现	慢性支气管炎型（BB 型）	肺气肿型（PP 型）
一般表现	肥胖、体重超重、肢体温热	消瘦、憔悴、缩唇呼吸、主要应用辅助呼吸肌呼吸、肢体冷
年龄（岁）	40 ~ 55	50 ~ 75
发绀	明显	轻度或无
气短	轻	重
咳痰	多	少
呼吸音	中度减弱	显著减弱
支气管感染	频繁	少
呼吸衰竭	反复出现	少
肺心病和右心衰竭	常见	仅在呼吸系统感染期间发生，或在临终时发生
胸部 X 线片	肺纹理增重、心脏大	肺透光度增加、肺大疱、心界小、横膈扁平
PaO_2（mmHg）	< 60	> 60
$PaCO_2$（mmHg）	50	< 45
血细胞比容	增高	正常
肺心病	常见	少见或终末期表现
气道阻力	高	正常至轻度
弥散能力	正常	降低

表 6-3 COPD 慢性支气管炎型与肺气肿型的肺功能特点比较

	慢性支气管炎型（BB 型）	肺气肿型（PP 型）
FEV_1/VC	降低	降低
FRC	轻度增加	显著增加
TLC	正常或轻度增加	明显增加
RV	中度增加	显著增加
肺顺应性	正常或降低	正常或降低
肺泡弹性回缩力	正常或增加	降低
MVV	中度降低	显著降低
气道阻力	增加	正常或稍有增加
弥散功能	正常或降低	降低
动脉血氧分压	中度至重度降低	轻度至中度降低
动脉血高碳酸血症	慢性	仅在急性感染时发生
肺动脉压力	一般增加	正常或轻度增加

注：TLC：肺总量；RV：残气量；MVV：最大通气量。

第三节 慢性阻塞性肺疾病的诊断和鉴别诊断

一、诊断

1. 全面采集病史进行评估

诊断COPD时，首先应全面采集病史，包括症状，既往史和系统回顾、接触史。症状包括慢性咳嗽、咳痰、气短。既往史和系统回顾应注意：童年时期有无哮喘、变态反应性疾病、感染及其他呼吸道疾病如结核；COPD和呼吸系统疾病家族史；COPD急性加重和住院治疗病史；有相同危险因素（吸烟）的其他疾病，如心脏、外周血管和神经系统疾病；不能解释的体重下降；其他非特异性症状，喘息、胸闷、胸痛和晨起头痛；要注意吸烟史（以包／年计算）及职业、环境有害物质接触史等。

2009年"慢性阻塞性肺疾病全球创议，GOLD"修订版提出COPD诊断的主要线索如下：大于40岁，出现以下任何症状，应考虑COPD的可能性，进行肺功能检查。临床症状本身不能诊断COPD，但提示COPD的可能性。①呼吸困难：进行性（随时间恶化）、活动后加剧、持续性（每日都发生），患者诉说：喘气费劲、呼吸用力、气不够用；②慢性咳嗽：可为间断、伴有多痰；③慢性咳痰：任何类型的痰量增多可能表明COPD；④危险因素的接触史：吸烟、职业粉尘和化学物品、厨房烟尘和燃料等。

2. 诊断

COPD的诊断应根据临床表现、危险因素接触史、体征及实验室检查等资料，综合分析确定。考虑COPD诊断的关键症状为慢性咳嗽，咳痰，呼吸困难及危险因素接触史，存在不完全可逆性气流受限是诊断COPD的必备条件。肺功能检查是诊断COPD的金标准。用支气管扩张剂后 $FEV_1 < 80\%$ 预计值及 $FEV_1/FVC < 70\%$ 可确定为不完全可逆性气流受限。凡具有吸烟史，及／或环境职业污染接触史，及（或）咳嗽、咳痰或呼吸困难史者，均应进行肺功能检查。COPD早期轻度气流受限时可有或无临床症状。胸部X线检查有助于确定肺过度充气的程度及与其他肺部疾病鉴别。

2009年WHO在新修定的GOD中，对COPD作出了新的定义，并制定了诊断COPD的新标准（见前述）。GOLD提出在诊断COPD时应该注意：①COPD的诊断基础是患者有明显的危险因素接触史，以及有气流阻塞且不能完全逆转的实验室检查证据，可伴有或不伴有临床症状；②如果患者有咳嗽和多痰的症状，并且有危险因素接触史，无论有无呼吸困难均应进行气流限制的测定，即肺功能检查；③诊断和评估COPD病情时，应用肺活量仪测定肺功能可作为一项"金"标准，其重复性强、标准化、能客观测定气流阻塞的程度；④在诊断和治疗COPD患者时应该使用肺活量仪；⑤所有 FEV_1 占预计值% < 40% 或临床症状提示有呼吸衰竭或右心室衰竭时，均应作动脉血气分析。

二、COPD 严重程度分级

COPD严重程度分级是基于气流受限的程度。气流受限是诊断COPD的主要指标，反映了病理改变的严重度。由于 FEV_1 下降与气流受限有很好的相关性，故 FEV_1 的变化是严重度分级的主要依据。此外，还应考虑临床症状及并发症的程度。COPD严重程度分为四级（表6-4）。

Ⅰ级轻度COPD：特征为轻度气流受限（$FEV_1/FVC < 70\%$，但 $FEV_1 \geq 80\%$ 预计值）、通常可伴有或不伴有咳嗽、咳痰。此时，患者本人可能还不认识到自己的肺功能是异常的。

Ⅱ级中度COPD：特征为气流受限进一步恶化（$50\% \leq FEV_1 < 80\%$ 预计值）并有症状进展和气短，运动后气短更为明显。此时，由于呼吸困难或疾病的加重，患者常去医院就诊。

Ⅲ级重度COPD：特征为气流受限进一步恶化（$30\% \leq FEV_1 < 50\%$ 预计值），气短加剧，并且反复出现急性加重，影响患者的生活质量。

Ⅳ级极重度COPD：为严重的气流受限（$FEV_1 < 30\%$ 预计值）或者合并有慢性呼吸衰竭。此时，患者的生活质量明显下降，如果出现急性加重则可能有生命危险。

表 6-4　COPD 病情严重程度分级

分级	特征
Ⅰ级：轻度 COPD	·$FEV_1/FVC < 70\%$ ·$FEV_1\%$ 预算值 ≥ 80%
Ⅱ级：中度 COPD	·$FEV_1/FVC < 70\%$ ·50% ≤ $FEV_1\%$ 预计值 < 80%
Ⅲ级：重度 COPD	·$FEV_1/FVC < 70\%$ ·30% ≤ $FEV_1\%$ 预计值 < 50%
Ⅳ级：极重度 COPD	·$FEV_1/FVC < 70\%$ ·$FEV_1\%$ 预计值 < 30% 或 $FEV_1\%$ 预计值 < 50% 合并慢性呼吸衰竭

注：$FEV_1\%$ 预计值为 FEV_1，占预计值百分比。

COPD 病程可分为急性加重期与稳定期。COPD 急性加重期是指在疾病过程中，患者短期内咳嗽、咳痰、气短和（或）喘息加重，痰量增多，呈脓性或黏脓性，可伴发热等炎症明显加重的表现。稳定期则指患者咳嗽、咳痰、气短等症状稳定或症状轻微。

三、鉴别诊断

慢性阻塞性肺疾病全球创议（GOLD）强调指出，COPD 应与支气管哮喘、支气管扩张症、充血性心力衰竭、肺结核等鉴别（表6-5）。

表 6-5　COPD 的鉴别诊断

诊断	鉴别诊断要点
COPD	中年发病，症状缓慢进展，长期吸烟史，活动后气促，大部分为气流不可逆性受限
支气管哮喘	早年发病（通常在儿童期），每日症状变化快，夜间和清晨症状明显，也可有过敏史、鼻炎和（或）湿疹，哮喘家族史，气流阻塞大部分可逆
充血性心力衰竭	听诊肺基底部可闻细啰音，胸部 X 线片示心脏扩大、肺水肿，肺功能测定示限制性通气障碍（而非气流受限）
支气管扩张	大量脓痰，常伴有细菌感染，粗湿啰音、杵状指，胸片或 CT 示支气管扩张、管壁增厚
结核病	所有年龄均可发病，胸片示肺浸润性病灶或结节状阴影，微生物检查可确诊，流行地区高发
闭塞性细支气管炎	发病年龄较轻，且不吸烟，可能有类风湿关节炎病史或烟雾接触史、CT 在呼气相显示低密度影
弥漫性泛细支气管炎	大多数为男性非吸烟者，几乎所有患者均有慢性鼻窦炎，胸部 X 线片和 HRCT 显示弥漫性小叶中央结节影和过度充气征

（一）支气管哮喘

COPD 主要与支气管哮喘进行鉴别诊断。一般认为 COPD 患者有重度的吸烟史，影像学上有肺气肿的证据，弥散功能降低，慢性低氧血症等支持 COPD 的诊断。而支气管哮喘则与上述 4 项特征相反，且应用支气管扩张剂或皮质激素后肺功能显著改善则支持哮喘的诊断。但在目前影像学和生理测定技术的情况下，对某些慢性哮喘与 COPD 做出明确的鉴别是不可能的。然而，此时 COPD 的治疗与支气管哮喘是相似的。

1. COPD 与支气管哮喘发病机制的差异

COPD 的炎症过程与支气管哮喘有着本质上的差别，当然少数患者可同时患有这两种疾病，具有这两种疾病的临床和病理生理特征。甚至有时鉴别 COPD 和支气管哮喘相当困难。几乎所有支气管哮喘患者周围血中的嗜酸细胞均有普遍增加，而 COPD 急性加重期也可有嗜酸细胞的增多。重症哮喘患者则在气道中有中性粒细胞的炎症过程，这与 COPD 相似。

但是，COPD 与支气管哮喘的病因、病程中所涉及的炎症细胞、所产生的炎症介质均不同，且对皮质激素治疗的效果也不一样（表6-6）。COPD 炎症过程中，涉及的炎症细胞主要有中性粒细胞、CD8 细胞、较多的巨噬细胞；而哮喘炎症时参与的炎症细胞主要是肥大细胞、嗜酸细胞、CD4 细胞，少许巨噬细胞。COPD 的主要炎症介质有 LTB4，TNFα，IL-8 和较多的氧化剂作用参与；而哮喘炎症介质主要有白三烯 D_4（LTD_4），组胺、白介素 IL-4，IL-5，IL-13 和少许的氧化剂作用参与。COPD 患者中，炎症效应主要作用于周围气道，气道高反应性不明显，常伴有气道上皮化生和中度的纤维化，有肺实质的破坏和较多的黏液分泌；而支气管哮喘患者中，炎症效应作用于所有气道，具有显著的气道高反应性，常伴有气道上皮细胞脱落，通常不累及肺实质，黏液分泌不多。

表6-6　慢性阻塞性肺疾病和支气管哮喘在炎症过程中的差别

炎症过程	COPD	支气管哮喘
炎症细胞	—	肥大细胞
	中性粒细胞	嗜酸性粒细胞
	CD_8 细胞	CD_4 细胞
	巨噬细胞 ++	巨噬细胞 +
炎症调节介质	白三烯（LTB_4）	白三烯（LTD_4），组胺
	TNF-α	白介素（IL-4，IL-5，IL-13）
	IL-8，CRO-α	Eotaxin，BANTES
	氧化剂作用 +++	氧化剂作用 +
炎症效应	周围气道	所有气道
	气道高反应性 +-	气道高反应性 +++
	上皮细胞化生	上皮细胞脱落
	纤维化 ++	纤维化 +
	肺实质破坏	不累及肺实质
	黏液分泌 +++	黏液分泌 +
对激素治疗的反应	+-	+++

注：RANTES：（regulated on normal T-cells expressed and secreted）对正常 T 细胞表达和分化的调节。

2. COPD 与支气管哮喘的临床鉴别诊断

虽然 COPD 与支气管哮喘的鉴别诊断有时存在一定困难，但是临床上仍可依据以下数点鉴别诊断 COPD 与支气管哮喘（表6-7）。COPD 多于中年后起病，哮喘则多在儿童或青少年期起病；COPD 症状缓慢进展，逐渐加重，严重时合并肺心病；支气管哮喘则症状起伏大，极少合并肺心病；COPD 多有长期吸烟史和（或）有害气体、颗粒接触史，支气管哮喘患者则常伴过敏体质、过敏性鼻炎和（或）湿疹等，部分患者有哮喘家族史；COPD 时气流受限基本为不可逆性，哮喘时则多为可逆性。然而，部分病程较长的哮喘患者已发生气道重塑，气流受限不能完全逆转；而少数 COPD 患者伴有气道高反应性，气流受限部分可逆。此时应根据临床及实验室所见全面分析，必要时作支气管激发试验、支气管扩张试验和（或）最大呼气流量（PEF）昼夜变异率来进行鉴别。在少部分患者中，两种疾病可重叠存在。

此外，COPD 与支气管哮喘鉴别，病史很重要，支气管哮喘常有过敏史，常因某些刺激而发生阵发性的哮喘发作或加重，又可经治疗或不经治疗而自然缓解，这些特点在 COPD 是不具备的。肺功能能协助区别 COPD 和哮喘，二者均可有 FEV_1 的降低，但吸入支气管扩张剂后，哮喘的 FEV_1 改善率大于 COPD，一般以吸入支气管扩张剂后 FEV_1 改善 ≥ 12% 为判断标准。如果患者吸入支气管扩张剂之后，

FEV_1 改善 ≥ 12% 则有助于哮喘的诊断。现在不再建议仅仅根据气流受限的可逆程度（如：使用支气管舒张剂的 FEV_1 改变值）来鉴别 COPD 与哮喘，在实际鉴别诊断时应综合评价，把病史、体征、X 线与肺功能等检查结合起来判断才比较可靠。因有一部分 COPD 患者经支气管扩张剂或吸入糖皮质激素治疗，FEV_1 的改善率也可能 ≥ 12%。

表 6-7　慢性阻塞性肺疾病（COPD）和支气管哮喘的区别

	COPD	支气管哮喘
发病时间	多于中年后起病	多在儿童或青少年期起病
病史特点	多有长期吸烟史和（或）有害气体、颗粒接触史	常伴有过敏体质、过敏性鼻炎和（或）湿疹等，部分有哮喘家族史
症状	逐渐进展	间断发作
体征	严重时合并肺心病	极少有肺心病
对支气管扩张剂的效应	< 12%	> 12%
PEF 变异程度	< 12%	> 12%
对糖皮质激素的效应	< 12%	> 12%
炎性细胞	中性粒细胞	嗜酸性粒细胞

注：PEF：（peak expiratory flow）呼出气峰流速。

COPD 的炎症过程与支气管哮喘有着本质上的差别，当然少数患者可同时患有这两种疾病，具有这两种疾病的临床和病理生理特征（图 6-3）。甚至有时鉴别 COPD 和哮喘相当困难。几乎所有哮喘患者周围血中的嗜酸性粒细胞均有普遍增加，而 COPD 急性加重期也可有嗜酸性粒细胞的增多。重症哮喘患者则在气道中有中性粒细胞的炎症过程，这与 COPD 相似。临床实际工作中，有时 COPD 与支气管哮喘很难区别，典型的支气管哮喘容易诊断，如以喘息为首发症状，有过敏史，发作间期症状消失，肺功能恢复正常。典型的 COPD 也容易诊断，如老年吸烟者，长年咳嗽、咳痰伴肺气肿，无过敏史，肺功能持续减退。但在这两个极端之间，常有一些患者出现重叠症状，即所谓慢性喘息支气管炎，这些患者常先有多年的吸烟、咳嗽、咳痰，而后出现哮喘，于病情加重时，肺部出现广泛的哮鸣音，经治疗后哮鸣音有不同程度的减少，甚至完全消失，许多患者也有过敏表现与血 IgE、嗜酸性粒细胞增高，这类患者的诊断最为困难，这类患者实际上是慢性支气管炎合并了支气管哮喘。对在慢性支气管炎的基础上发生了具有上述支气管哮喘发作特点的哮鸣可诊断为慢性支气管炎合并支气管哮喘，而且许多慢性支气管炎合并支气管哮喘的患者，其气道阻塞最终发展为不可逆，因此将慢性支气管炎合并支气管哮喘归入 COPD 的范畴是可以的。气道不可逆性

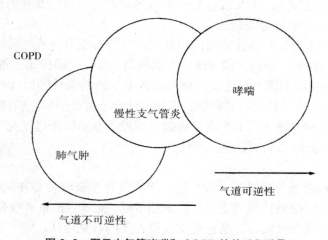

图 6-3　图示支气管哮喘和 COPD 的关系和重叠

3. COPD 与支气管哮喘的实验室区别辅助方法

COPD 与支气管哮喘的鉴别有时比较困难，支气管扩张试验可协助区分这两种疾病。虽然 COPD 与支气管哮喘患者均可有 FEV_1 的下降，但这两种疾病气流受限的可逆程度并不相同，因而结合临床能协助区分 COPD 与支气管哮喘。方法如下：

（1）试验前患者应处于临床稳定期，无呼吸道感染。试验前 6 h、12 h 分别停用短效与长效 β_2 受体激动剂，试验前 24 h 停用长效茶碱制剂。

（2）试验前休息 15 min，然后测定 FEV_1，共 3 次，取其最高值，吸入 β_2 受体激动剂 400 μg，或者 160 μg 以上抗胆碱药物，或二者联合使用。吸入短效支气管扩张剂 10 ~ 15 min 后再测定 FEV_1 3 次，取其最高值。

（3）计算 FEV_1 改善值

$$\frac{吸药后\ FEV_1 - 吸药前\ FEV_1}{吸药前\ FEV_1} \times 100\% \geqslant 12\%$$

如果 FEV_1 改善值 $\geqslant 12\%$，而且 FEV_1 绝对值在吸入支气管扩张剂后增加 200 mL 以上，为支气管扩张试验阳性，表示气流受限可逆性较大。结合临床可以协助支持支气管哮喘，如吸入支气管扩张剂后，FEV_1 改善率 $< 12\%$，则有 COPD 的可能性。

必须指出，10% ~ 20% 的 COPD 患者支气管扩张试验或皮质激素可逆试验也可出现阳性，故单纯根据这一项检查来鉴别 COPD 或支气管哮喘是不可取的，应该结合临床表现及其他实验室检查结果，进行综合判断才比较可靠。

（二）充血性心力衰竭

COPD 的重要临床表现之一是呼吸困难，而呼吸困难是心功能不全（充血性心力衰竭）的重要症状之一，有时临床上 COPD 需要与充血性心力衰竭相鉴别。

充血性心力衰竭产生呼吸困难的主要原因是：①长期肺瘀血，导致肺泡弹性减退和限制性通气功能障碍；②心排血量减少与血流速度减慢，换气功能障碍，可导致低氧血症与二氧化碳潴留；③肺循环压力增高，导致反射性呼吸中枢兴奋性增高。

充血性心力衰竭的主要症状为呼吸困难、端坐呼吸、发绀、咳嗽、咳血性痰、衰弱、乏力等。痰中有大量的心力衰竭细胞。体检发现左心增大、心前区器质性杂音、肺动脉瓣第二音亢进、奔马律、双肺底湿啰音等。臂 – 舌循环时间延长。

充血性心力衰竭所致呼吸困难的临床特点可概括如下：①患者有重症心脏病存在，如高血压心脏病、二尖瓣膜病、主动脉瓣膜病、冠状动脉粥样硬化性心脏病等；②呼吸困难在坐位或立位减轻，卧位时加重；③肺底部出现中、小湿啰音；④X 线检查心影有异常改变，肺门及其附近充血或兼有肺水肿征；⑤静脉压正常或升高，臂 – 舌循环时间延长。

急性右心衰竭见于肺栓塞所致的急性肺源性心脏病，主要表现为突然出现的呼吸困难、发绀、心动过速、静脉压升高、肝大与压痛、肝颈回流征等。严重病例（如巨大肺栓塞）迅速出现休克。

COPD 合并肺心病时，临床上需与反复发生肺血栓栓塞所致的慢性肺源性心脏病相鉴别。但两者一般较容易区别，COPD 患者往往有长期咳喘病史，而肺血栓栓塞所致的肺心病则深静脉血栓病史；COPD 患者有肺气肿体征，听诊可闻哮鸣音或干啰音，胸部 X 线检查显示肺部过度充气等，肺功能检查可发现气流受限。而肺血栓栓塞所致肺心病则缺乏这些特点。

（三）支气管扩张

支气管扩张患者有时可合并气流受限，以往曾经将支气管扩张归入 COPD，目前已将支气管扩张与 COPD 分开。COLD 特别指出 COPD 应该与支气管扩张相鉴别。支气管扩张多数有肺炎病史，特别是麻疹、百日咳、流感等所继发的支气管性肺炎。咯血是支气管扩张的常见症状，90% 患者有不同程度的咯血，并可作为诊断的线索。咯血可在童年开始，支气管扩张的咯血有两种不同表现。

1. 小量咯血

在经常有慢性咳嗽、脓痰较多情况下，同时有小量咯血；有时在咯血前先有一段咳嗽较重的感染阶段。因感染，支气管内肉芽组织充血及损伤小血管而导致咯血。

2. 大咯血

由于支气管有炎症性变，血管弹性纤维被破坏，管壁厚薄不匀或形成假血管瘤，加以炎症影响下，易破裂引起大咯血。血量每次达 300 ～ 500 mL 以上，色鲜红，常骤然止血（因此种出血常来自支气管动脉系统，压力高，而动脉血管壁弹性好，收缩力强，故可较快止血）。

患者病程虽长，但全身情况比较良好。咳嗽和咳痰也为常有的症状，咳嗽可轻微，也可相当剧烈；咳嗽和咳痰常与体位改变有关，如在晨起或卧床后咳嗽可加剧，咳痰增多。痰量可为大量，每天达数百毫升（湿性型）。痰液静置后可分为三层：上层为泡沫状黏液，中层为较清的浆液，下层为脓液及细胞碎屑沉渣。有些患者痰量甚少（干性型），如合并感染，痰量随之增多，并有发热、咯血等。

支气管扩张的好发部位是下肺，以左下叶较右下叶为多见，最多累及下叶基底支。病变部位出现呼吸音减弱和湿性啰音，位置相当固定，体征所在的范围常能提示病变范围的大小。常有杵状指（趾）。

胸片检查不易确诊支气管扩张，但可排除慢性肺脓肿及慢性纤维空洞型肺结核。如患者有支气管扩张的临床表现，胸片又显示一侧或双侧下肺纹理增粗、紊乱以及蜂窝状小透明区，或见有液平面则支气管扩张的可能性最大，支气管造影检查可确定诊断，并对明确病变部位及决定治疗方案有重要意义。在进行支气管造影前，应作痰结核菌检查，以除外结核性支气管扩张。

胸部 HRCT 可用于支气管扩张的诊断，HRCT 诊断支气管扩张的敏感性为 63.9% ～ 97%，特异性为 93% ～ 100%。HRCT 可显示 2 mm 支气管，增强影像清晰度。支气管扩张的 CT 表现有：①柱状支气管扩张：如伴发黏液栓时，呈柱状或结节状高密度阴影，当支气管管腔内无内容物时，表现为支气管管腔较伴随的肺动脉内径明显增大，管壁增厚，呈现为环状，或管状阴影，肺野外带见到较多的支气管影像；②囊状支气管扩张：常表现为分布集中，壁内、外面光滑的空腔，有时可见液平；③支气管扭曲及并拢：因肺部病变牵拉导致支气管扩张时，常合并支气管扭曲及并拢。

（四）肺结核

与 COPD 不同，肺结核患者以青壮年占大多数，常常以咯血为初发症状而就诊。咯血后常有发热，是由于病灶播散及病情发展所致。患者常同时出现疲乏、食欲减退、体重减轻、午后潮热、盗汗、脉快和心悸等全身中毒症状。

咯血是肺结核患者常见的症状，且常为提示此病诊断的线索。咯血量可多可少，多者一次可达 500 mL，少则仅为痰中带血。血色鲜红。咯血与结核病变的类型有一定关系，多见于浸润型肺结核、慢性纤维空洞型肺结核和结核性肺炎，而少见于原发性综合征和急性血行播散性肺结核。咯血程度并不一定与病灶大小成比例，小的病灶可有较多的咯血，而病灶广泛的反可无咯血。出血量常和血管损害程度有关。血管壁渗透性增高所致的咯血，出血量少，但持续时间较长，而小血管的破裂则多引起小量出血，这多由于慢性活动性肺结核所致。大咯血多为肺动脉分支破损所致，其中以空洞内形成的动脉瘤破裂所致的大咯血为多。

肺结核的诊断主要依靠症状、体征、胸片和痰结核菌检查。如在青壮年患者一侧肺尖部经常听到湿啰音，又有上述全身性中毒症状，则支持活动性肺结核的诊断。胸片检查通常能确定病灶的存在、性质及范围。因此，定期进行胸片检查能及时发现早期病灶，并有助于早期治疗。有下列表现应考虑肺结核的可能：①咳嗽、咳痰 3 周或以上，可伴有咯血、胸痛、呼吸困难等症状；②发热（常午后低热），可伴盗汗、乏力、食欲降低、体重减轻、月经失调；③结核变态反应引起的过敏表现：结节性红斑、泡性结膜炎和结核风湿症等；④结核菌素皮肤试验：我国是结核病高流行国家，儿童普种卡介苗，阳性对诊断结核病意义不大，但对未种卡介苗儿童则提示已受结核分枝杆菌（简称结核菌）感染或体内有活动性结核病，当呈现强阳性时表示机体处于超过敏状态，发病概率高，可作为临床诊断结核病的参考指征；⑤患肺结核时，肺部体征常不明显。肺部病变较广泛时可有相应体征，有明显空洞或并发支气管扩张时可闻及中小水泡音。

临床上细菌学检查是肺结核诊断的确切依据，但并非所有的肺结核都可得到细菌学证实。胸片检查也常是重要的，肺结核胸部 X 线表现有：①多发生在肺上叶尖后段、肺下叶背段、后底段；②病变可局限也可多肺段侵犯；③X 线影像可呈多形态表现（即同时呈现渗出、增殖、纤维和干酪性病变），也可伴有钙化；④易合并空洞；⑤可伴有支气管播散灶；⑥可伴胸腔积液、胸膜增厚与粘连；⑦呈球形病灶时（结核球）直径多在 3 cm 以内，周围可有卫星病灶，内侧端可有引流支气管征；⑧病变吸收慢（一个月以内变化较小）。

痰结核菌检查阳性可确诊为肺结核，且可肯定病灶为活动性。但痰菌阴性并不能否定肺结核的存在，对可疑病例须反复多次痰液涂片检查，如有需要，可采取浓集法、培养法、PCR 法、BACTEC 法。在咯血前后，因常有干酪性坏死物脱落，其中痰菌阳性率较高。

（五）闭塞性细支气管炎

闭塞性细支气管炎是一种小气道疾病，患者可能有类风湿关节炎病史或烟雾接触史，发病年龄通常较轻，且不吸烟。临床表现为快速进行性呼吸困难，肺部可闻及高调的吸气中期干鸣音；胸片提示肺过度充气，但无浸润阴影，CT 在呼气相显示低密度影。肺功能显示阻塞性通气功能障碍，而一氧化碳弥散功能正常。肺活检显示直径为 1 ~ 6 mm 的小支气管和细支气管的疤痕狭窄和闭塞，管腔内无肉芽组织息肉，而且肺泡管和肺泡正常。闭塞性细支气管炎对皮质激素治疗反应差，患者常常预后不良。

（六）弥漫性泛细支气管炎（diffuse panbronchiolitis，DPB）

弥漫性泛细支气管炎是一种鼻窦 – 支气管综合征，其特征为慢性鼻窦炎和支气管炎症。主要表现为慢性咳嗽、咳痰，伴有气流受限和活动后呼吸困难，并可导致呼吸功能障碍。常有反复发作的肺部感染，并可诱发呼吸衰竭。DPB 是以肺部呼吸性细支气管为主要病变区域的特发性、弥漫性、炎性和阻塞性气道疾病。DPB 与 COPD 在临床症状有相似之处，但 DPB 具有特殊的病理学和影像学表现。目前国内临床医师对 DPB 仍认识不足，DPB 可被误诊为 COPD、支气管扩张和肺间质纤维化等。

1. 临床表现

DPB 通常隐袭缓慢发病，常见症状为咳嗽，咳痰及活动时气短。几乎所有患者都有慢性鼻窦炎的病史，通常发生于 20 ~ 40 岁，男性多于女性。肺部听诊可闻湿啰音、干啰音或高调的喘鸣音。早期可出现低氧血症，伴有发绀及轻度杵状指。慢性鼻窦炎症状有鼻塞，流脓性鼻涕，嗅觉减退等。

2. 胸片

表现为含气量增加所致的肺透亮度增强和两肺野弥漫性小结节状和粟粒样阴影。结节直径 2 ~ 5 mm，边缘不清，形状不规整，主要分布于双肺肺底部。这种小结节的存在有别于 COPD。轻度的支气管扩张常可发生于中叶和舌叶，表现于双轨征。随着病情进展，有些病例可有囊性病变或弥漫性支气管扩张。

CT 显示小结节或粟粒样阴影的特点，表现为：①弥漫性小结节影和线状阴影，小叶中心性小颗粒状，肺小动脉逐渐分支变细，在其前端或其邻近可见小结节，宛如"小雪团挂在树枝上"的影像，而且与胸壁有少许间隔是其特点，CT 上的圆形影常散在分布于胸膜至支气管和血管分支的末端以及叶中部区域；②小支气管和细支气管扩张，细支气管扩张表现为双轨状或小环形，多数病例以两肺下叶最明显，多呈弥漫性，在其近端的细支气管常有扩张和肥厚；③支气管壁增厚；④另一特点是常易合并中叶和舌叶肺不张。

3. 肺功能测定

表现为阻塞性损害，FEV_1 降低，某些进展性的病例中，在阻塞性肺功能损害的基础上可伴有限制性通气障碍。但肺顺应性和弥散功能多在正常范围，血气分析显示早期低氧血症，晚期伴有高碳酸血症。残气量（RV）和残气量与肺总量（RV/TLC）之比通常是增加的。如肺泡通气不足加重，可出现高碳酸血症，病程较长者可并发肺动脉高压和肺心病，最终将演变为慢性呼吸衰竭。

诊断 DPB 的最低条件为：慢性鼻窦炎、慢性咳嗽、多痰和活动性呼吸困难；X 线上表现为弥漫结节影，其边缘不清，肺功能为阻塞性障碍；冷凝集试验呈持续性的增加。通常在其疾病过程中，大部分患者有这些临床特点。

　　DPB 和 COPD 虽均表现为阻塞性通气功能障碍，但 COPD 患者的胸片缺乏结节状阴影；病理学检查有助于对本病的确诊。DPB 的病理诊断标准如下：①淋巴组织增生（淋巴滤泡的肥大、增生），淋巴细胞和浆细胞浸润；②脂肪吞噬细胞（泡沫细胞）的聚集；③胶原纤维化（纤维化）。上述 1、2、3 项的改变中至少有 2 项者，可诊断 DPB。

　　弥漫性泛细支气管炎是一种慢性和进展性疾病，预后较差。疾病的进展依赖于炎症部位的范围和严重程度，以及慢性气道感染的并发症。长期、低剂量红霉素疗法，DPB 患者的预后得到了显著的改善。

微信扫码
◆ 临床科研
◆ 医学前沿
◆ 临床资讯
◆ 临床笔记

第七章　支气管哮喘

第一节　支气管哮喘的病因

支气管哮喘的发病原因极为复杂，至今尚无满意的病因分类法，目前多主张将引起支气管哮喘的诸多因素分为致病因素和诱发因素两大类。致病因素是指支气管哮喘发生的基本因素，因此是该疾病的基础，无论在支气管哮喘的发生抑或发作中均起重要作用。诱发因素也可称为激发因素，是指患者在已有哮喘病的基础（即气道炎症和气道高反应性）上促使哮喘急性发作的因素，是每次哮喘发病的扳机。

在哮喘的气道炎症学说提出以前，传统上把哮喘分为外源性（过敏性）和内源性（隐源性）哮喘。现在已经普遍感觉到这种分类法的明显不足和理论上的不合理性。其实哮喘的内因，更多指作为哮喘的易感者的患者本身的"遗传素质"、免疫状态、内分泌调节等因素，但同时也包含精神心理状态，而后者并不是"哮喘易感者"的决定因素，一般作为激发因素起作用。实际上这些因素对外源性或内源性哮喘患者来说都是存在的。周围环境的因素在哮喘的发病过程中既起致病作用，又起激发作用。

一、支气管哮喘的遗传因素

众所周知，支气管哮喘有非常明确的家族性，表明哮喘的发生与遗传有密切的关系，但它属于"多基因病"，环境因素也起重要的作用，因此遗传只决定患者的过敏体质，即是否容易对各种环境因素产生变态反应，是否属于哮喘的易感人群。引起哮喘发病还必须有环境因素，如变应原和激发因素。

哮喘实际上是主要发生在气道的过敏性（即变态反应性）炎症，而变态反应是因免疫功能异常所造成的。许多有过敏性体质（或称特应性）的患者，患者的一级亲属发生各种过敏性疾病（包括过敏性哮喘、过敏性鼻炎、花粉症、婴儿湿疹、荨麻疹等）的概率，比其他无过敏体质的家庭成员高得多。就哮喘病而言，许多哮喘患者祖孙三代，甚至四代均有患哮喘的患者。

遗传因素对哮喘发病的影响可能是通过调控免疫球蛋白 E（IgE）的水平及免疫反应基因，两者相互作用，相互影响的结果，导致气道受体处于不稳定状态或呈高反应性。现已有文献报道，第 11 对染色体 13q 区存在着与特应症发病有关的基因，此外，还发现了其他的染色体异常。

既然遗传因素在哮喘的发病中起着重要作用，那么是不是出生后很快就发作哮喘呢。不一定，其规律目前还不很清楚。下一代可以在出生后的婴幼儿期即发病，也可以到了成年后才发病，也可以在第三代才出现哮喘患者，即所谓隔代遗传。我们曾见到一位哮喘患者，其女儿只有变应性鼻炎症状，毫无哮喘症状，但气道激发和扩张试验显示明显的气道高反应性。大约经过半年以后，因感冒，哮喘即开始发作，肺底可闻哮鸣音。

二、外源性变应原

引起哮喘的变应原与引起变态反应的其他变应原一样，大都是蛋白质或含有蛋白质的物质。它们在变态反应的发病过程中起抗原的作用，可以引起人体内产生对应的抗体。在周围环境中常见的变应原可分为以下几类。

（一）外源性变应原的分类

1. 吸入性变应原

一般为微细的颗粒，包括：①家禽、家畜身上脱落下来的皮屑；②衣着上脱落的纤维，如毛毯、绒衣或羽绒服上脱落的毳毛；③经风媒传播的花粉；④飞扬在空气中的细菌、真菌等微生物和尘螨等昆虫，人因吸入昆虫排泄物诱发哮喘也有报道，以蟑螂为多见，有人认为它是华东地区主要变应原之一，有些昆虫例如蜜蜂、黄蜂则经叮刺后诱发 I 型变态反应；⑤尘土或某种化学物质，这些微小物质一旦从鼻孔中吸入，就可能引起过敏性哮喘的发作；⑥油烟；⑦职业性吸入物，例如棉纺厂、皮革厂、羊毛厂、橡胶厂和制药厂的工人吸入致敏性或刺激性气体和灰尘可诱发哮喘。

2. 摄入性变应原

通常为食品，经口腔进入，如牛奶、鸡蛋、鱼、虾、蟹及海鲜等，引起过敏反应的药物实际也属这一类。

3. 接触性变应原

指某些日用化妆品，外敷的膏药，外用的各种药物。药物涂擦于皮肤，吸收到体内后，即可引起过敏反应。可表现为局部反应，如接触性皮炎，也可导致哮喘发作。

（二）哮喘的常见变应原

严格讲，除了食盐和葡萄糖外，世界上千千万万的物质，都可能成为变应原，但什么人发生过敏，这要看他（她）是否是易感者，对什么过敏。

虽然理论上几乎什么东西都可以引起过敏，但至今比较明确的变应原约有 500 种，能够用特异性免疫球蛋白 E （sIgE）抗体检测出来的变应原约为 450 种。引起哮喘的变应原多由特异性 IgE 介导，因此多为速发型过敏反应。

1. 屋尘和粉尘

包括卧室中的灰尘和工作环境的灰尘，如图书馆的灰尘。粉尘包括面粉厂粉尘、皮革厂粉尘、纺织厂棉尘、打谷场粉尘等。卧室或某些工厂车间的灰尘含大量的有机物，如人身上脱落的毛发、上皮，微生物，小的昆虫尸体，螨及各种衣物的纤维碎屑等。这些有机物都是引起呼吸系统等过敏的重要致敏原。

2. 花粉

花粉是高等植物雄性花所产生的生殖细胞，可引起花粉症。主要分为风媒花和虫媒花两大类。风媒花粉经风传播，虫媒花粉是由昆虫或小动物传播。引起过敏者主要是风媒花粉，其体积小，在风媒花植物开花的季节，空气中风媒花粉含量高，很容易被患者吸入呼吸道而致病。这类花粉春天多为树木花粉，如榆、杨、柳、松、杉、柏、白蜡树、胡桃、枫杨、桦树、法国梧桐、棕榈、构、桑、臭椿等；夏秋季多为杂草及农作物花粉，如蒿、豚草、藜、大麻、葎草、蓖麻、向日葵、玉米等。这些花粉的授粉期一般均在 3 ~ 5 月和 7 ~ 9 月，所以花粉症和花粉过敏的哮喘患者多集中在这两个季节发病。其中蒿和豚草花粉是强变应原，危害极严重，可引起花粉症的流行。

花粉引起人体过敏，是因为它含有丰富的植物蛋白。由于花粉粒体积很小，大多数直径在 $20 \sim 40 \mu m$，加上授粉季节空气中花粉含量很高，极易随着呼吸进入人体。当花粉粒被其过敏者吸入后，便和支气管黏膜等组织的相应抗体（特异性 IgE）相结合，产生抗原抗体反应，引起发病。

3. 真菌

真菌有一个庞大家族，约有 10 万多种。它们寄生于植物、动物及人体或腐生瘴土壤。但无论是哪种生存方式，在繁殖过程中都会把大量的孢子散发到空气中，在过敏患者的周围形成包围圈。常见的致敏真菌为毛霉、根霉、曲霉、青霉、芽枝菌、交链孢霉、匍柄霉、木霉、镰刀菌、酵母菌等。

真菌的孢子和菌丝碎片均可引起过敏，但以真菌的孢子致敏性最强。真菌和花粉一样，都富含多种生物蛋白，其中某些蛋白质成分可引起过敏。许多患者的哮喘发作有明确的季节性或在某一季节加重，这除了与季节花粉过敏有关以外，还与真菌和气候条件的变化有关。

4. 昆虫

昆虫过敏的方式可分为叮咬过敏、蜇刺过敏和吸入过敏等。引起叮咬过敏的昆虫如蚊、白蛉、跳蚤等，它们通过口部的吸管排出分泌物进入人体皮肤后引起过敏；蜇刺过敏的昆虫主要为蜜蜂、马蜂等，它们通过尾部蜇针（排毒管）蜇刺，并将毒液注入人体而引起过敏；吸入过敏的昆虫主要有蟑螂、家蝇、象鼻虫、娥、螺，而最主要者为尘螨，它是引起哮喘的最常见，也是最重要的变应原。此外，一些昆虫的排泄物、分泌物等经与人体接触后亦可引起皮疹、湿疹等。

螨在分类学上属于蜘蛛纲，目前已知有约 5 万种，但与人类变态反应有关系的螨仅是少数几种，如屋尘螨、粉尘螨和宇尘螨等。屋尘螨主要生活在卧室内的被褥、床垫、枕套、枕头、沙发里或躲藏在木门窗或木椅桌的缝隙里，附着在人的衣服上，也可与灰尘混在一起，随灰尘到处飘扬。据统计，1 克屋尘内最多可有 2 000 只螨。粉尘螨生长在各种粮食（如面粉）内，并以其为食，因此在仓储粮食内，常有大量的螨生长。宇尘螨为肉食螨，以粮食、屋尘等有机物中的真菌孢子为食料。

尘螨的致敏性很强，但引起过敏的原因并不是活螨进入人体内，而是螨的尸体、肢体碎屑、鳞毛、蜕皮、卵及粪便。这些变应原随着飘浮的灰尘被吸入到人的呼吸道内而致病。

尘螨引起的哮喘发病率极高，据报道，德国 60% 以上的支气管哮喘患者均与尘螨过敏有关。1974 年，国外有人报道儿童哮喘患者的皮试结果，显示对螨的反应阳性率高达 89.4%。尘螨一年到头与哮喘患者缠绵不断，因此对尘螨过敏的患者一般是全年都可发病，但在尘螨繁殖高峰季节，症状常常加重。

5. 纤维

包括丝、麻、木棉、棉、棕等。这类物品常用于服装、被褥、床垫等的填充物或各种织品。患者因吸入它们的纤维碎屑而发病，其中对丝过敏者最多见。

6. 皮毛

包括家禽和家畜皮毛，如鸡毛、鸭毛、鹅毛、羊毛、驼毛、兔毛、猫毛、马毛等，它们的碎屑可致呼吸道过敏。

7. 食物

米面类，鱼肉类、乳类、蛋类、蔬菜类、水果类、调味食品类、硬壳干果（如腰果、花生、巧克力等）类等食物均可成为变应原，引起皮肤、胃肠道、呼吸系统等过敏。

食物过敏大都属 I 型变态反应，即由变应原和特异性 IgE 相互作用而发生。临床可见哮喘患者常伴有口腔黏膜溃疡，有些患儿可出现"地图样"舌或伴有腹痛和腹泻等消化道症状，而食物过敏患儿也常伴有哮喘的发作。

8. 化妆品

化妆品种类很多，成分也较复杂，常用的如唇膏、脂粉、指甲油、描眉物、擦脸油及染发剂等。这些化妆品大部分为化学物质，属于半抗原，不单独引起过敏，但当它们和人体皮肤蛋白质结合后，即可形成全抗原，可引起接触性皮炎，有时也可引起哮喘。

其他可引起过敏者尚有药物，有机溶剂，各种金属饰物等。

三、哮喘发作的主要诱因

引起哮喘发作的诱因错综复杂。作为诱因，主要是指变应原以外的各种激发哮喘发作的非特异因素，包括气候、呼吸道感染、运动、药物、食物和精神等。吸入、摄入或接触变应原虽然也可激发哮喘的发作，但它主要是作为特异性（即为特应性）的致病因子参与气道炎症和哮喘的发病过程的，有别于非特异（非特应性）的激发因素。

1. 气候

许多哮喘患者对天气的变化非常敏感，气候因素包括气压、气温、风力和风向、湿度、降水量等。气压低往往使哮喘患者感到胸闷、憋气。气压低诱发哮喘发作的原因尚不清楚，可能是低气压使飞扬于空气中的花粉、灰尘及真菌孢子沉积于近地面空气层，增加患者吸入机会之故。气压突然降低可使气道黏膜小血管扩张、充血、渗出增多，支气管腔内分泌物增加、支气管腔变窄、支气管痉挛而加重哮喘。南方初春的黄梅季节就是气压较低、湿度又大的季节，哮喘发病也增加。

气温的影响中温差的变化尤其重要。冷空气侵袭往往发生于季节变化时刻。如华东地区的秋季日平均气温从25℃下降到21℃时，哮喘发作的患者明显增多。初冬季节，寒潮到来，气温突然下降，温差迅速增大，哮喘发作者猛增。在秋天，空气中的花粉要比春季少得多，这时螨类数量虽增加，但气温和湿度并不适合它的大量繁殖。由此可见，秋季哮喘发作的主要原因可能是由于冷空气刺激具有高反应性气道之故，这也说明哮喘患者对气温的变化特别敏感。

风力的作用与哮喘发作的关系主要有两方面：风力强，空气流动快常导致气温的下降，若在秋天或初冬，必定会增加气道的冷刺激；强风时增加了气道的阻力，使本来存在呼气性呼吸困难的哮喘患者更加感到出不来气。风向常常与空气的湿润度有关，初冬时主要刮来自西伯利亚的西北风，途经沙漠地带，因此特别干燥，这对哮喘患者不利，因为哮喘患者的气道比正常人更需要温暖和湿润。

正常人的气道必须有一定的湿度，降水量和空气的湿度直接影响哮喘患者气道的湿润度。但过于潮湿的空气和环境有利于真菌的繁殖，增加了吸入气中变应原的密度，对哮喘患者不利。

空气离子浓度对哮喘的发作也有一定关系。一般情况下空气中的阳离子多于阴离子。空气中的阳离子可使血液碱化，致支气管平滑肌收缩，对健康人和哮喘患者均不利，而阴离子可使支气管纤毛运动加速，使支气管平滑肌松弛，可缓解哮喘的发作。对于正常人来说，阳离子与阴离子的作用基本处于平衡状态。但当气候变化使空气中阳离子浓度增加时，气道处于高反应性的患者就容易发作哮喘。相反如果$1 cm^3$空气中含有10万～100万个阴离子时就具有防治疾病的作用。国内外已应用阴离子发生器来改善环境气候，防治哮喘等疾病。

环境污染对哮喘发病有密切的关系，诱发哮喘的有害刺激物中，最常见的是煤气（尤其是煤燃烧产生的二氧化硫）、油烟、被动吸烟、杀虫喷雾剂、蚊烟香等。烟雾对已经处于高反应状态的哮喘患者气道来说，是一种非特异的刺激，可以使支气管收缩，甚至痉挛，使哮喘发作。烟雾的有害物质在气道沉积下来以后，可导致慢性支气管炎。慢性支气管炎形成后支气管黏膜增厚，分泌物增多等因素不但可增加气道的刺激，而且可进一步造成管腔的狭窄。这些因素都会加重哮喘患者的病情，而且给治疗造成困难。

2. 运动

由于运动诱发的支气管收缩在哮喘患者中是一种很普遍的问题，人们在运动与哮喘的关系方面做了大量的研究，但仍有很多问题尚待解决。首先，在哮喘患者的运动耐量问题上，人们普遍认为重度的哮喘患者的运动耐量是减低的，但在轻中度的哮喘患者中则有不同意见。有报道认为是减低的，亦有报道认为是与正常无差异的。在临床上，大多数哮喘或变应性鼻炎的患者，运动后常导致哮喘发作或出现咳嗽、胸闷。短跑、长跑和登山等运动尤其容易促使轻度哮喘或稳定期哮喘发作。游泳的影响相对比较轻，因此较适于哮喘患者的运动锻炼。但我们最近的研究发现轻中度哮喘患者的运动耐量与相同日常活动量的正常人是没有差异的。哮喘患者与正常人在无氧阈水平和最大运动量水平上均显示了与正常人相似的氧耗量、分通气量和氧脉搏，由此推论他们具有与正常人相等的运动能力，亦即在哮喘患者中不存在对运动的通气和循环限制。FEV_1是衡量哮喘严重程度的主要指标之一，但我们的研究发现，FEV_1无论以绝对值形式或占预计值的百分比的形式表示，都与运动所能取得的最大氧耗量没有相关关系，表明在轻中度哮喘患者中，疾病的严重程度并不影响其运动耐量。有研究发现，即使是在重度的哮喘患者，下降的运动耐量与控制较差的疾病之间也没有相关性，表明运动能力的下降是多因素的，不能仅仅用疾病本身来解释，在这些因素中，日常活动量起一很重要的作用。然而，运动过程中FEV_1可能会有不同程度的下降，对此，也许可以通过预先吸入β_2受体激动剂而得到解决。因此目前大多数研究表明运动锻炼在哮喘患者中是安全而有效的，经过运动锻炼，运动耐量是可以提高的，在完成相同运动时的通气需求是下降的，从而也能预防EIA的发生。

3. 呼吸道感染

呼吸道感染一般不作为特应性因子激起哮喘的发作，但各种类型的呼吸道感染，如病毒性感染、支原体感染和细菌性感染都往往诱发哮喘的发作或加重。

呼吸道病毒性感染尤其多见于儿童，好发于冬春季节，以上呼吸道为常见，但可向下蔓延引起病毒性肺炎。病毒感染与支气管哮喘的发作之间确实有着密切的关系，尤其是 5 岁以下的儿童。儿童呼吸道病毒感染引起哮喘发作者高达 42%，在婴幼儿甚至可达 90%。成人虽较少，但也有约 3%。在有过敏体质或过敏性疾病家族史者中，呼吸道病毒感染引起哮喘发作更为多见，尤其男性。引起哮喘发作的病毒种类可因年龄而有所不同。一般来说，成人以流感病毒及副流感病毒较为多见，而儿童则主要为鼻病毒及呼吸道合胞病毒，婴幼儿主要是呼吸道合胞病毒。病毒可作为变应原，通过机体 T- 细胞、B- 细胞的一系列反应，继而刺激浆细胞产生特异性 IgE。特异性 IgE 与肥大细胞上的 IgE 受体结合，长期停留在呼吸道黏膜的肥大细胞上。当相同的病毒再次入侵机体时，即可发生过敏变态反应，损伤呼吸道上皮，增加了炎性介质的释放和趋化性，降低了支气管壁 B 受体的功能，增加了气道胆碱能神经的敏感性，还可产生对吸入抗原的晚相（迟发性）哮喘反应。

病毒的感染大多在冬末春初和晚秋温差变化比较大时发生。一般起病较急，起病初可有发热、咽痛，以后很快出现喷嚏、流涕、咳嗽、全身酸痛、乏力和食欲减退等症状，继而出现气急、呼气性呼吸困难等哮喘的症状，肺部可闻及明显的哮鸣音。文献还报道，持续和（或）潜伏性腺病毒感染，可能影响皮质激素和支气管扩张剂对哮喘的疗效。

呼吸道病毒感染不但可使哮喘患者的气道反应性进一步增高，哮喘发作，而且可引起健康人的气道反应性增高和小气道功能障碍，这种状态一般持续 6 周左右。

气道急性或慢性细菌感染并不引起过敏反应，但由于气道分泌物增多，因此可加重哮喘患者的气道狭窄，使哮喘发作或加重。这时抗菌药物的使用是必要的，而且有效的抗菌治疗往往可收到缓解症状之功。呼吸道细菌性感染虽然也可诱发气道平滑肌痉挛，但较病毒性感染要轻得多。

4. 精神和心理因素

精神和心理状态对哮喘的发病肯定有影响，但这一因素往往被患者和医务人员所忽视。许多患者受到精神刺激以后哮喘发作或加重，而且很难控制。

据报道，70% 的患者的哮喘发作有心理因素参与，而在引起哮喘发作的诸多因素中，其中单纯以外源性变应原为主要诱因者占 29%，以呼吸道感染为主要诱因者占 40%，心理因素为主的占 30%。还有的学者报道，在哮喘发作的诱因中过敏反应合并精神因素占 50% 与哮喘有关的精神心理状态涉及非常广泛的因素，包括社会因素，性格因素和情绪因素，社会因素常常是通过对心理和情绪的影响而起作用的。哮喘患者出现躯体痛苦的同时，伴有多种情绪、心理异常表现，主要为：焦虑、抑郁和过度的躯体关注。因此，往往形成依赖性强、较被动、懦弱而敏感、情绪不隐和自我中心等性格特征，是比较典型的呼吸系统的心身疾病。哮喘儿童的母亲也常呈"神经质性"个性，母亲的焦虑、紧张、唠叨、烦恼的表现影响儿童哮喘的治疗和康复。

精神因素诱发哮喘的机制目前还不清楚，有人认为在可接受大量感觉刺激的人脑海马回部位，可能存在与基因有关的异常。遗传素质或早年环境的影响，造成某些哮喘患者精神心理的不稳定状态。同时精神忧虑或紧张的哮喘患者，生理上气道的敏感性升高，可能与迷走神经兴奋性增强有关。长期的情绪低落，心理压抑可使神经 – 内分泌 – 免疫网状调节系统功能紊乱，引起一系列心身疾病。

精神和心理因素也属于内因，但它有别于遗传背景。精神和心理因素不决定一个人是否成为哮喘的易感者，然而可明显地影响哮喘的发作及其严重程度，对于哮喘常年反复发作的患者来说，这种影响尤其显著。因此许多学者强调哮喘的防治必须采用包括心与身两方面的综合性治疗措施。

5. 微量元素缺乏

以缺铁、缺锌为较常见，这些微量元素缺少可致免疫功能下降。

6. 药物

药物引起哮喘发作有特异性过敏和非特异性过敏两种，前者以生物制品过敏最为常见，因为生物制品本身即可作为完全抗原或半抗原引起哮喘发作。以往认为阿司匹林引起哮喘发作的机制是过敏，现在普遍认为是由于患者对阿司匹林的不耐受性。非特异性过敏常发生于交感神经阻断药，例如普萘洛尔（心得安）和增强副交感神经作用药，如乙酰胆碱和新斯的明。

第二节　支气管哮喘临床表现与诊断

一、支气管哮喘的临床表现

几乎所有的哮喘患者的都有长期性和发作性（周期性）的特点，因此，近年认为典型哮喘发作3次以上，有重要诊断意义。哮喘的发病大多与季节和周围环境、饮食、职业、精神心理因素、运动或服用某种药物有密切关系。过敏性疾病的病史和家族性的哮喘病史对哮喘的诊断也很有参考意义。此外还应注意有无并存呼吸道感染及局部慢性病灶。

（一）主要症状

自觉胸闷、气急，即为呼吸困难，以呼气期为明显，但可以自行缓解或经用平喘药治疗而缓解。典型的哮喘发作症状易于识别，但哮喘病因复杂，其发作与机体的反应性，即遗传因素和特应性素质的个体差异，变应原和刺激物的质和量的不同均可导致哮喘发作症状的千变万化。有些患者表现为咳嗽，称为咳嗽变异性哮喘或过敏性咳嗽，其诊断标准（小儿年龄不分大小）是：①咳嗽持续或反复发作＞1个月，常在夜间（或清晨）发作，痰少，运动后加重；②没有发热和其他感染表现或经较长期抗生素治疗无效；③用支气管扩张剂可使咳嗽发作缓解；④肺功能检查确认有气道高反应性；⑤个人过敏史或家族过敏史和（或）变应原皮试阳性等可作辅助诊断。

（二）体征

发作时两肺（呼气期为主）可听到如笛声的高音调，而且呼气期延长的声音，称为哮鸣音是诊断哮喘的主要依据之一。一般哮鸣音的强弱和气道狭窄及气流受阻的程度相一致，因此哮鸣音越强，往往说明支气管痉挛越严重。哮喘逐步缓解时，哮鸣音也随之逐渐减弱或消失。但应特别注意，不能仅靠哮鸣音的强弱和范围来作为估计哮喘严重度的根据，当气道极度收缩加上黏痰阻塞时，气流反而减弱或完全受阻，这时哮鸣音反而减弱，甚至完全消失，这不是好现象，而是病情危笃的表现，应当积极抢救。

（三）哮喘严重发作

1.　"哮喘持续状态"

哮喘严重发作通常称为"哮喘持续状态"，这是指一次发作的情况而言，并不代表该患者的基本病情，但往往发生于重症的哮喘患者，而且与预后有关，可威胁患者的生命。因此哮喘严重发作是哮喘病本身的一种最常见的急症。

以往给"哮喘持续状态"所下的定义是："哮喘严重持续发作达24 h以上，经用常规药物治疗无效"。现在认为这样的定义是不全面的。因为事实上，许多危重哮喘病例的病情发展常常在一段时间内逐渐加剧，因此所有重症哮喘的患者在某种因素的激发下都有随时发生严重的致命性急性发作的可能，而无特定的时间因素。其中一部分患者可能在哮喘急性发作过程中，虽经数小时以至数天的治疗，但病情仍然逐渐加重。也有一些患者在间歇一段相对缓解的时期后，突然出现严重急性发作，甚至因得不到及时和有效治疗而在数分钟到数小时内死亡，这就是所谓"哮喘猝死"。哮喘猝死的定义通常定为：哮喘突然急性严重发作，患者在2 h内死亡。其原因可能为哮喘突然发作或加剧，引起气道严重阻塞或其他心肺并发症导致心跳和呼吸骤停。重症哮喘患者出现生命危险的临床状态称为"潜在性致死性哮喘"这些因素包括：①必须长期使用口服糖皮质激素类药物治疗；②以往曾因严重哮喘发作住院抢救治疗；③曾因哮喘严重发作而行气管切开，机械通气治疗；④既往曾有气胸或纵隔气肿病史；⑤本次发病过程中须不断超常规剂量使用支气管扩张剂，但效果仍不明显。除此以外，在本次哮喘发作的过程中，还有一些征象值得高度警惕，如喘息症状频发，持续甚至迅速加剧，气促（呼吸超过30次/分），心率超过140次/分，体力活动和说话受限，夜间呼吸困难显著，取前倾位，极度焦虑、烦躁、大汗淋漓，甚至出现嗜睡和意识障碍，口唇、指甲发绀等。患者的肺部一般可以听到广泛哮鸣音，但若哮鸣音减弱，甚至消失，而全身情况不见好转，呼吸浅快，甚至神志淡漠和嗜睡，则意味着病情危笃，随时可能发生心跳和呼吸骤停。此时其他有关的肺功能检查很难实施，唯一的检查是血液气体分析。如果患者呼吸空气（即尚未吸氧），那么若其动脉血氧分压 < 8 kPa（60 mmHg）和（或）动脉血二氧化碳分压 > 6 kPa（45 mmHg），动脉血氧饱和度 < 90%，则意味着患者处于危险状态，应马上进行抢救，以挽救患者生命。

2. "脆性哮喘"

正常人的支气管舒缩状态呈现轻度生理性波动，第一秒用力呼气容积（FEV_1）和最大呼气流速（PEF）在晨间降至最低（波谷），而午后达最大值（波峰）、在哮喘患者，这种变化尤其明显。1977年 Tumer-Warwich 报道将哮喘患者的肺功能改变分为三种主要类型：①治疗后 PEF 始终不能恢复正常，但有一定程度的可逆；②用力呼气肺活量（FVC）改变可逆，而 FEV_1 和 PEF 的降低不可逆；③ FEV_1 和 PEF 在治疗前后或一段时间内大幅度地波动，即为"飘移者"，作者将这一类型称之为"脆性哮喘"（BA）。其后关于 BA 的定义争论不休。如美国胸科协会（AST），用此概念描述那些突发、严重、危及生命的哮喘发作。最近 Ayres 在综合各种观点的基础上提出 BA 的定义和分型为：

Ⅰ型 BA：尽管采取了正规、有力的治疗措施，包括吸入皮质激素（如吸入二丙酸倍氯米松 1500 μg/d 以上）或口服相当剂量皮质激素，同时联合吸入支气管扩张剂，连续观察至少 150 d，半数以上观察日的 PEF 变异率 > 40%。

Ⅱ型 BA：特征为在基础肺功能正常或良好控制的背景下，无明显诱因突然急性发作的支气管痉挛，3 h 内哮喘严重发作伴高碳酸血症，可危及生命，常需机械通气治疗。经期前哮喘发作往往属于此种类型。

（四）特殊类型的哮喘

1. 运动性哮喘

运动性哮喘也称运动诱发性哮喘，是指达到一定的运动量后引起支气管痉挛而产生的哮喘，因此其发作都是急性的、短暂的，而且大多数能自行缓解。运动性哮喘固然均由运动引起，但运动的种类、运动持续时间、运动量和运动强度均与哮喘的发作有直接关系。运动性哮喘并非说明运动即可引起哮喘，实际上短暂的运动不但不会引起哮喘，而且还可兴奋呼吸，使支气管有短暂的扩张，肺通气功能改善，FEV_1 虽然运动性哮喘常常兼发于支气管哮喘患者，但与过敏性哮喘不同，其特点为：①发病均在运动后；②有明显的自限性，发作后只需经过一定时间的安静休息即可逐渐自然恢复正常；③无外源性或内源性过敏因素参与，特异性变应原皮试阴性；④一般血清 IgE 水平不高。但有些学者认为，运动性哮喘常与过敏性哮喘共存，因此认为运动性哮喘与变态反应（过敏反应）存在着一些间接的关系。

临床表现疑为运动性哮喘者，应进一步做运动前后的肺功能检查，根据运动前后的肺功能变化来判断是否存在运动性哮喘，这种方法也称为运动诱发试验。常用的运动方式有跑步、自行车功率试验和平板车运动试验。如果运动后 FEV_1 下降 20% ~ 40%，即可诊断轻度运动性哮喘，如果 FEV_1 下降 40% ~ 65%，即为中度运动性哮喘，FEV_1 下降 65% 以上，则属重度运动性哮喘。受检患者患有严重心肺或其他影响运动的疾病则不能进行运动试验，试验时要备有适当抢救措施，应在专业医务人员指导下进行。

2. 药物性哮喘

哮喘的发作是由使用某些药物引起（诱发）的，这类哮喘就叫作药物性哮喘。可能引起哮喘发作的药物很多，常见者为：阿司匹林，β 受体阻断剂（包括非选择性 β 受体阻断剂 - 普萘洛尔、噻吗洛尔和选择性 β 受体阻断剂），局部麻醉剂，添加剂（如酒石黄，是一种黄色染料，广泛用作许多食品、饮料以及药物制剂的着色剂），医用气雾剂中的杀菌复合物（如用作定量气雾剂的防腐剂例如氯化苯甲烃铵抗氧化剂），用于饮用酒、果汁、饮料和药物作防腐保藏剂（如亚硫酸盐）和抗生素或磺胺药（包括青霉素、磺胺药、呋喃类药）等。个别患者吸入定量的扩张支气管的气雾剂时，偶尔也可引起支气管收缩，这可能与其中的氟利昂或表面活性剂有关。免疫血清、含碘造影剂等除了可引起皮疹、发热、血管炎性反应、嗜酸性粒细胞增多和过敏性休克等全身过敏表现外，也可引起哮喘的发作，但往往被忽略。

药物性哮喘的发生机制与哮喘本身极为相似，首先决定于患者的体质因素，即对某种药物的敏感性。因为这些药物通常是以抗原（如免疫血清），半抗原或佐剂的身份参与机体的变态反应过程的，没有机体的易感性就不容易发生过敏性反应。但并非所有的药物性哮喘都是机体直接对药物产生过敏反应而引起的，β受体阻断剂更是如此，它是通过阻断β受体，使β₂受体激动剂不能在支气管平滑肌的效应器上起作用，导致支气管痉挛，哮喘发作。

3. 阿司匹林性哮喘

阿司匹林又是诱发药物性哮喘中最常见的药物，某些哮喘患者于服用阿司匹林或其他解热镇痛药及非类固醇抗炎药后数分钟或数小时内即可诱发剧烈的哮喘，其表现颇似速发型变态反应，因此以往许多人从药物过敏的角度理解阿司匹林性哮喘，但迄今尚未发现阿司匹林的特异性 IgE，也未发现其他的免疫机制参与，变应原皮肤试验阴性。所以近年来普遍认为可能不是由过敏所致，而是对阿司匹林的不耐受性。除阿司匹林以外，吲哚美辛、安乃近、氨基比林、非那西丁、保泰松、布洛芬等解热镇痛药也可引起类似的哮喘发作。这种对以阿司匹林为代表的解热镇痛药的不耐受现象就称为阿司匹林性哮喘其中约半数合并鼻息肉和鼻窦炎，对于这种现象，过去称为阿司匹林哮喘三联征或阿司匹林三联征。对于这些提法各家意见不一，最近有些学者建议称为阿司匹林性综合征。

阿司匹林性哮喘多发生于中年人，有时也可见于少数儿童患者。在临床上可分为两个时相，即药物作用相和非药物作用相。药物作用相指服用阿司匹林等解热镇痛药后引起哮喘持续发作的一段时间，其临床表现为：服这类药 5 min 至 2 h，或稍长时间之后出现剧烈的哮喘。绝大多数患者的哮喘发作的潜伏期为 30 min 左右。患者的症状一般都很重，常可见明显的呼吸困难和发绀，甚至出现意识丧失，血压下降，休克。药物作用相的持续时间不一，可短至 2 h，也可 1～2 d。非药物作用相阿司匹林性哮喘系指药物作用时间之外的时间。患者司因各种不同的原因而发作哮喘。

阿司匹林性哮喘发病率各家报道不一，国外报道它在哮喘人群中的发病率为 1.7%～5.6%，但如果用口服阿司匹林作激发试验，则它的发病率可占成人哮喘的 8%～22%。北京协和医院变态反应科于 1984 年曾对 3 000 例初诊的哮喘患者进行调查，其结果为：阿司匹林哮喘在哮喘人群中的发病率为 2.2%。

由于阿司匹林性哮喘的发病很可能通过抑制气道花生四烯酸的环氧酶途径，使花生四烯酸的脂氧酶代谢途径增强，因而产生炎性介质，即白细胞三烯。后者具有很强的收缩支气管平滑肌作用所致。因此近年研制的白细胞三烯受体拮抗剂，如扎鲁司特 zafirlukast，商品名 Accolate，即安可来）和孟鲁司特钠（ montelukast，商品名 Singulair，即顺尔宁）可以完全抑制口服阿司匹林引起的支气管收缩。

4. 职业性哮喘

随着工农业的发展，各种有机物或无机物以尘埃、蒸汽或烟雾三种形式进入生产者的工作环境。如果这些有害物质被劳动者吸入而引起哮喘发作，那么这些有害物质就称为"职业性致喘物"（变应原）。从广义来说，凡是由职业性致喘物引起的哮喘就称为职业性哮喘，但从职业病学的角度，职业性哮喘应有严格的定义和范围。然而，不同国家，甚至同一个国家的不同时期，职业性哮喘的法定含义不同。我国在 20 世纪 80 年代末制定了职业性哮喘的诊断标准，致喘物规定为：异氰酸酯类（如甲苯二异氰酸盐等）、苯酐类、多胺类固化剂（如乙烯二胺、二乙烯三胺、三乙烯四胺等）、铂复合盐、剑麻和青霉素。

职业性哮喘的发生率往往与工业发展水平有关，工业越发达的国家，职业性哮喘发生率越高，估计美国职业性哮喘的发病率为 15%。1988 年美国公共卫生署估计职业性哮喘占整个职业性呼吸系统疾病的 26%。

职业性哮喘的病史有如下特点：①有明确的职业史，因此本病的诊断只限于与致喘物直接接触的劳动者；②既往（从事该职业前）无哮喘史；③自开始从事该职业至哮喘首次发作的"哮喘潜伏期"最少半年以上；④哮喘发作与致喘物的接触关系非常密切，接触则发病，脱离则缓解，甚至终止，典型的职业性哮喘往往是在工作期间或工作后数小时发生气促、胸闷、咳嗽、喘鸣，常伴鼻炎和（或）结膜炎，工作日的第一天（如星期一）症状最明显，周末、节假日或离开工作场所后，上述症状缓解，因此，有人称它为"星期一"综合征。还有一些患者在吸入氯气、二氧化硫及氟化氢等刺激性气体时，出现急性刺激性剧咳、咳黏痰、气急等症状，称为反应性气道功能不全综合征，气道反应性增高可持续至少 3 个月。

二、支气管哮喘的诊断

支气管哮喘的诊断可以分为非特异性诊断与特异性诊断两类。非特异性诊断亦即不要求明确病因的一般病种诊断，最主要是通过肺功能检查结合临床表现确定，而支气管哮喘的特异性诊断则是属于病因性诊断，最主要是通过变态反检查确定。哮喘诊断的主要程序一般为：病史采集、物理检查、胸部 X 线检查、肺功能检查和特异性变应原检查等。

（一）哮喘的病史采集

几乎所有的哮喘患者的喘息发作都有长期性、发作性（周期性）、反复性、自限性、可逆性的特点，因此，近年认为典型哮喘发作 3 次以上，有重要诊断意义。哮喘的发病大多与季节和周围环境、变应原接触、饮食、职业、精神心理因素、运动或服用某种药物有密切关系。过敏性疾病的病史和家族性的哮喘病史对哮喘的诊断也很有参考意义。此外还应注意有无并存呼吸道感染及局部慢性病灶。

两肺以呼气期为主的哮鸣音是诊断哮喘的主要依据之一。一般哮鸣音的强弱和气道狭窄及气流受阻的程度相一致，因此哮鸣音越强，往往说明支气管痉挛越严重。哮喘逐步缓解时，哮鸣音也随之逐渐减弱或消失。但应特别注意，不能仅靠哮鸣音的强弱和范围来作为估计哮喘严重度的根据，当气道极度收缩加上黏痰阻塞时，气流反而减弱或完全受阻，这时哮鸣音反而减弱，甚至完全消失，这可能是病情危笃的表现，应当进行血液气体分析，准确判断。

（二）胸部 X 线检查

哮喘患者常常需要进行胸部 X 线检查，特别是初诊时。胸部 X 线检查除一般的胸部平片以外，有时还需要进行胸部 CT 检查，这些检查对哮喘的诊断、鉴别诊断和估计哮喘病情的严重度有帮助。

哮喘患者的胸部 X 线表现并没有更多的特异性，常见为肺纹理增多，紊乱和肺气肿（或肺通气过度）征，有些患者可见肺大泡，有时可见气胸、纵隔气肿或肺动脉高压等并发症。但胸部 X 线检查在哮喘的鉴别诊断方面应为基本，而且重要。胸部 X 线检查也是长期皮质激素治疗安全性的重要保障之一，特别对患有肺结核的患者，因此皮质激素治疗前和治疗过程的定期胸部 X 线检查极为重要。

（三）肺功能检查

哮喘患者的气道处于不稳定状态，气道平滑肌的收缩性增加，黏膜和黏膜下层增厚，管腔分泌液增多都可能使气道的功能状态恶化，引起气流阻塞。支气管有效通气管径的缩小可使患者出现喘鸣和呼吸困难，而反映在肺功能上的改变就是通气功能的损害。因此哮喘患者的肺功能检查对于哮喘的诊断和治疗都很重要：①气道激发试验和（或）支气管扩张试验（气道可逆试验）有助于确立哮喘的诊断并与单纯慢性支气管炎鉴别；②支气管扩张试验还有助于估计 β_2 受体激动剂的可能疗效，为药物选择提供参考；③以第一秒用力呼气容积（FEV_1）和最大呼气流速（PEF，也称呼气峰流速）为主要指标，结合肺总量和残气量以及临床症状，特别是夜间哮喘的发作情况等估计哮喘患者病情的严重程度，结合血气分析的结果，尤其是动脉血氧分压（PaO_2），氧饱和度（SaO_2）和二氧化碳分压（$PaCO_2$）等参数估计哮喘急性发作期病情的严重程度；④客观评价药物的临床疗效。

哮喘患者的肺功能测定通常包括通气功能、肺动力学和血液气体分析。

1. 通气功能的测定

（1）哮喘患者呼气流速、气道阻力和静态肺容量测定：喘息症状发作时累及大、小气道，但最主要的病变部位在小支气管，而且是弥漫性的。小支气管的横截面积又远远大于大气道，再加上吸气过程是主动的，呼气过程是被动的，因此呼气阻力一般大于吸气阻力，FEV_1、最大呼气流速（PEF）、用力肺活量（FVC）均明显下降。最大呼气流速－容积曲线（F-V 环）测定是哮喘肺功能检查中极为常用也是最重要的部分，因为呼出的气量和相应的瞬间流量形成用力呼气流速－容积曲线，它能反映气流在气道里通过的情况和小气道功能状态。

正常人第 1 s 用力呼气容积和用力肺活量之比（FEV_1/FVC）应大于 75%，而哮喘患者在哮喘发作时一般小于 70%。这些参数的检测较为简易，无创伤性，如果操作正确，重复性也比较好，基本设备容易满足，因此在许多医院，包括基层医院都可以进行检查。通过这些检查可以帮助判断急性哮喘发作的严重程度，了解哮喘病情的"可逆性"（实际为处于收缩状态的支气管的可扩张性）以及平喘药物的治疗效果。采用袖珍的呼气流速仪，在家庭中和工作岗位上进行连续多日的昼夜检查，记录最大呼气流速变异的动态变化，对于发现哮喘急性发作的早期征兆和及时治疗有很大的帮助。

哮喘发作时呼吸阻力明显增加，有过多的气体潴留在肺内，所以肺残气量和肺总量增加。闭合气量在哮喘发作时不易测量，但在缓解期仍高于正常。静态肺容量测定有助于鉴别阻塞性通气功能障碍抑或限制性通气功能障碍，而且可从肺功能的角度了解肺气肿的程度、因此它对中重度哮喘的肺功能评价尤其重要。

近年来又根据脉冲振荡（Impulse Oscillometry，IOS）原理研制、开发、生产出新一代肺功能机。脉冲振荡技术也称强迫振荡技术（Forced Oscillation Technique），其主要意义在予比较精确地测定气道阻力，与传统的肺功能机比较，脉冲振荡技术能够更全面、确实地反映呼吸力学的变化，更符合生理，而且不需患者的合作，可用于儿童、老年人和呼吸功能较差的患者。运动心肺功能测定也可有助于早期哮喘的诊断，而且可了解哮喘患者对运动的耐受性，指导患者的运动耐量训练，提高健康水平。

（2）肺动态顺应性测定：顺应性系弹性物体的共同属性，是一个物理学概念。用一句通俗的话来说，肺顺应性就是肺组织顺应呼吸活动而变化的特性，即吸气时肺泡充气，体积增大，呼气时肺泡排气，肺体积出现适度的回缩，这种功能活动与肺组织的弹性关系非常密切，因此肺顺应性实际反映了肺的弹性。在吸气末高肺容积（肺总量位）时肺顺应性最低，而当呼气末肺容积接近残气量位时肺顺应性最高。肺顺应性即为单位压力改变时所引起的容积改变，通常包含肺顺应性、胸壁顺应性和总顺应性，例如：

$$顺应性（C）= \frac{容积改变（\triangle V）}{压力改变} 1/kPa$$

$$肺顺应性（C1）= \frac{肺容积改变（\triangle V）}{经肺压} 1/kPa$$

肺顺应性可分为静态肺顺应性（Clst）和动态肺顺应性（Cldyn）两种。静态肺顺应性是指在呼吸周期中，气流暂时阻断（1~2s）时所测得的肺顺应性，相当于肺组织的弹力（实际还包含肺泡表面张力）。动态肺顺应性系指在呼吸周期中气流未阻塞时所测得的肺顺应性，受肺组织弹力和气道阻力的双重影响。当哮喘患者做快速呼吸时，与已狭窄的各级支气管相连的肺泡不能及时充气，肺容积相对减少，故动态顺应性下降，而静态顺应性仍可正常。

（3）通气分布不均匀：哮喘发作时吸入的气体在肺部的分布极不均匀，存在着明显的呼气延缓和减低区。这种情况在哮喘缓解期和慢性阻塞性肺疾病患者也同样存在。通气不均的现象对于吸入疗法的影响比较大，因为临床医师让患者进行吸入治疗时总是希望有比较多的药物能到达病变部位，结果适得其反，药物到达通气功能正常部位反而多于通气差的部位，通气越差，药物分布越少。

综上所述，哮喘患者肺功能检查时的常用指标是肺活量（VC，实际临床上更多测量用力呼吸肺活量，即FVC），FEV$_1$和PEF。FEV$_1$和PEF是用于观测用力呼气流量的两个最常用的参数。每天不同时间测定的PEF之间的变异率提供了一个评价哮喘稳定性和（或）严重度的合理指数，其测定设备简单，方便，患者可自行操作，而且与FEV$_1$有良好的相关性，测定结果的重复性也好，因此使用广泛。但评判气流阻塞严重度的最佳单一指标是FFV1。FEV$_1$/VC的比值是一个观测早期气流阻塞的敏感指标，由于该比值能区别限制性和阻塞性气道疾病，因此更多用于诊断。

PEF测定最好每日2~3次定时测定，其意义为：①根据最大呼气流速的绝对值评估气流阻塞的程度，其值越低，气流阻塞就越严重；②根据每天监测并计算出的最大呼气流速的变异率估计哮喘病情的稳定性，一般来说，变异率越小，病情越稳定；③根据使用某种药（如吸入药）前后最大呼气流速绝对值和变异率的变化，评估该药的疗效。因此实际测定时应计算最大呼气流速占预计值的百分率和最大呼气流速的变异率，其计算公式如下：

$$\frac{正常（预计）值 - 实测值}{正常（预计）值} \times 100$$，即为实测值相当正常（预计）值的百分数

每日最大呼气流速变异率由下列公式计算：

$$\frac{每日最高值 - 量低值}{最高值} \times 100$$，即为当天最大呼气流速变异率

2. 弥散功能

常用一氧化碳弥散量来表示。单纯哮喘，无并发症的患者的肺弥散功能一般是正常的，但严重哮喘患者可降低。

3. 动脉血气体分析

哮喘发作后，通过动脉血气分析可对哮喘急性发作的严重程度进行判断。在轻度或中度发作时，动脉血二氧化碳分压接近正常或略有下降，甚至表现呼吸性碱中毒，而氧分压则下降，此主要由于肺内通气 / 血流比例异常所致。当病情继续加重时，缺氧更严重，而且可出现动脉血二氧化碳分压升高，这时就需要采用急救措施以挽救生命。

4. 气道激发试验

气道激发试验是检验气道对某种外加刺激因素引起收缩反应的敏感性，并根据其敏感性间接判断是否存在气道高反应性。气道激发试验分特异性气道激发试验和非特异性气道激发试验两类，特异性气道激发试验时吸入的是不同浓度的变应原溶液，非特异性气道激发试验则吸入不同浓度的气道收缩剂。它们的共同特点都是在吸入前后，做肺通气功能检查或观察气道阻力的变化，以寻找或确定变应原，并评估气道（主要为支气管）对某种特异性变应原或非特异性刺激物的反应性（即敏感程度）。其中，主要观察指标仍然为表示肺通气功能状态的 FEV_1 或 PEF。

（1）特异性气道激发试验：可根据需要选择变应原，但变应原溶液必须新鲜配制。在临床上可采用鼻黏膜激发试验（nasalmucos provocation test）和气管内激发试验（bronchial provocation test）两种方法。鼻黏膜激发试验又有鼻吸入试验（nasalinhalation test），即将抗原经由鼻内吸入以激发呼吸道过敏症状；鼻内抗原滴入法（nasal instilation test）和抗原滤纸片鼻黏膜敷贴的激发试验，后者约有 60% 的阳性反应。气管内激发试验亦分气管内抗原滴入及气管内抗原吸入两种。气管内滴入法目前已很少用，因为操作不便，且抗原分布不均匀。当今主要采用抗原气雾吸入法，即每次试验时让患者吸入定量抗原，然后定时检查肺哮鸣音出现，同时进行 FEV_1 测定，如激发后 FEV_1 下降 15% 以上，即可认为有阳性反应。目前常用的激发抗原有蒿属花粉、屋内尘土、尘螨等。大约有 70% 的哮喘患者有阳性反应，其中约有 2/3 与皮试结果相符，而且皮试反应愈强，则激发的阳性率愈高，症状亦明显。痰中有时还可出现大量的嗜酸性粒细胞。

特异性气道激发试验可能引起较明显的哮喘发作，甚至严重发作，因此必须在严密监护下进行，而且适应证必须严格限制为此，特异性气道激发试验目前只用于研究以前不认识的职业性哮喘或用于确定工作环境中的变应原，即特定环境的过敏性疾病的病因物质或做医学鉴定。一般认为吸入特异性变应原溶液后，患者的 FEV_1 或 PEF 下降 20% 以上，才能做出基本肯定的诊断，但阴性结果，并不排除职业性哮喘的存在。此外，应该注意有些变应原在特定的工作环境中有致敏作用，而在实验室里却不一定能够引出相似的反应，因为特异性气道激发试验的结果可受吸入变应原的特异性、吸入浓度、吸入量、试验场所以及检测指标等的影响。此外还应指出，特异性气道激发试验可表现早期（速发）、晚期（迟发）和双相哮喘反应。因此试验时应严密观察比较长的时间，以免由于晚期（迟发）反应而引起严重哮喘的发作。

（2）非特异性气道激发试验：常用的气道收缩剂有组胺和醋甲胆碱，也有人用高张盐水、蒸馏水、普萘洛尔。运动激发试验或过度通气激发试验也属于非特异性气道激发试验。但目前临床上应用最多的非特异性气道激发试验仍然为吸入组胺或醋甲胆碱，试验时所用的吸入气道收缩剂浓度从低浓度开始，

由低至高，倍倍递增，例如由每 1 mL 含 0.25、0.5，1 mg 起逐渐增加。

目前国际上所用的药物吸入非特异性气道激发试验有两种不同的方法，一种为平静吸入经雾化器产生的雾化液，其浓度从最低起，逐步提高，以使 FEV_1 或 PEF 比试验前降低 20% 时为止，所用药液的累积量即表示气道对该刺激物的反应性。累积量越少，表明气道对该刺激物的敏感性越高，反应性越强。累积量越大，表示气道对该刺激物的刺激越不敏感，反应性越弱。试验时每次吸入某浓度的雾化液 2 min，若吸入后测定的 FEV_1 或 PEF 的减少不足试验前的 20%，则再吸入浓度大 1 倍的溶液，进行同样的试验，直至 FEV_1 或 PEF 降至基础值（试验前的测定值）的 20% 为止。另一种方法在日本及澳大利亚较广泛应用，即将不同浓度的气道收缩剂放入一种由电脑控制的容器里，该仪器能全自动地转换浓度并记录气道阻力受检者含住接口器做平静呼吸，当气道阻力成角上升时即可终止，从记录曲线即可计算出气道反应性。这种方法患者操作较为方便和省力，但曲线稳定性稍差，仪器费用较贵。非特异性气道激发试验诱发哮喘发作的程度较轻，持续时间较短，但仍须严密监护。用日本气道高反应仪进行气道激发试验时，最后一管装有支气管扩张剂，在试验结束后，让患者吸入即可解除支气管痉挛状态。

组胺或醋甲胆碱吸入激发试验时的气道反应性阳性的判断指标是：使 FEV_1 或 PEF 降低 20% 时，组胺的累积量为小于 7.8 mol，醋甲胆碱累积量为小于 12.8 mol。

（3）运动激发试验（exercise provocation test）：对于运动性哮喘的患者可采用运动激发试验，如登梯试验、原地跑步试验、蹲起试验、蹬自行车试验、仰卧起坐试验等。只要达到一定的运动量，患者即可有喘息。同时肺功能试验显示 FEV_1、最大呼气中期流速（MMEF）、PEF、气道阻力（Raw）、功能残气量（FRC）及用力肺活量（FVC）等均有一定的变化。

5. 支气管舒张试验

支气管舒张试验也称支气管扩张试验或气道阻塞可逆性试验，是哮喘的重要诊断手段之一，因此在临床上得到广泛的应用，但应该指出，支气管舒张试验阴性不能作为否定哮喘诊断的依据，特别是重症哮喘患者或哮喘合并慢性支气管炎的患者。另一方面，10% 的慢性阻塞性肺疾病（COPD）患者的支气管舒张试验也可为阳性。由于支气管舒张试验所用的是 β_2 受体激动剂，因此从另一角度来说，支气管舒张试验也是检验收缩或痉挛的支气管对 β_2 受体激动剂的效应，如果吸入 β_2 受体激动剂以后，FEV_1 明显增加，这就表明患者的支气管平滑肌对 β_2 受体激动剂有着良好的效应，在治疗过程中可比较重用这类药物。

支气管舒张试验的适应证是 FEV_1 的基础值小于 70% 的预计值。试验时先测定基础的 FEV_1 或 PEF，然后用定量雾化吸入器（MDI）吸入 β_2 受体激动剂（如沙丁胺醇的制剂喘乐宁，喘宁碟）200 ~ 400 g，吸入 15 ~ 20 min 后，再次测定 FEV_1 或 PEF（北京协和医院呼吸科通常以吸入喘宁碟 400 g，20 min 后再测 FEV_1），其后按下列公式计算 FEV_1 或 PEF 的改善率：

$$FEV_1（或 PEF）改善率（\%）= \frac{吸药后 FEV_1（或 PEF）- 吸药前 FEV_1（或 PEF）}{吸药前 FEV_1（或 PEF）} \times 100\%$$

如果改善率 $\geq$ 15%，则为试验阳性，即表明原来处于收缩状态的支气管可能重新舒张。

对于 FEV_1 的基础值大于预计值 70% 者，一般先进行支气管激发试验，阳性者再进行支气管舒张试验，如果均为阳性，则表明气道处于高反应状态。

对于支气管舒张试验阴性者，有时为了进一步确定气道阻塞是否真的是不可逆的，可进一步进行口服泼尼松试验，即每日口服泼尼松 20 ~ 30 mg，连服 1 周，其后复查 FEV_1 或 PEF，如 1 周后它们的改善率 15%，仍可认为支气管舒张试验阳性。对于基础 FEV_1 过低者，吸入 β_2 受体激动剂后，除计算其改善率外，还应考虑 FEV_1 改善的绝对值，当改善率 15%，FEV_1 的绝对值增加超过 200 mL 时，支气管舒张试验才是真正的阳性，如果只有改善率达到 15%，而增加的绝对值不足 200 mL，这时的支气管舒张试验可能为假阳性，因为肺通气功能差的患者，只要 FEV_1 稍微有所增加，其改善率就可达到 15%。这时 FEV_1 的这一点点增加对通气功能的改善并无太大的帮助。

6. 动脉血气分析

哮喘急性发作，特别是严重发作时应当进行动脉血气分析以分析血液中的酸碱度和 PaO_2、$PaCO_2$ 和 HCO_3^- 以及机体氧合状态（即了解机体有没有缺氧）。这对了解哮喘患者的通气功能状态是极为重要的，而且可指导危重患者的抢救。

（四）变应原检查

1. 特异性变应原的体内诊断

鉴于大部分支气管哮喘是由于抗原抗体作用的结果，而过敏性抗体 IgE 对于皮肤及黏膜下组织的肥大细胞有极强的亲和力，故可利用患者的皮肤或黏膜进行特异性变应原的检查以明确病因。

皮肤试验包括斑贴试验、抓伤试验、点刺或挑刺试验、皮内试验等。目前在国外多用点刺试验，其优点为疼痛比皮内试验轻，方法较简便，容易得到儿童的合作，结果亦相当可靠，但所用抗原的浓度要比皮内试验者高出 100 倍。各种试验均应用氯化钠溶液或抗原的溶媒作阴性对照，同时用 0.1 mg/mL 的磷酸组胺作阳性对照。但部分患者仍然可以出现假阴性或假阳性。

2. 阿司匹林耐受性试验

对高度怀疑、但一时不能确诊的阿司匹林不耐受性哮喘的患者，可以在备好必要的急救条件的情况下进行口服激发试验；即口服阿司匹林从 15 mg 开始，依次逐渐增加口服剂量，如：37.5、75、150、225 mg 等，各剂量间隔 3 h。如果肺功能检查 FEV_1 下降 20% ~ 25%，其结果即可判定为试验阳性，对阿司匹林性哮喘的诊断有价值。一般敏感者常在口服阿司匹林 30mg 以下即表现为阳性。

3. 食物激发试验（food provocation test）

由食物过敏引起哮喘者较少，但部分患者食物诱因与吸入性诱因同时并存。在致敏食物中容易引起哮喘者有牛奶、葱、蒜、香菜、韭菜、酒、醋、鱼、虾、螃蟹、蛤蚌、牛肉、羊肉、辣椒、胡椒等。此类食物往往带有一定的异味，故它的致敏可能兼有食入和吸入双重性质。由于食物抗原的皮肤试验灵敏度较差，必要时亦可进行食物激发试验。即令患者空腹 4 h 以上，而且就试前 48 h 停用一切可疑致敏的食物及种种平喘药、激素、抗组胺药物等。激发前先为患者测量脉搏、呼吸、肺部听诊及肺功能测定，然后令患者食用激发性食物，例如生蒜 2 ~ 3 瓣或饮酒 20 ~ 30 mL。然后定时观测患者呼吸、脉搏、肺部体征及肺功能，对比激发前后的变化以做出判断。一般食物激发的阳性症状出现较慢，维持时间则较长。

4. 职业性激发试验（occupational provocation test）

适用于职业性哮喘患者，根据患者工作中可疑的致敏诱因，采用不同的职业性变应原，让患者模拟职业性操作，进行试验。常用的职业性致敏原有甲苯二异氰酸酯（TDI）、特弗隆（teflon）、粮食粉尘、鱼粉、脱粒机粉尘、洗涤剂粉尘、油漆涂料等。亦可令患者进入工作现场，操作一段时间然后观察患者的临床表现及肺功能变化。

5. 特异性变应原的体外诊断

由于特异性变应原的体内诊断受许多因素的影响，故近年来趋于将体内试验改为体外试验，以期一次采血即可完成多种微量的特异性体外试验。既能节省患者时间，又可减少患者痛苦及危险性，亦不受抗原品种的限制。现有的特异性体外诊断方法有：①特异性免疫沉淀反应 - 琼脂单相或双相扩散试验；②肥大细胞脱颗粒试验；③特异性荧光免疫反应；④特异性酶标免疫吸附试验；⑤特异性体外白细胞组胺释放试验；⑥特异性淋巴细胞转化试验；⑦特异性放射变应原吸附试验等。上述诸法需要有特殊的仪器设备和技术，且其灵敏度、特异性、重复性未必完善，而我科近年引进了瑞典 Pharmacia Di-agnostics 的变态反应体外诊断仪器，即用酶标荧光免疫方法检测总 IgE，Phadiatop（可用于常见变应原的筛选），嗜酸性粒细胞阳离子蛋白（ECP）和用于各种特异性 IgE（Cap Sys-tem）。经 400 多例的检测，我们认为确有较好的灵敏度与特异性，器械的自动化性能亦较高。

（五）哮喘的诊断标准

1. 反复发作喘息、气急、胸闷或咳嗽，多与接触变应原、冷空气、物理、化学性刺激、病毒性上呼吸道感染、运动等有关。

2. 发作时在双肺可闻及散在或弥漫性，以呼气相为主的哮鸣音，呼气相延长。

3. 上述症状可以治疗缓解或自行缓解。

4. 症状不典型者（如无明显喘息或体征）应至少具备以下一项试验阳性。

（1）支气管激发试验或运动试验阳性。

（2）支气管舒张试验阳性（FEV_1 增加 15% 以上，且 FEV_1 增加绝对值 > 200 mL）。

（3）最大呼气流量（PEF）日内变异率或昼夜波动率 ≥ 20%。

5. 除外其他疾病所引起的喘息、气急、胸闷和咳嗽。

（六）支气管哮喘的分期

根据临床表现支气管哮喘可分为急性发作期和缓解期。缓解期系指经过治疗或未经治疗症状、体征消失，肺功能恢复到急性发作前水平，并维持 4 周以上。哮喘患者的病情评估应分为两个部分：

1. 哮喘病情严重度的评估

许多哮喘患者即使没有急性发作，但在相当长的时间内总是不同频度和（或）不同程度地出现症状（喘息、咳嗽、胸闷），因此需要依据就诊前临床表现，肺功能对其病情进行估价，见（表 7-1）。在治疗过程中还应根据症状和肺功能变化重新进行严重度的评估，以便及时调整治疗方案（表 7-2）。

表 7-1　治疗前哮喘病情严重程度评估

病情	临床特点
间接发作	症状 < 每周 1 次
	短暂发作
	夜间哮喘症状 ≤ 每月 2 次
	FEV_1，或 PEF ≥ 80% 预计值
	PEF 或 FEV_1，变异率 < 20%
轻度持续	症状 ≥ 每周 1 次，但 < 每天 1 次
	发作可能影响活动和睡眠
	夜间哮喘症状 > 每月 2 次
	FEV_1，或 PEF ≥ 80% 预计值
	PEF 或 FEV_1，变异率 20% ~ 30%
中度持续	每日有症状
	发作可能影响活动和睡眠
	夜间哮喘症状 > 每周 1 次
	FEV_1，或 PEF 变异率 60% ~ 80% 预计值
	PEF 或 FEV_1，变异率 > 30%
重度持续	每日有症状
	频繁发作
	经常出现夜间哮喘症状
	体力活动受限
	FEV_1 或 PEF ≤ 60% 预计值
	PEF 或 FEV_1，变异率 > 30%

注：一个患者只要具备某级严重度的一个特点则可将其列入该级之中。

2. 哮喘急性发作时严重程度的评价

哮喘急性发作是指气促、咳嗽、胸闷等症状突然发生，常有呼吸困难，以呼气流量降低为其特征，常因接触变应原等刺激物或治疗不当所致。其程度轻重不一，病情加重可在数小时或数天内出现，偶尔可在数分钟内即危及生命，故应对病情做出正确评估，以便给予及时有效的紧急治疗。哮喘急性发作时严重程度的评估，见（表7-3）。

3. 控制水平的分级这种分级方法更容易被临床医师掌握，有助于指导临床治疗，以取得更好的哮喘控制。控制水平的分级，见（表7-4）。

4. 相关诊断试验

肺功能测定有助于确诊哮喘，也是评估哮喘控制程度的重要依据之一。对于有哮喘症状但肺功能正常的患者，测定气道反应性和PEF日内变异率有助于确诊哮喘。痰液中嗜酸性粒细胞或中性粒细胞计数可评估与哮喘相关的气道炎症。呼出气一氧化氮（FeNO）也可作为哮喘时气道炎症的无创性标志物。痰液嗜酸性粒细胞和FeNO检查有助于选择最佳哮喘治疗方案。可通过变应原皮试或血清特异性IgE测定证实哮喘患者的变态反应状态，以帮助了解导致个体哮喘发生和加重的危险因素，也可帮助确定特异性免疫治疗方案。

表7-2 治疗中哮喘严重度的分类

	现行分级治疗		
	一级间歇发作	二级轻度持续	三级中度持续
治疗中患者的症状和肺功能	严重度		
一级：间歇发作	间接发作	轻度持续	中度持续
症状少于每周1次			
短暂急性发作			
夜间症状不多于每月2次			
二级：轻度持续	轻度持续	中度持续	重度持续
症状多于每周1次，但少于每日1次			
夜间哮喘多于每月2次，但少于每周1次			
两次发作之间肺功能正常			
三级：中度持续	中度持续	重度持续	重度持续
每天均有症状			
急性发作可能影响活动和睡眠			
夜间症状至少每周1次			
60% < FEV_1 < 80%预计值，或			
60% < PEF < 80%平素最高值			
四级：重度持续	重度持续	重度持续	重度持续
每天均有症状			
经常发生急性发作			
经常出现夜间症状			
FEV_1 ≤ 60%预计值，或			
PEF ≤ 80%平素最高值			

表7-3 哮喘急性发作时严重程度的评估

临床特点	轻度	中度	重度	危重
气短	步行、上楼时	稍事活动	休息时	
体位	可平卧	喜坐位	端坐呼吸	
讲话方式	连续成句	常有中断	单字	不能讲话
精神状态	可有焦虑，尚安静	时有焦虑或烦躁	常有焦虑、烦躁	嗜睡或意识模糊
出汗	无	有	大汗淋漓	
呼吸频率	轻度增加	增加	常 > 30次/分	

（续　表）

临床特点	轻度	中度	重度	危重
辅助呼吸肌活动及三凹征	常无	可有	常有	胸腹矛盾运动
哮鸣音	散在，呼吸末期	响亮、弥漫	响亮、弥漫	减弱，乃至无
脉率			> 120 次 / 分	脉率变慢或不规则
奇脉			常有，> 25 mmHg	无，提示呼吸肌疲劳
使用 β_2 受体激动剂后 PEF 占正常预计值或本人平素最高值 %	> 80%	60% ~ 80%	< 60%，或 < 1001/min，或作用时间 < 2h	
PaO_2（吸空气）	正常	> 60 mmHg	< 60 mmHg	
$PaCO_2$	< 45 mmHg	≤ 45 mmHg	> 45 mmHg	
SaO_2（吸空气）	> 95%	91% ~ 95%	≤ 90%	
pH				降低

表 7-4　控制水平分级

	完全控制（满足以下所有条件）	部分控制（在任何 1 周内）出现以下 1 ~ 2 项特征	未控制（在任何 1 周内）
白天症状	无（或不超过 2 次 / 周）	超过 2 次 / 周	
活动受限	无	有	
夜间症状 / 憋醒	无	有	出现不低于 3 项部分控制特征
需要使用缓解药的次数	无（或不超过 2 次 / 周）	超过 2 次 / 周	
肺功能（PEF 或 FEV_1）	正常或不低于正常预计值 / 本人最佳值的 80%	小于正常预计值（或本人最佳值）的 80%	
急性发作	无	达到每年 1 次	在任何 1 周内出现 1 次

（七）支气管哮喘的鉴别诊断

哮喘的病理生理学改变包括三个特征：①气流受限，但可经支气管舒张剂治疗而逆转；②气道对各种刺激的高反应性；③气流受限呈周期性或发作性。这一组功能性改变的发病机制最可能为局限于气道的炎症过程。

哮喘急性发作时，患者都会有不同程度的呼吸困难。呼吸困难的第一个症状就是气促，患者的主诉就是胸闷、憋气、胸部压迫感。症状的出现常常与接触变应原或激发因素（如冷空气、异味等）有关，也常常发生于劳作后或继发于呼吸道感染（如气管炎）之后。但任何原因引起的缺氧也可出现类似症状。由此可见，胸闷、憋气不是哮喘所特有，不是它的专利，应该注意区别，以免导致误诊和误治。非哮喘所致的呼吸困难可见于下列几种情况：

1. 慢性支气管炎和COPD

慢性支气管炎常发生于吸烟或接触粉尘及其他刺激性烟雾职业的人，其中尤以长期吸烟为最常见的病因。因此患者多为中老年人，大多有长期咳嗽、咳痰史，每每在寒冷季节时症状加剧。一个人如果每年持续咳嗽 3 个月以上，连续 2 年，并排除其他可引起咳嗽、咳痰的原因者，即可诊断为慢性支气管炎。病程较长的慢性支气管炎患者的气道也可造成气流的受限，可合并肺气肿、发生通气功能障碍，而且常易发生急性呼吸道细菌或病毒感染。慢性阻塞性肺疾病（COPD）的患者与哮喘患者一样，运动常常引起症状的发作，但两者有区别。COPD 患者一般是在运动或劳作后发生喘息和呼吸困难，而哮喘患者通常是在运动过程发生中症状发作或加重。

2. 心源性哮喘

大多数发生于老年人，特别是原有高血压病、冠心病者，也常见于风湿性心脏病、心肌病的患者。他们的心功能太差，肺循环瘀血。这时，即使肺通气功能正常，也会因肺循环障碍，肺泡与其周围的毛细血管的气体交换不足而缺氧。急性左心功能不全（常见与急性广泛心肌梗死）还可出现喘息症状（医学上称为心源性哮喘），特点为夜间出现阵发性呼吸困难，不能平卧，咳嗽频数，且有多量血性泡沫痰，与哮喘有别。心源性哮喘是非常严重的病症，如治疗延误，往往危及患者的生命，应紧急诊治。

3. 肺癌

大部分肺癌发生于支气管腔内，肿瘤的生长增大必将导致支气管腔的狭窄，造成通气功能的障碍。位于气管腔内的癌症，对气流的影响更为严重，可以引起缺氧，使患者喘息，甚至误诊为哮喘。发生于大气道的肺癌常常引起阻塞性肺炎。当感染或肺炎形成以后，患者的气促、咳嗽、喘鸣等症状更加明显，有时还会造成混淆。但是肺癌引起的咳嗽、喘息症状往往是逐渐形成，进行性加重，常有咯血丝痰或少量血痰的现象，平喘药物治疗无效。此外，发生于气管内的正气管癌也可引起呼吸困难，但这时的呼吸困难为吸气性呼吸困难，即空气吸不进肺，而哮喘的呼吸困难是呼气性呼吸困难，即肺里的气体不容易排出。

4. 胸腔积液

胸腔积液常常由结核病引起，液体积存于肺外一侧或双侧的胸膜腔内少量的积液不会引起呼吸困难，但如果积液量较多，就可能使肺受压迫，因而出现通气和换气障碍。患者得不到足够的氧气，从而出现胸闷、气短、憋气等症状。胸腔积液与哮喘的鉴别诊断比较容易，胸部透视或摄胸部 X 线片就可区分。当然，两者的症状也不同。结核性胸膜炎的患者一般有发热、胸痛的症状，而哮喘患者除非合并感染，通常无发热，除非合并气胸，否则无胸痛。胸腔积液引起的呼吸困难经胸腔穿刺，积液引流以后症状很快缓解，而平喘药无效。

5. 自发性气胸

病程长的哮喘患者，由于肺气肿和肺大泡的形成，偶可在哮喘急性发作时并发气胸，使呼吸困难的症状突然加重。患者和医务人员如果忽略了并发气胸的可能性，误认为是哮喘发作加剧，而反复使用平喘药物，就必将延误治疗，并发气胸时的特征是出现胸部重压感，大多为单侧性，吸气性呼吸困难，且平喘药物治疗无效。通过医师仔细地检查或者胸部 X 线检查即可及时做出诊断，关键在于不失时机地检查治疗。

6. 肺栓塞

肺栓塞是肺动脉被某种栓子堵住，以致血流不通的严重病症。肺栓塞的早期症状都是显著的胸闷、憋气、呼吸困难，这些症状可使患者坐卧不安，极为难忍。血气分析显示明显的低氧血症，但一般肺部听不到哮鸣音，平喘药无效，这些都是与哮喘明显不同之处。进一步的确诊须借助与核素的肺通气 / 灌注扫描和肺动脉造影等。

7. 弥漫性肺间质纤维化

这是一组病因极其复杂的疾病综合征，大部分患者病因不清楚，如所谓特发性肺间质纤维化，少数患者的病因较清楚，最常见为系统性红斑狼疮、类风湿性关节炎、系统性进行性硬皮病、皮肌炎、干燥综合征等。弥漫性肺间质纤维化患者的病情变化可急可缓，突出症状是进行性呼吸困难，因此多数患者主诉胸闷、憋气，也可表现刺激性干咳嗽。但这些症状一般无季节性、其发作性的特点也不突出，除非合并感染。肺无哮鸣音，但有时肺可听到爆裂音。肺功能检查显示限制性通气功能障碍。这些特点均与哮喘不同。

8. 高通气综合征

这是一组由于通气过度，超过生理代谢所需要的病症，通常可由焦虑和某种应激反应所引起，因此过度通气激发试验也可引起同样的临床症状。过度通气的结果是呼吸性碱中毒，从而表现呼吸深或快、呼吸困难、气短、胸闷、憋气、心悸、头昏、视物模糊、手指麻木等症状。严重者可出现手指，甚至上肢强直、口周麻木发紧、晕厥、精神紧张、焦虑、恐惧等症状。这组综合征不同于哮喘，它并不由器质性疾病所引起，因此各种内脏的功能检查一般都正常，也无变应原。症状的发作无季节性，肺无哮鸣音。只有过度通气激发试验才能做出本病的诊断，醋甲胆碱或组胺吸入均不能诱发本病症。吸入皮质激素和支气管扩张剂均不是本综合征的适应证。

（八）支气管哮喘的并发症

多数哮喘患者的病程是可逆的，但有少数患者由于气道慢性过敏性炎症持续存在，反复发作，造成不可逆的病理变化，肺功能损害严重，或者由于急性严重发作，气道阻塞严重，抢救不及时，或者由于某些药物使用不当等情况，均可引起急性、慢性或治疗性的并发症，常见为：

1. 肺气肿和肺心病

哮喘患者因气道过敏性炎症持续存在，并对外界的各种特异的或非特异的刺激产生高反应性。这种患者的支气管系统极容易发生收缩，以至痉挛，造成气道阻塞。气流阻塞如果长期得不到控制，肺残气也越来越多，结果使肺体积不断增大，肺泡结构受破坏，这就形成肺气肿。其后随着肺气肿的加重，肺泡里淤积的气体造成的肺泡内压力也不断增加，肺泡周围的血管受到压迫，血液流通障碍，从而造成肺循环阻力增高，压力增大，形成慢性肺动脉高压。肺动脉高压的形成使从周围血管来的静脉血回到心脏发生困难，同时使心脏（主要是右心室）负担加重，结果有心室壁肥厚、心室增大。由于长期的超负荷工作，右心室慢慢就发生疲劳，右心功能不全，慢性肺源性心脏病（简称肺心病）。

2. 呼吸衰竭

哮喘合并呼吸衰竭时，与慢性阻塞性肺疾病（COPD）没有区别，一般都属于 Ⅱ 型呼吸衰竭（即有缺氧，而且有动脉血二氧化碳分压的增高）。但哮喘严重发作时的呼吸衰竭一般为 Ⅰ 型呼吸衰竭（即只有缺氧，没有动脉血二氧化碳分压的升高），而且往往合并过度通气。

3. 呼吸骤停

指哮喘患者的呼吸突然停止的严重并发症。发生这样的并发症前，病情一般并不太重，也没有预兆，大半发生于患者咳嗽或进食时，也可在轻微活动后。大半在家中发生，因此家属应及时救治。如果没有及时进行人工呼吸，常导致在送往医院前就继发心跳停止造成死亡。呼吸骤停的原因可能和发病时的神经反射有关。这种并发症发生的机会非常少见，但应警惕再次发生的可能。

4. 气胸和纵隔气肿

这两种情况都是肺结构受到严重的破坏，肺气肿进一步发展为肺大泡的结果。气胸有多种类型，如张力性气胸，交通性气胸和闭合性气胸等。其中最危险者为张力性气胸。因为这时胸膜的破口形成活瓣样，当患者吸气时，由于外界的大气压高于胸腔内的负压，因此外界的空气很容易进入胸腔。而当患者呼气时，胸膜的活瓣将破口关闭，胸腔里的气体不能排出，因此胸腔内的压力猛长，不但很快将同侧肺完全压瘪，而且可把纵隔向对侧推移，引起纵隔摆动，甚至可压迫对侧肺，因此患者可以突然死亡。对于这种情况，应当马上抢救，刻不容缓。对于其他两种类型的气胸和纵隔气肿也应积极治疗，以尽快使肺复张，恢复其肺功能。不管哪一类型的气胸，如果没有及时处理，肺受压的时间过长，都可能使肺复张困难。这就等于进行了没有开胸的"肺切除"。

5. 过敏性支气管肺曲菌病（ABPA）

少数支气管哮喘病例可以并发过敏性支气管肺曲菌病。表现为乏力、消瘦、咳嗽、盗汗、杵状指、吐痰中出现褐色小块状分泌，真菌培养有烟曲菌生长。胸片显示游走性肺浸润。患者血中对烟曲菌的特异性 IgE 滴度增高，用烟曲菌抗原给患者作皮肤试验可出现双相反应，即先在 15 min 时出现速发反应，继而在 6～8 h 后出现延迟反应。此并发症在支气管哮喘患者中虽然症状典型的不多，但有人报告支气管哮喘患者的痰液中出现曲菌菌丝的病例不少，约有 10% 的患者痰中可找到菌丝。

6. 心律失常和休克

严重哮喘发作本身可因缺氧等而引起心律失常和休克，但平喘药物，尤其是氨茶碱和异丙肾上腺素如果用量过多或注射速度过快也可引起上述不良反应。即使当前应用的选择性 β_2 受体激动剂大量静脉给药时也可发生。氨茶碱静脉注射速度太快，量过多会产生血管扩张。哮喘患者发作比较严重的哮喘时，往往丢失较多的水分，造成一定程度的脱水，其血容量相对不足，如果血管明显扩张就容易造成低血容量休克，甚至引起死亡，必须引起高度警惕。为此必须注意：①平喘药物不能过量，尤其老年人或原有心脏病的患者，注射时更要小心，最好先采用吸入疗法；②静脉注射氨茶碱剂量首次应用不超过每千克体重 5 mg，注射速度要慢，不少于 15 min，如果已有脱水表现，宜改用静脉滴注；③患者应该吸氧。

7. 闭锁肺综合征

β_2 受体激动剂本来是扩张支气管的平喘药，但如果哮喘患者用药过多，过于频繁，就可能起不到平喘作用，就好像呼吸道和外界隔绝，被"关闭"或"锁"起来一样。发生闭锁肺综合征主要因素是应用异丙肾上腺素过量或在治疗中因心动过速而不适当地使用了普萘洛尔（心得安）引起。普萘洛尔是一种 β_2 受体阻断剂，阻断 β_2 受体激动剂的作用，本身又可使支气管痉挛加剧，造成"闭锁状态"。异丙肾上腺素应用过量、它的代谢产物在体内积聚，也会发生普萘洛尔样的 β_2 受体的阻断作用，可发生类似的后果此外，应用利血平或大量普拉洛尔（心得宁）后也有类似作用。因此哮喘合并冠心病、高血压者应当慎重使用这类药物。

8. 胸廓畸形

哮喘患者尤其是年幼时起病或反复发作者，往往引起胸廓畸形，最常见是桶状胸、鸡胸、肋骨外翻等胸廓畸形。严重者可能对呼吸功能有些影响。

9. 生长发育迟缓

有人认为哮喘病儿长期口服皮质激素者可以出现生长迟缓，但吸入糖皮质激素是否引起生长迟缓，目前看法不一。多数认为规范化使用适量的吸入皮质激素不会引起发育的障碍。

如上所述，哮喘本来是一种可逆的气道疾病，但如果诊断不及时，治疗不适当，可逆的病变就可能转变为不可逆的病变，而且可以产生各种各样的并发症，甚至导致患者死亡。由此可见哮喘的规范化治疗是极为重要的。

第三节　支气管哮喘的治疗

一、哮喘治疗常用药物简介

哮喘治疗药物分为控制药物和缓解药物。①控制药物：每天需要长期使用的药物，主要通过抗炎作用使哮喘维持临床控制，包括吸入糖皮质激素（简称激素）、全身用激素、白三烯调节剂、长效 β_2 受体激动剂（LABA，须与吸入激素联合应用）、缓释茶碱、色苷酸钠、抗 IgE 抗体及其他有助于减少全身激素剂量的药物等；②缓解药物：按需使用的药物，这些药物通过迅速解除支气管痉挛从而缓解哮喘症状，包括速效吸入 β_2 受体激动剂、全身用激素、吸入性抗胆碱能药物、短效茶碱及短效口服 β_2 受体激动剂等。

1. 激素

激素是最有效的控制气道炎症的药物。给药途径包括吸入、口服和静脉应用等，吸入为首选途径。

（1）吸入给药：吸入激素的局部抗炎作用强，通过吸入给药，药物直接作用于呼吸道，所需剂量较小。通过消化道和呼吸道进入血液药物的大部分被肝脏灭活，因此全身性不良反应较少。吸入激素可有效减轻哮喘症状、提高生活质量、改善肺功能、降低气道高反应性、控制气道炎症，减少哮喘发作的频率和减轻发作的严重程度，降低病死率。多数成人哮喘患者吸入小剂量激素即可较好的控制哮喘。过多增加吸入激素剂量对控制哮喘的获益较小而不良反应增加。由于吸烟可降低激素的效果，故吸烟者须戒烟并给予较高剂量的吸入激素。吸入激素的剂量与预防哮喘严重急性发作的作用之间有非常明确的关系，所以，严重哮喘患者长期大剂量吸入激素是有益的。

吸入激素在口咽部局部的不良反应包括声音嘶哑、咽部不适和念珠菌感染。吸药后及时用清水含漱口咽部，选用干粉吸入剂或加用储雾器可减少上述不良反应。吸入激素的全身不良反应的大小与药物剂量、药物的生物利用度、在肠道的吸收、肝脏首过代谢率及全身吸收药物的半衰期等因素有关。通常成人哮喘患者每天吸入低至中剂量激素，不会出现明显的全身不良反应。长期高剂量吸入激素后可能出现的全身不良反应包括皮肤瘀斑、肾上腺功能抑制和骨密度降低等。吸入激素可能与白内障和青光眼的发生有关，现无证据表明吸入激素可增加肺部感染（包括肺结核）的发生率，因此伴有活动性肺结核的哮喘患者可以在抗结核治疗的同时给予吸入激素治疗。

①气雾剂给药：临床上常用的吸入激素有4种。包括二丙酸倍氯米松、布地奈德、丙酸氟替卡松等。一般而言，使用干粉吸入装置比普通定量气雾剂方便，吸入下呼吸道的药物量较多。

②溶液给药：布地奈德溶液经以压缩空气为动力的射流装置雾化吸入，对患者吸气配合的要求不高，起效较快，适用于轻中度哮喘急性发作时的治疗。

（2）口服给药：适用于中度哮喘发作、慢性持续哮喘吸入大剂量吸入激素联合治疗无效的患者和作为静脉应用激素治疗后的序贯治疗。一般使用半衰期较短的激素（如泼尼松、泼尼松龙或甲泼尼龙等）。对于激素依赖型哮喘，可采用每天或隔天清晨顿服给药的方式，以减少外源性激素对下丘脑－垂体－肾上腺轴的抑制作用。泼尼松的维持剂量为每天≤10 mg。长期口服激素可引起骨质疏松症、高血压、糖尿病、下丘脑－垂体－肾上腺轴的抑制、肥胖症、白内障、青光眼、皮肤菲薄导致皮纹和瘀斑、肌无力。对于伴有结核病、寄生虫感染、骨质疏松、青光眼、糖尿病、严重忧郁或消化性溃疡的哮喘患者，全身给予激素治疗时应慎重并应密切随访。全身使用激素不是一种经常使用的缓解哮喘症状的方法，但严重的急性哮喘是需要的，可预防哮喘的恶化、减少因哮喘而急诊或住院的机会、预防早期复发、降低病死率。推荐剂量：泼尼松龙30～50 mg/d，5～10 d。具体使用要根据病情的严重程度，当症状缓解或其肺功能已经达到个人最佳值，可以考虑停药或减量。地塞米松因对垂体－肾上腺的抑制作用大，不推荐长期使用。

（3）静脉给药：严重急性哮喘发作时，应经静脉及时给予琥珀酸氢化可的松（400～1 000 mg/d）或甲泼尼龙（80～160 mg/d）。无激素依赖倾向者，可在短期（3～5 d）内停药；有激素依赖倾向者应延长给药时间，控制哮喘症状后改为口服给药，并逐步减少激素用量

2. β₂受体激动剂

通过对气道平滑肌和肥大细胞等细胞膜表面的 β₂受体的作用，舒张气道平滑肌、减少肥大细胞和嗜碱粒细胞脱颗粒和介质的释放、降低微血管的通透性、增加气道上皮纤毛的摆动等，缓解哮喘症状。此类药物较多，可分为短效（作用维持4～6 h）和长效（维持12 h）β₂受体激动剂。后者又可分为速效（数分钟起效）和缓慢起效（30 min起效）2种。

（1）短效 β₂受体激动剂（SABA）：常用的药物如沙丁胺醇（salbutamol）和特布他林（terbutalin）等。

①吸入给药：吸入用短效 β₂受体激动剂包括气雾剂、干粉剂和溶液等，通常在数分钟内起效，疗效可维持数小时，是缓解轻至中度急性哮喘症状的首选药物，也可用于运动性哮喘。如每次吸入100～200μg沙丁胺醇或250～500μg特布他林，必要时每20 min重复1次。这类药物应按需间歇使用，不宜长期、单一使用，也不宜过量应用，否则可引起骨骼肌震颤、低血钾、心律失常等不良反应。压力型定量手控气雾剂（pMDI）和干粉吸入装置吸入短效 β₂受体激动剂不适用于重度哮喘发作；其溶液（如沙丁胺醇、特布他林、非诺特罗及其复方制剂）经雾化泵吸入适用于轻至重度哮喘发作。

②口服给药：如沙丁胺醇、特布他林、丙卡特罗片等，通常在服药后15～30 min起效，疗效维持4～6 h。如沙丁胺醇2～4 mg，特布他林1.25～2.5 mg，每天3次；丙卡特罗25～50μg，每天2次。使用虽较方便，但心悸、骨骼肌震颤等不良反应比吸入给药时明显。缓释剂型和控释剂型的平喘作用维持时间可达12 h，特布他林的前体药班布特罗的作用可维持24 h，可减少用药次数，适用于夜间哮喘患者的预防和治疗。长期、单一应用 β₂受体激动剂可造成细胞膜 β₂受体的向下调节，表现为临床耐药现象，故应予避免。

③贴剂给药：为透皮吸收剂型。妥洛特罗（tulobuterol），分为0.5 mg、1 mg、2 mg 3种剂量。药物经皮肤吸收，因此可减轻全身不良反应，每天只需贴敷1次，效果可维持24 h。

（2）长效 β₂受体激动剂（LABA）：舒张支气管平滑肌的作用可维持12 h以上。目前常用的吸入型LABA有2种。沙美特罗（salmeterol）：给药后30 min起效，平喘作用维持12 h以上。推荐剂量50μg，每天2次吸入。福莫特罗（formoterol）：给药后3～5 min起效，平喘作用维持8 h以上。平喘作用具有一定的剂量依赖性，推荐剂量4.5～9μg，每天2次吸入。吸入LABA适用于哮喘（尤其是夜

间哮喘和运动诱发哮喘）的预防和治疗。福莫特罗因起效迅速，可按需用于哮喘急性发作时的治疗。联合吸入激素和 LABA，具有协同的抗炎和平喘作用，可获得相当于（或优于）应用加倍剂量吸入激素时的疗效，并可增加患者的依从性、减少较大剂量吸入激素引起的不良反应，尤其适合于中至重度持续哮喘患者的长期治疗。临床上不推荐长期单独使用 LABA 治疗哮喘，LABA 应该与吸入激素联合使用。

3. 白三烯调节剂

主要是通过对气道平滑肌和其他细胞表面白三烯受体的拮抗，抑制肥大细胞和嗜酸性粒细胞释放出的半胱氨酰白三烯的致喘和致炎作用，产生轻度支气管舒张和减轻变应原、运动和二氧化硫（SO_2）诱发的支气管痉挛等作用，并有一定的抗炎作用。可减轻哮喘症状、改善肺功能、减少哮喘的恶化。但作用不如吸入激素，也不能取代激素。但可减少中至重度哮喘患者每天吸入激素的剂量，并可提高吸入激素治疗的临床疗效，尤适用于阿司匹林哮喘、运动性哮喘和伴有过敏性鼻炎哮喘患者的治疗。扎鲁司特 20 mg，每天 2 次；孟鲁司特 10mg，每天 1 次；异丁司特 10 mg，每天 2 次。

4. 茶碱

具有舒张支气管平滑肌作用，并具有强心、利尿、扩张冠状动脉、兴奋呼吸中枢和呼吸肌等作用。低浓度茶碱具有抗炎和免疫调节作用。可作为症状缓解药。

（1）口服给药：用于轻至中度哮喘发作和维持治疗。剂量为每天 6 ～ 10 mg/kg。口服控（缓）释型茶碱后昼夜血药浓度平稳，平喘作用可维持 12 ～ 24 h，尤适用于夜间哮喘症状的控制。联合应用茶碱、激素和抗胆碱药物具有协同作用。但本品与 β_2 受体激动剂联合应用时，易出现心率增快和心律失常，应慎用并适当减少剂量。

（2）静脉给药：氨茶碱加入葡萄糖溶液中，缓慢静脉注射 ［注射速度不宜超过 0.25 mg/（kg·min）］ 或静脉滴注，适用于哮喘急性发作且近 24 h 内未用过茶碱类药物的患者。负荷剂量为 4 ～ 6 mg/kg，维持剂量为 0.6 ～ 0.8 mg/（kg·h）。由于茶碱的 "治疗窗" 窄以及茶碱代谢存在较大的个体差异，可引起心律失常、血压下降、甚至死亡，临床上应监测其血药浓度，及时调整浓度和滴速。茶碱有效、安全的血药浓度范围应在 6 ～ 15 mg/L。影响茶碱代谢的因素较多，如发热、妊娠，抗结核治疗可以降低茶碱的血药浓度；而肝脏疾患、充血性心力衰竭以及合用西咪替丁或喹诺酮类、大环内酯类等药物均可影响茶碱代谢而使其排泄减慢，增加茶碱的毒性作用，应酌情调整剂量。多索茶碱的作用与氨茶碱相同，但不良反应较轻。双羟丙茶碱的作用较弱，不良反应也较少。

5. 抗胆碱药物

吸入抗胆碱药物，如溴化异丙托品和噻托溴铵等，可阻断节后迷走神经传出支，通过降低迷走神经张力而舒张支气管。现有气雾剂和雾化溶液两种剂型。经 pM-DI 吸入溴化异丙托品气雾剂，常用剂量为 20 ～ 40 μg，每天 3 ～ 4 次；经雾化泵吸入溴化异丙托品溶液的常用剂量为 50 ～ 125 μg，每天 3 ～ 4 次。噻托溴铵为长效抗胆碱药物，对 M_1 和 M_3 受体具有选择性抑制作用，仅需每天 1 次吸入给药。抗胆碱药物与 β_2 受体激动剂联合应用具有协同、互补作用，对有吸烟史的老年哮喘患者较为适宜，但对妊娠早期妇女和患有青光眼或前列腺肥大的患者应慎用。

6. 抗 IgE 治疗

抗 IgE 单克隆抗体（omalizumab）可应用于血清 IgE 水平增高的哮喘患者，目前主要用于经过吸入糖皮质激素和 LABA 联合治疗后症状仍未控制的严重哮喘患者。

7. 其他治疗哮喘药物

（1）抗组胺药物：口服第二代抗组胺药物（H_1 受体阻断剂）如酮替芬、氯雷他定、阿司咪唑、氮卓司丁、特非那定等具有抗变态反应作用，在哮喘治疗中的作用较弱。可用于伴有变应性鼻炎哮喘患者的治疗。药物的不良反应主要是嗜睡。阿司咪唑和特非那定可引起严重的心血管不良反应，应谨慎使用。

（2）其他口服抗变态反应药物：如曲尼司特（tranilast）、瑞吡司特（repirinast）等可应用于轻至中度哮喘的治疗。其主要不良反应是嗜睡。

二、哮喘治疗原则

从理论上讲，支气管哮喘的预防比治疗更为重要，但由于哮喘的致病因素和诱发因素都非常复杂，各种因素常互相交错，而且往往是多重性的，再加上绝大多数患者还没有建立"预防为主"的坚定信念，导致预防措施难以起到主导的地位，在这种情况下，哮喘的治疗就显得尤为重要。但我们认为应当坚持"防中有治，治中有防"的基本原则。

1. 哮喘的治疗必须规范化，任何哮喘治疗方案都应把预防工作放在首位，为此应当尽可能地让患者了解"自己"，了解病因，了解药物。

2. 所有患者应尽最大可能地避免接触致病因素和诱发因素，对于特应性哮喘患者，采用脱敏疗法来提高患者对变应原的耐受性，也应作为预防措施来看待。

3. 以吸入肾上腺皮质激素（简称激素）为主的抗感染治疗应是哮喘缓解期的首要治疗原则，以达到控制气道的慢性炎症，预防哮喘的急性发作的目的。

4. 哮喘急性发作时，治疗的关键是迅速控制症状，改善通气，纠正低氧血症。

5. 强化对基层医师的培训，对哮喘患者的医学教育是哮喘防治工作的主要环节。

三、哮喘治疗目标

哮喘是一种对患者及其家庭和社会都有明显影响的慢性疾病。气道炎症是所有类型的哮喘的共同病理、症状和气道高反应性的基础，它存在于哮喘的所有时段。虽然目前尚无根治办法，但以抑制气道炎症为主的适当的治疗通常可以使病情得到控制。哮喘治疗的目标为：①有效控制急性发作症状并维持最轻的症状，甚至无任何症状；②防止哮喘的加重；③尽可能使肺功能维持在接近正常水平；④保持正常活动（包括运动）的能力；⑤避免哮喘药物治疗过程发生不良反应；⑥防止发生不可逆的气流受限；⑦防止哮喘死亡，降低哮喘死亡率。

哮喘控制的标准如下：①最少（最好没有）慢性症状，包括夜间症状；②最少（不常）发生哮喘加重；③无须因哮喘而急诊；④基本不需要使用 β_2 受体激动剂；⑤没有活动（包括运动）限制；⑥ PEF 昼夜变异率低于20%；⑦ PEF 正常或接近正常；⑧药物不良反应最少或没有。

四、哮喘治疗方案的组成

哮喘的治疗可以根据采用不同治疗类型的可能性、文化背景、不同的医疗保健系统通过不同途径进行。一般应包括六个部分，即：

1. 患者教育，并使哮喘患者在治疗中与医师建立伙伴关系。

2. 根据临床症状和尽可能的肺功能测定评估和监测哮喘的严重度。

3. 脱离与危险因素的接触。

4. 建立个体化的儿童和成人的长期的治疗计划。

5. 建立个体化的控制哮喘加重的治疗计划。

6. 进行定期的随访监护。

五、长期治疗方案的确定

1. 以哮喘的严重程度选择治疗药物

哮喘治疗方案的抉择基于其在治疗人群中的疗效及其安全性。药物治疗可以酌情采取不同的给药途径，包括吸入、口服和肠道外途径（皮下、肌内或静脉注射）。吸入给药的主要优点是可以将高浓度的药物送入气道以提高疗效，而避免或使全身不良反应减少到最低程度。哮喘治疗应以患者的严重程度为基础，并根据病情控制变化增减（升级或降级）的阶梯治疗原则选择治疗药物（表7-5）。

表 7-5　哮喘患者长期治疗方案的选择 *

严重度	每天治疗药物	其他治疗选择 **
一级 间接发作哮喘 ***	不必	
二级 轻度持续哮喘	吸入糖皮质激素（< 500 μg BDP 或相当剂量）	缓释茶碱，或色甘酸钠，或白三烯调节剂
三级 中度持续哮喘	吸入糖皮质激素（200 ~ 100 μg BDP 或相当剂量），加上长效吸入 β_2 受体激动剂 吸入糖皮质激素（500 ~ 1000 μg BDP 或相当剂量），加上缓释茶碱，或 吸入糖皮质激素（500 ~ 1000 μg BDP 或相当剂量），加上吸入长效 β_2 受体激动剂，或 吸入大剂量糖皮质激素（> 1000 μg BDP 或相当剂量），或 吸入糖皮质激素（200 ~ 1000 μg BDP 或相当剂量），加上白三烯调节剂	
四级 重度持续哮喘	吸入糖皮质激素（> 1000 μg BDP 或相当剂量），加上吸入长效 β_2 受体激动剂，需要时可再加上一种或一种以上下列药物： 缓释茶碱　　　　　　白三烯调节剂 长效口服 β_2 受体激动剂　　口服糖皮质激素	

注：* 各级治疗中除了规则的每日控制治疗以外，需要时可快速吸入 β_2 受体激动剂以缓解症状，但每日吸入次数不应多于 3 ~ 4 次。

** 其他选择的缓解药包括：吸入抗胆碱能药物、短作用口服 β_2 受体激动剂、短作用茶碱。

*** 间歇发作哮喘，但发生严重急性加重者，应按中度持续患者处理。

2. 以患者的病情严重程度为基础

根据控制水平类别选择适当的治疗方案哮喘患者长期治疗方案可分为 5 级。对以往未经规范治疗的初诊哮喘患者可选择第 2 级治疗方案，哮喘患者症状明显，应直接选择第 3 级治疗方案。从第 2 级到第 5 级的治疗方案中都有不同的哮喘控制药物可供选择。而在每一级中都应按需使用缓解药物，以迅速缓解哮喘症状。如果使用含有福莫特罗和布地奈德单一吸入装置进行联合治疗时，可作为控制和缓解药物应用。如果使用该分级治疗方案不能够使哮喘得到控制，治疗方案应升级直至达到哮喘控制为止。当哮喘控制并维持至少 3 个月后，治疗方案可考虑降级。建议减量方案：①单独使用中至高剂量吸入激素的患者，将吸入激素剂量减少 50%；②单独使用低剂量激素的患者，可改为每日 1 次用药；③联合吸入激素和 LABA 的患者：按 2010 年 2 月 18 日美国 FDA（U.S.Foocland Drug Administration）在长效 β_2 受体激动剂治疗哮喘的安全通告中的建议：LABA 应该短期应用，一旦哮喘得到有效控制，则应该停止使用 LABA。也就是，如果哮喘患者应用 ICS 和 LABA 联合治疗哮喘，哮喘达到完全控制后，就需要降阶梯治疗，应用单一的 ICS 吸入治疗，而不再继续使用 LABA 吸入治疗。

若患者使用最低剂量控制药物达到哮喘控制 1 年，并且哮喘症状不再发作，可考虑停用药物治疗。上述减量方案尚待进一步验证。通常情况下，患者在初诊后 2 ~ 4 周回访，以后每 1 ~ 3 个月随访 1 次。出现哮喘发作时应及时就诊，哮喘发作后 2 周~ 至 1 个月内进行回访。

六、哮喘急性发作期的治疗

哮喘急性发作的严重性决定其治疗方案，（表 7-3）为根据检查时所确定的哮喘急性发作严重度而制定的指南，各类别中的所有特征并不要求齐备。如果患者对起始治疗不满意，或症状恶化很快，或患者存在可能发生死亡的高危因素，应按下一个更为严重的级别治疗。

（一）哮喘急性发作的一般治疗

一般来说，如果患者突然咳嗽、胸闷、气促，而且进行性加重，平时所用的常规平喘药效果不明显时就应该到医院进一步检查，包括肺功能和血气分析等。不失时机进行治疗，以尽快缓解症状，纠正低氧血症，保护肺功能。

哮喘轻度急性发作者，可用沙丁胺醇（舒喘灵）或特步他林（喘康速）气雾剂作吸入治疗，每次吸 $200 \mu g$（2揿），通常可在数分钟内起作用，也可口服 β_2 受体激动剂，如特布他林（博利康尼）每次 2.5 mg，每日 3 次，通常在服药 15 ~ 30 min 起效，疗效维持 4 ~ 6 h，但心悸、震颤稍多见。如果急性发作或每天用药次数、剂量增加，表示病情加重，就需要合用其他药物，如舒弗美等。

中度哮喘急性发作者，气促明显，稍活动即气促加重，喜坐位，有时焦虑或烦躁，出汗、呼吸快、脉率达 120 次 / 分，喘鸣音响亮。吸支气管舒张剂后，仅部分改善症状，因此往往需要联合使用丙酸倍氯松或布地奈德气雾剂吸入，每次 $250 \mu g$，每 12 h 或 8 h 一次，有较强的局部抗炎作用。吸入皮质激素的疗效仍不满意者，需改用口服泼尼松每次 10 mg，每日 3 次，一般用 3 ~ 4 d，然后停用口服泼尼松改用吸入皮质激素（在完全停用口服泼尼松以前即应开始辅以吸入皮质激素）。

中度哮喘急性发作者常有夜间哮喘发作或症状加剧，因此常常需要使用长效缓释型茶碱，如舒弗美 200 mg（1片），每 12 h 一次。也可用控释型 β_2 受体激动剂如全特宁每次 4 ~ 8 mg，每 12 h 一次。此外，长效 β_2 受体激动剂，如丙卡特罗（美喘清，普鲁卡地鲁）每次 $25 \mu g$（小儿每次每千克体重 $1.25 \mu g$），沙美特罗（施立稳）每次吸入 $50 \mu g$，也可口服班布特罗，每晚 10 mg，能有效防治夜间哮喘发作和清晨加剧。有时可吸入可必特治疗，尤其是使用压缩空气吸入该药时效果更明显，优于单纯吸入 β_2 受体激动剂。

重度急性发作或危重患者，气促更严重，静息时气促也很明显，焦虑烦躁或嗜睡，大汗淋漓，呼吸困难，呼吸 > 30 次 / 分，脉率 > 120 次 / 分，发绀，用支气管扩张剂效果不明显。此时必须立即送医院。这时吸入 β_2 受体激动剂或糖皮质激素的效果均不明显，往往需在医院急诊室观察，并静脉滴注皮质激素和氨茶碱，一般还必须吸氧等。危重患者伴呼吸衰竭者还应酌情进行插管，并进行机械通气。

（二）机械通气的适应证

哮喘患者急性重度发作，经支气管扩张剂、激素、碱剂和补液等积极治疗，大部分可得到缓解，但仍有 1% ~ 3% 病情继续恶化，发生危重急性呼吸衰竭。动脉血气分析提示严重缺氧和二氧化碳潴留伴呼吸性酸中毒，如不及时抢救，即会危及生命。这时，由于气道阻力很高，胸廓过度膨胀，呼吸肌处于疲劳状态。因此，若注射呼吸兴奋剂（尼可刹米等），通气量的增加很有限，相反呼吸肌兴奋可能加重呼吸肌疲劳，氧消耗量和二氧化碳的产生也随之增多，不但效果极差，而且会适得其反，加重病情，故只有及时采用机械通气，方能取得满意疗效。

机械通气的指针是：①呼吸心跳停止；②严重低氧血症，$PaO_2 < 7.98$ kPa（60 mmHg）；③ $PaCO_2 > 6.67$ kPa（50 mmHg）；④重度呼吸性酸中毒，动脉血 pH < 7.25；⑤严重意识障碍，谵妄或昏迷；⑥呼吸浅而快，每分钟超过 30 次，哮鸣音由强变弱或消失，呼吸肌疲劳明显。

危重哮喘患者在机械通气时仍应当强化抗气道炎症的治疗，静脉滴入糖皮质激素是必不可少的，甚至常常需要较大剂量。在这种严重的状态下吸入支气管扩张药往往是无效的，勉强为之，有时还可增加气道阻力，加重呼吸困难。静脉使用氨茶碱是否有效，一直有争议。至于辅助机械通气的方式应根据患者的反应和血气分析的跟踪监测，及时调整。因为这时患者的气道阻力和气道内压和肺泡压显著增高，因此采用控制性低潮气量辅助呼吸（MCHV）或压力支持（PSAV）较为合理。用 MCHV 时呼吸机参数为：通气频率 6 ~ 12/min，潮气量 8 ~ 12 mL/kg，这些参数约为常规预计量的 2/3。也有报道，在机械通气时让患者吸入氦（80%）- 氧（20%）混合气，可使气道内压降低，肺泡通气量增加，改善低氧血症，降低 $PaCO_2$。呼气末正压（PEEP）的治疗是否合适尚有许多争论。因为严重哮喘发作时已存在内源性呼气末正压（PEEPi），肺泡充气过度，呼气末胸膜腔内压增高，小气道陷闭，气道阻力增加呼气流速减慢，肺泡压增高，呼气末肺泡压可高于大气压。此时若进行气道正压通气（CPAP）或 PEEP 通气，虽可提高气道内压力，使之超过肺泡压，部分地克服气道阻力，减少呼吸功，从而改善通气，但内源性压力和外源性压力的相加必使肺泡进一步膨胀，导致气胸等气压性损伤，因此应用时必须非常慎重。同时，正压通气可能影响静脉血回心，使心排血量减少，血压下降，组织灌注不足，因此在正压通气前应充分补液，扩充血容量。机械通气过程注意气道湿化，防止气道内黏液栓的形成。

（三）防止特异性和非特异性因素的触发

这是一个要时刻注意的问题，即使在哮喘急性发作时也应该让患者脱离变应原的接触，如治疗药物的选择，病室环境的布置和消毒都应当在详细了解患者的过敏史和哮喘发作诱发因素后周密地安排。除了避免和清除患者所提供的明确的触发因素以外，一般来说，含乙醇的药物（如普通的氢化可的松）、来苏消毒液、挥发性杀虫剂均不宜使用。急性发作的哮喘患者更不宜安排在新装修的病室内，也不宜在其病室内摆设奇花异草。

七、脱敏疗法

脱敏疗法是特异性脱敏疗法的简称，是针对引起病变的过敏物质的一种治疗方法，即用变应原制成的提取液（即为浸出液），定期给对相应变应原皮肤试验阳性的患者进行注射，以刺激体内产生"封闭"抗体（又名阻断抗体）。"封闭"抗体和特异性IgE抗体一样，也具有识别变应原的功能。当相同变应原再次进入体内，"封闭"抗体与肥大（嗜碱粒）细胞表面的IgE竞争和变应原结合，然后变成复合物而被网状内皮系统清除掉，变应原和附着于肥大（嗜碱粒）细胞表面的IgE的结合少了，哮喘的发作也就得以避免或减轻，但有些患者的病情改善和"封闭"抗体的形成没有关系。脱敏疗法的"封闭"抗体的学说近年来已发生动摇，有些学者发现"封闭"抗体（主要是IgG）在身体外虽证实能和特异性变应原相结合，但在体内却不能和进入黏膜的变应原相结合，且血清中"封闭"抗体并不确切反映是来源于局部的"封闭"抗体，而仅提示免疫刺激（注射变应原）的结果，只是一种免疫伴随现象，与病情改善程度缺乏相关性。因此有人认为脱敏疗法能使患者血清中的IgE生成受到抑制，IgE量减少，肥大细胞不再继续致敏，病情也就减轻。脱敏疗法还可使释放炎性介质细胞的反应性减弱等。从而减少或阻止过敏性疾病的发作，这就叫作脱敏疗法，而这种专门配制的脱敏液即为"特异性脱敏抗原"。这种疗法目前主要用于呼吸道疾患，诸如过敏性鼻炎、支气管哮喘等。

脱敏疗法的适应证主要为：①哮喘患者对某些吸入变应原的皮肤试验阳性和（或）血清特异性IgE升高；②皮肤试验虽呈阴性，但病史中强烈提示由某变应原诱发哮喘或经抗原激发试验证实，或血清中查到该特异性IgE，或者特异性嗜碱性粒细胞脱颗粒试验和组胺释放试验均呈阳性；③经一般平喘药物治疗后效果不理想，而当地已证实用某种变应原提取物作脱敏疗法有效；④对药物、食物过敏的患者，一般用避免方法而不用脱敏疗法，无法避免或不能替代者可考虑用脱敏疗法。

脱敏疗法应用于防治哮喘已历半个世纪，既往国内外多数学者持肯定态度，认为可减轻再次接触变应原后的过敏反应，甚至可长期控制哮喘发作。小儿的效果较成人显著，外源性哮喘效果更好。根据国内报道，用脱敏疗法疗程2～4年，成人哮喘总有效率达79.8%，小儿哮喘总有效率为95%，2年治愈率为61.3%。一般经脱敏疗法后，哮喘病情减轻，发作次数减少，平喘药物用量也减少，皮肤敏感性下降，部分患者变应原的皮肤试验由阳性转变为阴性或反应性降低，引起休克器官的耐受性也提高。特异性IgE抗体先上升，以后下降到低于原来水平，特异性IgG升高而嗜碱性粒细胞敏感性下降。但脱敏疗法有一定的局限性，因此各国学者的评价不尽相同，有些学者对脱敏疗法的钟爱程度不高。有人认为，如果哮喘全年发作，表明气道过敏性炎症持续存在，脱敏疗法不能使之恢复，这时宜选用吸入抗过敏性炎症药物来替代本法。

八、哮喘诊断治疗中应注意的事项

1. 哮喘患者就诊时通常有三种情况：主诉某些与哮喘有关的症状，但没有经过必要的检查，诊断尚不明确；哮喘急性发作；哮喘经过有效治疗而处于缓解期。对于第一类患者，医师的首要任务是进行胸部X线、肺功能、变应原等的系统检查，以确定诊断，并了解肺功能受损情况和哮喘的严重程度，是否具有变应体质，主要变应原是什么。这些基本病情的了解对患者长期的治疗方案的制订，对病情变化的随访都是非常重要的。第二类患者首先应给予紧急处理，缓解症状，改善肺功能，不要勉强进行过多的检查。其他必要的检查可等症状缓解以后进行。第三类患者可以进行全面的诊断性检查，但重要的是要仔细分析患者的病情变化，导致病情进行性发展的因素，对各种药物治疗的反应，调整治疗方案。

2. 在哮喘的诊断依据中，最主要是临床的典型症状体征和肺功能检查的结果。变应原的确定不是哮喘的主要诊断依据，变应原阳性是哮喘诊断的有利旁证和治疗方案设计的重要根据，但变应原阴性不能否定哮喘的诊断。胸部 X 线检查虽然意义不很大，但也必不可少，因为该检查对于了解肺部的并发症和鉴别诊断非常重要。

3. 哮喘的治疗应当尽量按"哮喘防治指南"规范化进行，而且治疗过程应根据症状和肺功能的变化，适时重新评估，调整治疗方案。

4. 哮喘的治疗药物很多，用药的途径也比较特别。大量的研究证明吸入疗法（包括糖皮质激素和支气管舒张药）既有效，而且全身不良反应少，因此是首选的用药途径。但不应滥用吸入途径，如地塞米松不同于丙酸倍氯米松、布地奈德和氟替卡松，不能作为吸入药物。茶碱类药物也不能用于吸入治疗。

定量雾化吸入器（MDI）便于携带，使用方便，因此在临床上广泛使用。但肺功能很差的体弱和重症患者及其不容易合作的幼儿，往往使用困难，很难真正把药吸到下呼吸道，因此疗效差。对于这些患者，建议使用适当类型的储雾器，使由 MDI 释出的药物暂时漂浮在储雾器内，从容吸入。碟式和干粉制剂不含氟利昂，不对气道产生刺激，也不污染大气，使用也比较方便。哮喘急性发作时，或喘息症状比较明显时，通过以压缩空气或高流量氧为动力的射流式雾化吸入装置吸入 β_2 受体激动剂或抗胆碱药可望得到较快的效果。

5. 在哮喘的治疗中，对患者的科普教育，让患者了解什么是哮喘，处方药的作用和可能出现的不良反应，吸入药物及其器械的正确使用都是疗效的基本保证。

第八章　弥漫性间质性肺疾病

第一节　特发性肺纤维化

特发性肺纤维化是一种不明原因的特殊类型的慢性致纤维化性间质性肺炎，其特征是病理组织学为寻常型间质性肺炎（UIP）。IPF是许多肺间质疾病的一种，其发病率为3～6/10万人，也有研究发现可能高达13～20/10万人，并呈上升趋势。目前临床尚缺乏有效的治疗方法，从确诊起其平均生存期仅2～3年，5年生存率不足40%。起病隐匿，从症状发作到终末期呼吸功能不全或死亡，病程呈进行性恶化。其突出症状为进行性持续加重的呼吸困难，CT以间质纤维化改变为主，且多见于中年以上，约2/3在60岁后出现症状。对激素及免疫抑制药效果均较差，预后不佳。

一、病因及发病机制

均不明，过去推测可能与病毒、真菌、环境因素和毒性因子等致病因子与肺免疫细胞相互作用，引起炎症及免疫反应，直接损伤上皮细胞有关。然而在采用抗炎和免疫抑制类药物治疗的过程中发现其有效率仅20%～30%，而且伴有严重的不良反应，表明炎症可能不是其首要原因。新的观点认为在IPF发病最初就有成纤维细胞灶的形成。近年来通过大量的临床试验发现氧化/抗氧化失衡，在IPF的发生发展中起重要作用。

二、诊断

（一）临床表现

多见于50岁以上，起病隐匿渐进，无明显的发病时间，就诊时通常已有1～3年病史，男：女约2：1，早期可无阳性特征，平均存活2～4年，死亡率60%～75%，预后差。

1. 症状

（1）呼吸困难：为最常见而突出的症状，呈进行性持续加重，且活动后为重。

（2）咳嗽：呈轻重不等的干咳，一般镇咳药不能控制。

2. 体征

（1）吸气末爆裂音（Velcro音）：典型者为双肺底部闻及吸气末的爆裂音（约占80%），且随病情加重逐渐向上蔓延。

（2）杵状指（趾）：40%～80%患者可出现杵状指（趾），且出现较早。

（3）晚期出现肺动脉高压、肺源性心脏病体征及呼吸衰竭表现。

（二）辅助检查

1. 肺功能检查

典型表现为限制性通气功能障碍，肺活量（VC）减少，第一秒用力呼气量（FEV_1）占用力肺活量（FVC）百分率正常或增加；由于肺泡毛细血管破坏而引起弥散功能障碍，肺泡-动脉血氧分压差（A-aPO_2）增大，静息或运动后肺-氧化碳弥散量（DLco）下降。

2. 胸部 X 线检查

（1）胸片：早期无异常发现，以后可见磨玻璃样阴影，而绝大多数患者在就诊时已出现典型的肺弥漫阴影，以肺下叶及周围分布为主，且病变常为双侧、不对称，以网纹、线条、网结节、结节、蜂窝改变为主要表现，偶见肺门或纵隔增宽。

（2）高分辨率 CT（HRCT）：病变以肺周边（胸膜下）及肺基底为显。可见磨玻璃样改变（常 < 30% 的肺容积）、不规则线状或网状影、斑片状实变影、小结节影及蜂窝样改变，常见牵引性支气管或细支气管扩张，以上病变混合存在，其中网纹和蜂窝囊肿为其特征性改变。

3. 支气管肺泡灌洗（BAL）

支气管肺泡灌洗液（BALF）检查对于 IPF 无特异性，但其结果可提示或除外其他疾病；若结合临床表现、HRCT 及肺功能检查则对 IPF 诊断意义较大。70% ~ 90% 的 IPF 患者 BALF 中的中性粒细胞增多，40% ~ 60% 患者的嗜酸性粒细胞 > 5%，10% ~ 20% 为淋巴细胞增加，且中性粒细胞 2 倍于嗜酸性粒细胞的增加。曾有研究认为 BALF 中若以淋巴细胞增多为主者对治疗（皮质激素）反应较好，预后亦较好；而若以嗜中性及酸性粒细胞为主则皮质激素治疗效果较差，且预后亦差。但以上结果为不恒定的数字，且因患者不能于治疗中耐受多次支气管镜检查，故现认为不宜作为预后的判断指标。

4. 肺组织活检及病理特点

电视辅助胸腔镜手术肺活检或开胸肺活检是诊断 IPF 的最可靠检查方式，可使 90% ~ 95% 的病例得到确诊。肺活检至少应在不同部位（≥个肺叶）取材。选择肉眼观察为中等度病变区及相对正常部位取肺组织，要深入到胸膜下的肺实质。经支气管肺活检（TBLB）因其标本过小，且 IPF 的病变又多呈灶性分布，故不能反映病理学改变的全貌，对 IPF 诊断意义不大；但因其损伤较小，安全，故患者易接受，且可行多次活检以助排除 IPF，并可用一些特殊的组织病理方法或染色确诊一些其他类型的间质疾病，如恶性肿瘤、结节病、嗜酸性肺炎、变应性肺炎等。

IPF 病理上表现为病变组织与正常组织互相错杂，不同部位的病变新旧参差，成纤维细胞灶和胶原沉积的瘢痕或蜂窝样变同时存在。

5. 诊断标准

根据 2011 年特发性肺纤维化诊断和治疗循证指南，确诊诊断标准包括：

（1）有外科活检资料。①肺组织病理学表现为 UIP 特点。②除外其他原因所致的间质性疾病（如药物、环境因素、胶原血管病）。③限制性肺功能异常及气体交换障碍。④特征性胸片或 HRCT 改变。

（2）无外科活检资料，需符合以下所有的主要标准及至少 3 条次要标准。

①主要标准：除外间质性疾病的其他原因；肺功能呈限制性异常及气体交换障碍；HRCT 双肺基底部胸膜下网状异常、蜂窝肺、磨玻璃样改变不明显；经纤维（电子）支气管镜肺活检或 BALF 检查未显示其他疾病的特征。

②次要标准：年龄 > 50 岁；原因不明、隐匿起病的活动后呼吸困难；病程 > 3 个月；双下肺吸气相爆裂音（Velcro 音）。

Hunninghake 等在 8 个医疗中心的一项盲法前瞻性研究表明，术前诊疗中心的 IPF（UIP）诊断阳性预测值为 80%，呼吸病专家小组或影像医学专家小组则分别将阳性预测值提高到 87% 和 95%。故通过呼吸科专家与影像专家共同讨论，可将该病的术前诊断率提高，因而有些患者可不必行手术活检。

2011 年新指南首次将影像学表现为 UIP 型写入 IPF 的定义，强调高分辨 CT 是诊断 UIP 分型的重要依据（表 8-1 和表 8-2）。

表 8-1　UIP 型 HRCT 分级诊断标准

典型 UIP 型（符合以下 4 项特征）	可能 UIP 型（符合以下 3 项特征）	不符合 UIP 型（符合以下任何 1 项）
1. 以胸膜下肺基底部分布为主 2. 异常网状影 3. 蜂窝状改变伴或不伴牵拉性支气管扩张 4. 无不符合 UIP 型中的任何一项（见第三栏）	1. 胸膜下肺基底部分布为主 2. 异常网状影 3. 无不符合 UIP 型中的任何一项（见第三栏）	1. 中上肺分布为主 2. 支气管血管周围为主 3. 磨玻璃影多手网状影 4. 大量微结节影（两侧、上肺叶为主） 5. 孤立的囊性病变（多发、两侧分布、远离蜂窝区） 6. 弥漫性马赛克灌注 / 气体陷闭（两侧分布、累积 3 个肺叶以上） 7. 支气管肺段，叶实变

表 8-2　UIP 型病理组织学诊断标准

UIP 型（符合以下 4 项标准）	可能 UIP 型（符合以下 3 项标准）	疑似 UIP 型符合以下 3 项标准）	非 UIP 型（符合以下任何 1 项）
1. 明显的结构破坏和纤维化，伴或不伴胸膜下 / 间隔旁分布的蜂窝状改变 2. 肺实质有斑片状纤维化 3. 成纤维细胞灶 4. 无不支持 UIP 诊断特征，无显示其他诊断（见第四栏）	1. 明显的结构破坏和纤维化，伴或不伴胸膜下 / 间隔旁分布的蜂窝状改变 2. 肺实质有斑片状纤维化或成纤维细胞灶两项之 3. 无不支持 UIP 诊断特征，无显示其他诊断（见第四栏）或仅有蜂窝样改变	1. 斑片或弥漫肺实质纤维化，伴或不伴肺间质炎症 2. 缺乏 UIP 其他诊断标准（见第一栏） 3. 无不支持 UIP 诊断特征，无显示其他诊断（见第四栏）	1. 透明膜形成 2. 机化性肺炎 3. 肉芽肿 4. 远离蜂窝区有明显炎性细胞浸润 5. 病变以气道中心性分布为主 6. 支持其他病理诊断特征

三、鉴别诊断

鉴别诊断见（表 8-3）。

表 8-3　UIP 和 NSIP 的鉴别

	UIP	NSIP
平均年龄	> 50 岁	40 ~ 50 岁
起病	隐匿、慢性病程	亚急性、隐匿起病
症状	干咳、呼吸困难，发热少	干咳、呼吸困难、消瘦发热（22% ~ 33%）
杵状指	25% ~ 50%	10% ~ 35%
HRCT	网状间质性改变、蜂窝肺、病变以双肺基底及胸膜下为主	片状磨玻璃改变，蜂窝肺少见，胸膜下明显
BALF	中性粒细胞增高	淋巴细胞增高，CD4/CD8 降低
病理	新老病灶共存，蜂窝肺病变分布不均、成纤维细胞灶	病变在时相上一致性，含有不同程度的炎症和纤维化
皮质激素治疗反应	差	差
病死率	约 68%	约 11%

四、治疗

要观察病程的发展速度及治疗是否奏效可从临床、放射、生理（肺功能）即 CRP 三方面考虑。经正规治疗后约 70% 患者有主观症状进步，客观检查生理变化 20% ~ 30% 进步，肺功能（VC、DLco）比不治疗前基线提高 10% ~ 15%，认为疗效良好。

（一）判断疗效标准

1. 进步治疗后 3 个月、6 个月各检查 1 次，有下列 2 项或 2 项以上进步者。

（1）临床症状减轻：尤其活动能力增加。咳嗽次数减少，咳嗽严重性减轻。

（2）胸片或 HRCT 病变减少。

（3）肺功能改善（2 项或 2 项以上）：①TLC（肺总量）或 VC ≥ 10%（或 ≥ 200 mL）。②DLco ≥ 15%［或 ≥ 3 mL/（min·mmHg）］。③常规心肺功能运动试验后氧饱和度增加（≥ 4%）或 PaO_2 增加（≥ 4 mmHg）。

2. 稳定治疗后 3 个月和 6 个月检查 1 次，2 项或 2 项以上符合者（稳定亦应视为有效）。

（1）TLC 或 VC 变化 < 10% 或 < 200 mL。

（2）DLco 变化 < 15% 或 < 3 mL/（min·mmHg）。

（3）常规心肺运动试验后氧饱和度无变化（或增加 < 4% 或 PaO_2 增加 < 4 mmHg）。

3. 无效。

（1）呼吸困难和咳嗽加重。

（2）胸片或 HRCT 阴影增多或出现肺动脉高压。

（3）肺功能降低 2 项或 2 项以上：①TLC 或 VC 降低 ≥ 10%（或 ≥ 200 mL）。②DLco 降低 ≥ 15%［或 ≥ 3 mL/（min·mmHg）］。③氧饱和度恶化（≥ 4%）或 $A-aPO_2$ 于心肺运动试验后增加（≥ 4 mmHg）。

（二）支持与对症治疗

1. 氧疗吸氧可以减轻运动所致的低氧血症，提高运动耐力。

2. 口服可待因溶液和其他镇咳药对有些患者可能有用，也可用于咳嗽复发的患者。

3. 肺康复治疗包括患者评估、运动训练、教育、营养干预和社会心理支持等。

4. 对胃食管反流、睡眠呼吸障碍、肺动脉高压、冠状动脉粥样硬化性心脏病等常见并发症进行评价和处理。

5. 定期接种疫苗，预防流行性感冒。

6. 控制理想体重。

7. 对患者实行一系列的肺生理、气体交换、运动能力、HRCT 监测，以优化今后临床处理决策。

（三）药物治疗的选择

1. 皮质激素

泼尼松为首选药物，以前一直是 IPF 治疗的唯一方法，但文献报道其疗效不足 20%，且作用常为短暂的，可能与其病理改变以纤维化为主，而非炎症反应有关。现主张其用量为 0.5 mg/（kg·d），持续 2 ~ 3 个月，待主观及客观指标不再进步，即逐渐减量，每次减 5 mg/d，维持 2 ~ 3 个月，直至减到 5 ~ 7.5 mg/d 为最后维持量，或 10 ~ 15 mg/ 次，隔日 1 次。如病情恶化可再加大剂量，至病情再度好转并持续一段时间后再慢慢减至维持量。如有效则应长期应用；若无效则应加用免疫抑制药或细胞毒药物，并使原用泼尼松在减量情况下续用 4 ~ 6 周，然后停用，或与小剂量泼尼松联合应用。

2. 免疫抑制药

对泼尼松无效或治疗有严重并发症者（年龄 > 70 岁，不能控制的糖尿病、高血压、严重的骨质疏松和消化性溃疡等），改用后有报道认为可获 15% ~ 50% 的进步，而另有报道则认为该类药物除了不良反应外，其疗效甚微或根本无效。

（1）硫唑嘌呤（MTX）：以小剂量为主，初始量为 25 mg/d，以后据病情逐渐增加，最大不超过 100 mg/d，选用有效低剂量为维持量，其起效较慢，应用 4 ~ 6 个月或以后观察疗效。常见不良反应为恶心、呕吐、消化性溃疡、腹泻、乏力、白细胞降低、贫血、血小板减少、全血减少，20% ~ 30% 的患者因不良反应而停药。

（2）环磷酰胺（CTX）：起始剂量应用 25 mg/d，然后据病情逐渐加量至 50 mg/d，75 mg/d，最大量不超过 100 mg/d，或与低剂量泼尼松联合使用。其起效缓慢，约 3 个月后才出现明显疗效，剂量与疗程应据病情及不良反应而定。最常见的不良反应为白细胞减少，贫血、血小板减少；出血性膀胱炎、带状疱疹、停经、肝损害、恶心、腹泻等。

（3）环孢素：曾有少数报道认为治疗 IPF 有效，但其疗效为暂时性，且费用昂贵，不良反应大（神经系统、肾、消化系统、多毛症等），很少选用。

3. 影响胶原合成和纤维化的药物

（1）秋水仙碱：抑制肺泡巨噬细胞衍生生长因子和纤维连接蛋白及刺激成纤维细胞因子的释放，同时降低戒烟者肺泡灌洗液中的中性粒细胞弹性蛋白酶的浓度。以前的研究因缺乏对照组或无组织学证据，或为回顾性总结，缺乏令人信赖的依据。认为以秋水仙碱 0.6 ~ 1 mg/d 或 0.6 mg 每日 2 次，可单用或与低剂量皮质激素合用，可使 IPF 进步或稳定，但以后的一项对 487 名 IPF/UIP 患者（20% 的患者经活检证实）的观察发现，在单用秋水仙碱组 167 例（34%），秋水仙碱加泼尼松组 71 例（15%），单独应用泼尼松组 54 例（11%），其他治疗组 38 例（8%）和无治疗组 157 例（32%）之间无显著性差异。上述研究证实秋水仙碱有潜在的抗纤维化作用，可用于 IPF 的治疗，但还不能肯定其治疗的有效性，仍需大量的临床研究证实。

（2）干扰素 γ-1b：可抑制成纤维细胞增殖、胶原合成、减少 TGF-β 产生。可用 100 ~ 200 mg 皮下注射，每周 3 次，联合小剂量泼尼松 7.5 mg/d 治疗，国外研究以 IFN-γ1b 合并小剂量泼尼松龙和单用泼尼松龙治疗 12 个月，结果证明 IFN-γ1b 加低剂量泼尼松龙治疗 1 年可以稳定或改善肺功能，而单用泼尼松龙的所有患者均没有改善。其不良反应为寒战、发热以及骨骼与肌肉疼痛，用药数日后可消失。

（3）吡非尼酮：作用机制为抑制胶原合成，减少细胞外基质沉积、抑制成纤维细胞增殖、下调 TGF-β 表达。在一项前瞻性开放研究中，对 54 例（其中 42 例经活检证实）不愿接受传统治疗或传统治疗无效的 IPF 用吡非尼酮治疗，1 年生存率 78%，2 年生存率 63%，均优于历史对照，且 83% 的患者停用了泼尼松，余下 17% 的患者泼尼松量亦有减少；而且所有用免疫抑制药的患者均停用了免疫抑制药，但该研究缺乏对照，且样本量小，其有效性及安全性待进一步研究证实。2008 年 10 月 16 日日本厚生健康、劳动和福利保障部批准吡非尼酮用于特发性肺纤维化的治疗。常见不良反应为恶心、乏力、光过敏。

（4）青霉胺：通过干扰胶原的交连防止胶原堆积，用法为 750 ~ 1 500 mg 口服，但因其不良反应及缺乏有力证据证实其有效性，故目前仍不建议用于 IPF 治疗。约 50% 出现不良反应，如食欲缺乏、恶心、呕吐、口腔炎、肾毒性等。

（5）N-乙酰半胱氨酸（NAC）：为谷胱甘肽合成的前体，可发挥抗氧化作用，并保护肺泡上皮免受氧自由基的损伤。国外研究发现，与单独应用细胞毒药物和免疫抑制药相比，IPF 患者经口服大剂量 NAC（1 800 mg/d），BALF 中谷胱甘肽总浓度及还原型谷胱甘肽浓度均明显提高，持续使用 1 年后，肺功能显著改善。目前认为可作为治疗 IPF 的辅助方法。

（6）干扰素 β-1a：体外试验提示可抑制成纤维细胞增殖、抑制胶原产生，动物实验发现 IFN-β 可以减少鼠的放射性纤维化。一项多中心研究显示，用该药 15 ~ 60 mg，每周 2 次肌内注射，治疗 1 ~ 2.5 年，结果显示该药无明显疗效。

（7）脂氧化酶及白三烯受体拮抗药：研究发现花生四烯酸酯氧化酶通路参与了 IPF 患者的发生发展过程，目前已有将脂氧化酶抑制药 Zilenton 和白三烯受体拮抗药扎鲁司特及孟鲁司特用于治疗 IPF 的报道，且显示了一定疗效。

（8）血管紧张素转化酶抑制药（ACEI）：IPF 发生过程中肺的成纤维细胞可产生血管紧张素，血管紧张素可上调致纤维化细胞因子 $TGF-\beta_1$ 的表达、介导肺泡上皮细胞的凋亡，从而使损伤区域不能形成上皮层而致该区域的永久性纤维增殖。ACEI 可通过多种机制抑制纤维化进程。卡托普利可完全抑制血管紧张素的上述作用。目前正进行该类药物治疗 IPF 的临床试验。

（9）其他抑制成纤维细胞增殖或介导其凋亡的药物

①洛伐他汀：据报道其临床达到的有效浓度在体外可介导入肺成纤维细胞的凋亡，在体内可以减少肉芽组织的形成，并在豚鼠外伤性纤维增殖模型中可以诱导成纤维细胞的凋亡。

②舒拉明：体外试验中，舒拉明可以对抗多种能促进纤维化的生长因子，如 TGF-β、胰岛素样生

长因子 –1、血小板衍生生长因子、上皮样生长因子和成纤维细胞生长因子等，在体内舒拉明也可以延缓创伤的愈合。

③松弛素：抑制 TGF–β 在细胞外基质中的表达，在体外试验中刺激胶原酶的产生，在小鼠体内，显示可以抑制博来霉素引起的纤维化。

④二十烷类物质：前列腺素 PGE_2 可以抑制成纤维细胞的增殖和细胞外基质的沉积，可能改善 IPF 的纤维化进程。吲哚美辛是环氧酶的抑制药，在动物模型中可以抑制博来霉素引起的肺纤维化，但是其对人类 IPF 的影响还未见报道。白三烯在 IPF 患者的 BALF 和肺组织中均有增高，对白三烯的抑制也许是有效的方法。

⑤贝拉康坦：在体外贝拉康坦可以促进成纤维细胞的凋亡，诱导胶原酶 –1 表达，减少 I 型胶原。

⑥基因治疗：基因特异性反义治疗如抗 c–Ki–RAS 寡核苷酸可抑制人类成纤维细胞的增殖；$TGF–\beta_1$ 抑制药（如 decorin，又名修饰素）；Smad7 转基因；IFN–γ 转基因治疗等。

4. 其他药物

可阻断 TNF–α 的药物；IL–12 或抑制 IL–4 及 11–13 的药物以纠正 Th，/Th2 的失衡；ET–1 抑制药均为今后研究药物应用的方向。

5. 肺移植

肺移植是治疗终末期 IPF 的主要手段，可明显改善患者的生命质量和生存率，5 年生存率约 40%。对内科治疗无效者，行肺移植后约 40% 可存活 5 年。ISHLT 提出出现以下情况应行肺移植：① DLco < 39% 预测值。②在 6 个月的随访中，FVC 下降 10% 或以上。③ 6 min 步行距离测定中，脉搏血氧饱和度（SpO_2）< 88%。④ HRCT 有蜂窝（纤维化评分 > 2 分）。

附：2011 年特发性肺纤维化诊断和治疗循证指南

一、概念

IPF 是病因未明的慢性进展性纤维化型间质性肺炎的一种特殊类型，好发于老年人，病变局限于肺部，组织病理学和（或）影像学表现具有 UIP 的特征。诊断 IPF 需要排除其他各种间质性肺炎，包括其他类型的特发性间质性肺炎（IIP）及与环境暴露、药物或系统性疾病相关的间质性肺疾病。

二、定义和流行病学特征

（一）临床表现

所有表现为原因不明的慢性劳力性呼吸困难，并且伴有咳嗽、双肺底爆裂音和杵状指的成年患者均应考虑 IPF 的可能性。其发病率随年龄增长而增加，典型症状一般在 60 ~ 70 岁出现，< 50 岁的 IPF 患者罕见。男性明显多于女性，多数患者有吸烟史。

（二）发病率和患病率

目前尚无关于 IPF 发病率和患病率的大规模研究。美同新墨西哥州伯纳利欧县的一项研究结果显示，IPF 的年发病率男性约为 10.7/10 万，女性约为 7.4/10 万。英国的一项研究认为 IPF 年发病率为 4.6/10 万，但 1991—2003 年，IPF 发病率以每年约 11% 的速度增长，并认为这与人口老龄化或轻症患者确诊率增加无关。另据美国一个大规模的健康保险数据库推算，IPF 的年发病率为（6.8 ~ 16.3）/10 万。

文献报道普通人群中 IPF 的患病率为（2 ~ 29）/10 万，造成这种差异的原因可能与缺乏统一的 IPF 诊断标准、研究设计方案及研究对象的不同等因素有关。目前还不明确 IPF 发病率和患病率是否受地理、民族、文化或种族因素的影响。

（三）潜在危险因素

1. 吸烟

吸烟与 IPF 紧密相关，尤其是吸烟量 > 每年 20 包时；这种关联现象在家族性 IPF 和散发性 IPF 中均存在。

2. 环境暴露

研究结果显示，某些环境暴露因素与 IPF 患病风险增高相关，如金属粉尘（黄铜、铅及钢铁）和木质粉尘（松木）。从事农耕、鸟类饲养、理发、石材切割／抛光等职业以及暴露于牲畜和蔬菜粉尘／动物粉尘等也与 IPF 的发病相关。

3. 病原微生物

一些研究结果显示，慢性病毒感染可能是 IPF 的病因之一，尤其是 EB 病毒和丙型肝炎病毒。包括病毒在内的多种病原体与 IPF 的相关性受多种混杂因素的影响，如 IPF 患者在接受免疫抑制治疗后容易合并这些病原体的感染，EB 病毒在普通人群中的患病率也很高。所以，目前虽然有很多相关研究，但微生物在 IPF 发病中的作用尚不肯定。

4. 胃食管反流

一些研究结果显示，胃食管反流（GER）可增加误吸的发生，是导致 IPF- 发病的危险因素之一。IPF 患者常合并 GER，但大多数患者 GER 的 IPE 临床症状并不明显。GER 在普通人群及其他原因所致的晚期肺疾病中也很常见。目前尚不明确 IPF 患者的肺顺应性降低导致的胸内压力改变是否会反过来导致 GER 的发生，因此，GER 与 IPF 之间的关系还有待进一步研究明确。此外，最近还有其他危险因素的报道，如糖尿病。

（四）遗传因素

1. 家族性肺纤维化

家族性肺纤维化占所有 IPF 患者的比例＜ 5%。家族性 IPF 在诊断标准、临床表现和肺病理等多方面与散发性 IPF 相同。不过家族性 IPF 发病时间较早，基因转录模式与散发性 IPF 不同。常染色体显性的可变性外显率是家族性肺纤维化的最主要遗传模式。近年来的研究结果显示，人端粒酶反转录酶（hTERT）基因或人端粒酶 RNA（hTR）基因的突变与家族性 IPF 和部分散发性 IPF 有关。

2. 遗传因素在散发性 IPF 中的作用

研究结果显示，包括编码多种细胞因子、酶及促纤维化因子的基因、编码表面活性蛋白 A 和 B 以及免疫调节基因等多种基因的多态性与散发性 IPF 患者发病率增加有关，其中部分基因还被认为与疾病进展有关，但进一步的研究并未明确肯定。委员会并不推荐对家族性或散发性 IPF 患者在临床评估中常规进行基因检测。

三、UIP 型的定义

（一）HRCT 的特征

HRCT 是 IPF 诊断流程巾的重要组成部分。HRCT 上 DIP 的特征为胸膜下和肺基底部的网格状阴影和蜂窝影，常伴有牵张性支气管扩张，尤其是蜂窝影对 IPF 的诊断有很重要的意义。HRCT 上的蜂窝影指成簇的囊泡样气腔，蜂窝壁边界清楚。囊泡直径为 3 ~ 10 mm，偶尔可大至 25 mm。磨玻璃影常见，但病变范围少于网格状影。如果 UIP 型合并胸膜病变，如胸膜斑块、胸膜钙化或大量的胸腔积液，则提示 UIP 型病变可能由其他疾病所致。HRCT 上出现大量微结节、气体陷闭、非蜂窝样囊泡、大量磨玻璃样改变、肺实变或者病变以沿支气管血管束分布为主，应该考虑其他诊断。部分患者可伴纵隔淋巴结轻度增大（短径通常＜ 1.5 cm）。HRCT 诊断 UIP 的阳性预测值为 90% ~ 100%。若 HRCT 无蜂窝影，但其他影像特征符合 UIP 标准，定义为可能 UIP，需进行外科肺活检确诊。HRCT 不符合 UIP 型的患者，外科肺活检的病理表现仍有可能是 UIP 型表现（表 8-4）。

（二）组织病理学特征

UIP 的组织病理学特征和主要诊断标准是在低倍镜下病变的不均一性。即瘢痕形成和蜂窝样改变的纤维化区域与病变轻微或正常的肺实质区域交替出现。病变主要位于胸膜下和间隔旁的肺实质，一般情况下炎症反应轻，表现为淋巴细胞和浆细胞在肺间质中的斑片状浸润伴 II 型肺泡上皮细胞和细支气管上皮细胞增生。纤维化区域主要由致密胶原组成伴上皮下散在的成成纤维细胞灶。蜂窝样改变区域由囊状纤维化气腔构成，这些气腔内衬细支气管上皮细胞。充满黏液和炎症细胞。纤维化和蜂窝样改变区域的间质内常有平滑肌上皮细胞化生。病理学上需要与 UIP 鉴别的疾病相对较少，尤其是病理改变符合 UIP 型表现时。主要的鉴别诊断在于与其他可引起 UIP 样病变的疾病的鉴别，如结缔组织疾病、慢性外源性变应性肺泡炎和尘肺（尤其是石棉肺）。"不可分类的纤维化"指肺活检标本镜下表现为纤维化，但不符合上述 UIP 型的诊断标准；若其镜下表现缺乏典型的某些疾病（如外源性变应性肺泡炎、结节病等）的组织病理学特征，但有典型的 IPF 的临床表现和影像学表现时，经仔细的多学科讨论后仍有可能诊断为 IPF。

表 8-4　UIP 型 HRCT 分级诊断标准

UIP 型（符合以下 4 项标准）	可能 UIP 型（符合以下 3 项标准）	不符合 UIP 型（符合以下任何 1 项）
1. 明显的结构破坏和纤维化，伴或不伴胸膜下/间隔旁分布的蜂窝状改变 2. 肺实质有斑片状纤维化 3. 成纤维细胞灶 4. 无不支持 UIP 诊断特征，无显示其他诊断（见第四栏）	1. 明显的结构破坏和纤维化，伴或不伴胸膜下/间隔旁分布的蜂窝状改变 2. 肺实质有斑片状纤维化或成纤维细胞灶两项之 3. 无不支持 UIP 诊断特征，无显示其他诊断（见第四栏）或仅有蜂窝样改变	1. 斑片或弥漫肺实质纤维化，伴或不伴肺间质炎症 2. 缺乏 UIP 其他诊断标准（见第一栏） 3. 无不支持 UIP 诊断特征，无显示其他诊断（见第四栏）

四、诊断

（一）X 线胸片（高千伏摄片）

1. 常表现为网状或网状结节影伴肺容积减小。随着病情进展，可出现直径多在 3 ~ 15 mm 大小的多发性囊状透光影（蜂窝肺）。

2. 病变分布。多为双侧弥漫性，相对对称，单侧分布少见。病变多分布于基底部、周边部或胸膜下区。

3. 少数患者出现症状时，X 线胸片可无异常改变。

（二）HRCT

1. HRCT 扫描有助于评估肺周边部、膈肌部、纵隔和支气管 – 血管束周围的异常改变，对 IPF 的诊断有重要价值。

2. 可见次小叶细微结构改变，如线状、网状、磨玻璃状阴影。

3. 病变多见于中下肺野周边部，常表现为网状和蜂窝肺，亦可见新月形影、胸膜下线状影和极少量磨玻璃影。多数患者上述影像混合存在。在纤维化严重区域常有牵引性支气管和细支气管扩张，和（或）胸膜下蜂窝肺样改变。

（三）肺功能检查

1. 典型肺功能改变为限制性通气功能障碍，表现为肺总量（TLC）、功能残气量（FRC）和残气量（RV）下降。第一秒用力呼气量占用力肺活量百分率（FEV_1/FVC）正常或增加。

2. 单次呼吸法 – 氧化碳弥散（DLco）降低，即在通气功能和肺容积正常时，DLco 也可降低。

3. 通气/血流比例失调，PaO_2、$PaCO_2$ 下降，肺泡 – 动脉血氧分压差 [$P(A-a)O_2$] 增大。

（四）BALF 检查

1. BALF 检测的意义在于缩小 ILD 诊断范围即排除其他肺疾病（如肿瘤、感染、嗜酸性粒细胞肺炎、外源性变应性肺泡炎、结节病和肺泡蛋白沉积症等）。但对诊断 IPF 价值有限。

2. IPF 患者的 BALF 中中性粒细胞（PMN）数增加，占细胞总数 5% 以上，晚期部分患者同时出现嗜酸性粒细胞增加。

（五）血液检查

1. IPF 的血液检查结果缺乏特异性。

2. 可见红细胞沉降率增快，丙种球蛋白、乳酸脱氢酶（LDH）水平升高。

3. 出现某些抗体阳性或滴度增高，如抗核抗体（ANA）和类风湿因子（RF）等可呈弱阳性反应。

（六）组织病理学改变（表8-5）

1. 开胸 / 胸腔镜肺活检的组织病理学呈 UIP 改变。

2. 病变分布不均匀，以下肺为重，胸膜下、周边部小叶间隔周围的纤维化常见。

3. 低倍显微镜下呈"轻重不一，新老并存"的特点，即病变时相不均一，在广泛纤维化和蜂窝肺组织中常混杂炎性细胞浸润和肺泡间隔增厚等早期病变或正常肺组织。

4. 肺纤维化区主要由致密胶原组织和增殖的成纤维细胞构成。成纤维细胞局灶性增殖构成所谓的"成纤维细胞灶"。蜂窝肺部分由囊性纤维气腔构成，常常内衬以细支气管上皮。另外，在纤维化和蜂窝肺部位可见平滑肌细胞增生。

5. 排除其他已知原因的 ILD 和其他类型的 IIP。

五、诊断标准

诊断 IPF 标准可分为有外科（开胸 / 胸腔镜）肺活检资料和无外科肺活检资料。

（一）有外科肺活检资料

1. 肺组织病理学表现为 UIP 特点。

2. 除外其他已知病因所致的间质性肺疾病，如药物、环境因素和风湿性疾病等所致的肺纤维化。

3. 肺功能异常，表现为限制性通气功能障碍和（或）气体交换障碍。

4. 胸片和 HRCT 可见典型的异常影像。

（二）无外科肺活检资料（临床诊断）

缺乏肺活检资料原则上不能确诊 IPF，但如患者免疫功能正常，且符合以下所有的主要诊断条件和至少 3 项的次要诊断条件，可临床诊断 IPF。

1. 主要诊断条件

（1）除外已知原因的 ILD，如某些药物毒性作用、职业环境接触史和风湿性疾病等。

（2）肺功能表现异常，包括限制性通气功能障碍（VC 减少，而 FEVI/FVC 正常或增加）和（或）气体交换障碍 [静态 / 运动时 P（A-a）O_2 增加或 DLco 降低]。

（3）胸部 HRCT 表现为双肺网状改变，晚期出现蜂窝肺，可伴有极少量磨玻璃影。

（4）经支气管肺活检（TBLB）或 BALF 检查不支持其他疾病的诊断。

2. 次要诊断条件

（1）年龄 > 50 岁。

（2）隐匿起病或无明确原因进行性呼吸困难。

（3）病程 ≥ 3 个月。

（4）双肺听诊可闻及吸气性 Velcro 啰音。

六、鉴别诊断

IPF 除了与其他原因引起的 ILD 相鉴别外，还需要与其他类型的 IIP 相鉴别。IPF 占所有 IIP 的 60% 以上，NSIP 次之，而 DIP/RBILD 和 AIP 相对少见。把 UIP 与其他类型 IIP 区别开来至关重要，因其治疗和预后有很大区别。

（一）脱屑性间质性肺炎 / 呼吸性细支气管炎伴间质性肺疾病（DIP/RBILD）

1. DIP 男性多发，绝大多数为吸烟者。起病隐袭、干咳，进行性呼吸困难。50% 患者有杵状指（趾）。实验室检查无特殊，肺功能呈限制性通气功能障碍，弥散功能降低，但不如 IPF/UIP 显著。影像学上早期出现双肺磨玻璃样改变，后期也出现线状、网状、结节状间质影像。与 UIP 不同的是 DIP 通常不出现蜂窝样改变。

RBILD：临床表现同 DIP。杵状指（趾）相对少见。影像学上 2/3 患者 HRCT 出现网状 – 结节影，未见磨玻璃影。

2. DIP 显著的病理学改变是肺泡腔内肺泡巨噬细胞（AM）均匀分布，见散在多核巨细胞。与此相伴的是轻、中度肺泡间隔增厚，伴少量炎性细胞浸润，无明显的纤维化和成纤维细胞灶。在低倍镜下病变均匀分布，时相一致，与 UIP 分布多样性形成鲜明对比。当 AM 聚积以细支气管周围气腔为主，而远端气腔不受累时，这一病理便称为 RBILD。

3. 多数糖皮质激素治疗反应良好。

（二）急性间质性肺炎（AIP）

1. AIP 原因不明，起病急骤，临床表现为咳嗽、严重呼吸困难，继之很快进入呼吸衰竭。多数病例发病前有"感冒"样症状，半数以上患者有发热。肺部影像学检查表现为双侧弥漫性网状、细结节及磨玻璃样阴影。急骤进展可融合成斑片乃至实变影。

2. 病理表现为弥漫性肺泡损伤（DAD）机化期改变。

3. AIP 预后不良，病死率极高，生存期很短，多在 1 ~ 2 个月死亡。

（三）非特异性间质性肺炎（NSIP）

1. 可发生于任何年龄，男性多于女性，主要临床表现为咳嗽、气短，少数患者有发热。

2. 影像学上表现为双侧间质性浸润影，双肺斑片磨玻璃阴影是本病 CT 特征性所见。

3. 病理改变为肺泡壁明显增厚，呈不同程度的炎症和纤维化，病变时相一致，但缺乏 UIP、DIP 或 AIP 的特异性改变。肺泡结构破坏较轻，肺泡间隔内由淋巴细胞和浆细胞混合构成的慢性炎症细胞浸润是 NSIP 的特点。

4. 本病对糖皮质激素反应好，预后良好。

七、治疗

（一）药物治疗

根据现有文献，委员会认为目前尚无治疗 IPF 的有效药物，但一些临床药物试验的结果提示某些药物可能对 IPF 患者有益。推荐强度反映了委员会对该干预措施的疗效与不良反应之间的权衡结果：对大部分治疗方案的推荐意见都是强反对，即缺乏足够证据支持应该常规使用这些药物治疗；对一些治疗的推荐意见是弱反对，表明这些治疗的收益与风险尚不明确。还需要更高质量的研究结果来证实。弱反对的药物可能适用于一些特定的患者，对于充分知情并强烈要求药物治疗的患者，推荐选用这些弱反对的药物。

1. 强推荐，很低质量证据

①IPF 患者不应该接受糖皮质激素单药治疗。②IPF 患者不应该接受秋水仙碱治疗。③IPF 患者不应该接受环孢素治疗。④IPF 患者不应该接受糖皮质激素与免疫抑制药的联合治疗。

2. 弱推荐，低质量证据

①多数 IPF 患者不应该接受糖皮质激素、硫唑嘌呤及乙酰半胱氨酸联合治疗，但对于少数患者可能是合理的治疗措施。②多数 IPF 患者不应该接受乙酰半胱氨酸单药治疗，但对于少数患者此治疗可能是合理的选择。

3. 强推荐，高质量证据

IPF 患者不应该接受干扰素 – γ 治疗。

4. 强推荐，中等质量证据

①IPF 患者不应该接受波生坦治疗。②IPF 患者不应该接受益赛普治疗。

5. 弱推荐，很低质量证据

多数患者不应该接受抗凝血治疗，但对少数患者抗凝血治疗可能是合理的选择。

6. 弱推荐，低 – 中等质量证据

多数患者不应该接受吡非尼酮治疗，但对少数患者该药物可能是合理的选择。

7. 尚无推荐意见的药物

西地那非，伊马替尼。

（二）非药物治疗

委员会推荐的适用于 IPF 患者的一些非药物治疗措施如下。

1. 强推荐，很低质量证据

有静息低氧血症的 IPF 患者应该接受长期氧疗。

2. 强推荐，低质量证据

某些合适的 IPF 患者应该接受肺移植治疗。

3. 弱推荐，低质量证据

（1）多数 IPF 引起的呼吸衰竭不应该接受机械通气，但对于少数患者机械通气可能是合理的选择。

（2）多数 IPF 患者应该接受肺康复治疗，但对于少数患者肺康复治疗可能是不合理的选择。

（三）针对并发症和伴发疾病的治疗

IPF 患者的常见并发症和伴发疾病越来越受到人们的关注，主要包括 IPF 急性加重、肺动脉高压、胃食管反流、肥胖、肺气肿和阻塞性睡眠呼吸暂停综合征。目前尚不明确治疗这些伴发的疾病是否会影响 IPF 患者的预后。由于迄今为止尚无 IPF 患者伴发肥胖、肺气肿和阻塞性睡眠呼吸暂停综合征治疗方面的研究资料，因此，委员会无法给予推荐意见。

弱推荐，很低质量证据：①多数 IPF 急性加重时应该接受糖皮质激素治疗，但对少数患者来说，糖皮质激素治疗可能是不合理的选择。②多数 IPF 患者不应该接受针对肺动脉高压的治疗，但对少数患者来说可能是合理的选择。③多数 IPF 患者应该接受针对无症状胃食管反流的治疗，但对少数患者来说可能是不合理的选择。

（四）姑息治疗

姑息治疗旨在减轻患者症状和减少痛苦，而不是治疗疾病。姑息治疗的目标是减轻患者生理与精神上的痛苦，为患者及其家属提供心理与精神上的支持。这些治疗措施均需个体化，是疾病辅助治疗的一部分。IPF 患者咳嗽和呼吸困难等症状的恶化很常见且疗效差。有限的研究结果提示，糖皮质激素和沙利度胺可能缓解 IPF 患者的慢性咳嗽；慢性阿片类药物可用于治疗严重呼吸困难和咳嗽，但需要严密监测药物不良反应。

（五）推荐的药物和剂量

迄今，对肺纤维化尚没有一种令人满意的治疗方法。临床较常用的药物包括糖皮质激素、免疫抑制药/细胞毒药物和抗纤维化制剂。上述药物可以单独或联合应用，其使用剂量和疗程应视患者的具体情况制定。推荐治疗方案为：糖皮质激素联合环磷酰胺或硫唑嘌呤，具体方法如下（供参考）。

1. 糖皮质激素泼尼松或其他等效剂量的糖皮质激素，每日 0.5 mg/kg（理想体重，以下同）口服 4 周；然后每日 0.25 mg/kg，口服 8 周；继之减量至每日 0.125 mg/kg 或 0.25 mg/kg 隔天 1 次口服。

2. 环磷酰胺按每日 2 mg/kg 给药。开始剂量可为每日 25 ~ 50 mg 口服，每 7 ~ 14 d 增加 25 mg，直至最大量 150 mg/d。

3. 硫唑嘌呤按每日 2 ~ 3 mg/kg 给药。开始剂量为 25 ~ 50 mg/d，之后每 7 ~ 14 d 增加 25 mg，直至最大量 150 mg/d。

（六）疗程与疗效判定

1. 疗程

（1）一般治疗 3 个月后观察疗效，如果患者耐受好，未出现并发症和不良反应，可继续治疗至少 6 个月以上。

（2）已治疗 6 个月以上者，若病情恶化，应停止治疗或改用、合用其他药物；若病情稳定或改善，应维持原有治疗。一般多主张联合用药。

（3）已治疗 12 个月以上者若病情恶化，应停止治疗或改用、合用其他药物治疗；若病情稳定或改善，也可维持原有治疗。

（4）治疗满 18 个月以上的患者，继续治疗应个体化。

2. 疗效判定

（1）反应良好或改善：①症状减轻，后动能力增强。②X线胸片或HRCT异常影像减少。③肺功能表现TLC、VC、DLco、PaO_2较长时间保持稳定。以下数据供参考：TLC或VC增加≥10%，或至少增加≥200 mL；DLco增加≥15%或至少增加3 mL/（min·mmHg）；SaO_2增加≥4%；心肺运动试验中PaO_2增加>4 mmHg（具有2项或2项以上者认为肺生理功能改善）。

（2）反应差或治疗失败：①症状加重，特别是呼吸困难和咳嗽。②X线胸片或HRCT上异常影像增多，特别是出现了蜂窝肺或肺动脉高压迹象。③肺功能恶化。以下数据供参考：TLC或VC下降≥10%或下降>200 mL；DLco下降≥15%或至少下降≥3 mL/（min·mmHg）；SaO_2下降≥4%，或运动试验中P（A-a）O_2增加≥4 mmHg（具有2项或2项以上者认为肺功能恶化）。

第二节 脱屑性间质性肺炎

脱屑性间质性肺炎（DIP）是较少见特发性的间质性肺炎，发病与长期吸烟有密切关系，起病隐匿，男：女约为2：1，多见于中老年人，对皮质激素治疗有反应。

一、病因与发病机制

病因至今不明，文献报道，发病者85%~90%有长期吸烟史。现认为该病与多种因素（如各种无机粉尘、燃烧的塑料气味吸入、药物、病毒感染等）有关，吸烟为其重要的发病因素。

二、诊断

1. 症状

大多为亚急性起病（数周至数月），最常见症状为进行性加重的活动后气短，30%~50%有程度不等的呼吸困难，其次为干咳。

2. 体征

双肺底闻及吸气性爆裂音（Velcro音），约50%有杆状指（趾），偶见发绀。

3. 胸片

约75%的患者呈现特征性变化，表现为一自肺门沿心脏向两肺基底伸展的三角形阴影，且底在侧面，尖在心膈角，阴影模糊呈磨玻璃样，阴影以心缘部为浓，可数年不变，约25%的患者表现为肺部弥漫性模糊斑点阴影。

4. HRCT

50%~70%以双侧磨玻璃影为特征，且病变主要分布于下肺及中肺野，50%~60%可见不同程度的纤维化，但远较IPF轻，且很少有蜂窝肺。

5. 肺功能

呈限制性通气功能障碍及弥散功能下降。

6. BALF

以淋巴细胞及肺泡巨噬细胞为主。

7. 病理特点

病变分布均匀一致，肺组织内见弥漫一致的巨噬细胞聚集，肺泡壁轻至中度增厚，纤维化不明显。肺间质炎症轻微且有少量的淋巴细胞及浆细胞浸润。

三、治疗

1. 戒烟有助于病变的恢复。

2. 皮质激素起始4周，泼尼松龙按0.5 mg/（kg·d）口服，随病情好转减为0.25 mg/（kg·d）。

3. 中药川芎嗪20~30 mg/（kg·d）稀释后静脉滴注，疗程2~3周，间歇后可重复使用。亦可用丹参。

4. 对症治疗若有缺氧或呼吸困难表现者予以吸氧，咳嗽明显者可用镇咳药。

第三节　闭塞性细支气管炎伴机化性肺炎

闭塞性细支气管炎伴机化性肺炎（bronchiolitis obliterans with organizing pneumonia，BOOP）是以小气道内肉芽组织机化闭塞为突出表现，包括结缔组织增殖形成腔内息肉，纤维渗出，肺泡内巨噬细胞聚积，肺泡壁炎症，但肺组织结构完整。现认为称隐源性机化性肺炎（COP）更合适。多见于 50 ～ 60 岁，但可发生于 21 ～ 80 岁患者，男女性别无差异，与吸烟关系不大。临床表现差异较大，大多数发病呈亚急性，通常病程在 1 ～ 6 个月。糖皮质激素疗效好，约 2/3 患者经治疗后临床和病理生理异常可完全恢复正常，因病情进展而死亡者少。

一、病因及分类

（一）特发性 BOOP
最多见。

（二）与已知病因的疾病有关的 BOOP
如感染（细菌、病毒、寄生虫和真菌），药物（金制剂、氨甲蝶呤、头孢菌素、胺碘酮和博来霉素等）及胸部放疗后。

（三）与未知病因的疾病有关的 BOOP
结缔组织疾病（如类风湿关节炎、干燥综合征常见，SLE 和系统性硬化较少）、骨髓移植或肺移植（10%的患者可发生）、淋巴瘤、白血病、慢性甲状腺炎等。

二、诊断

（一）临床表现
1. 流感样前驱症状

如发热、咽痛、干咳、浑身不适、呼吸困难（以活动后明显）。

2. 体征

约 1/4 的患者查体无阳性发现，多数患者可闻吸气 Velcro 啰音（2/3），发绀及杵状指少见。

（二）辅助检查
1. X 线胸片及 HRCT

（1）双侧多发性片状实变影为最常见且最具特征性改变，阴影可游走，也可见到磨玻璃样改变，但较 NSIP 少。

（2）双侧弥漫性不对称网格样间质渗出，伴斑片状肺泡浸润或网格结节样改变，但无蜂窝样改变，很少导致肺结构畸形。

（3）孤立的局灶性肺炎型：多上肺，阴影内常显示"空气－支气管造影"征，偶有空洞。常需手术探查方可确诊。

2. 常规化验

红细胞沉降率显著增快，可达 100 mm/h，其中 > 60 mm/h 的约占 30%；C 反应蛋白增加；白细胞及中性粒细胞轻度到中度增加；自身抗体阴性或轻度阳性，与典型自身免疫性疾病不一样。

3. 肺功能

轻度或中度限制性通气功能障碍和 CO 弥散量降低，偶可正常。虽有"闭塞性"细支气管炎之称，但并无阻塞性通气功能改变。

4. BALF

淋巴细胞（20% ～ 40%）、中性粒细胞（10%）及嗜酸性粒细胞（5%）混合性增加，在多发性肺泡渗出型具有相当的特殊性巨噬细胞减少且常有"空泡"状改变（泡沫状巨噬细胞），CD4/CD8下降。

5. 肺活检

病理特点为细支气管、肺泡管、肺泡腔内肉芽组织增生形成肉芽或栓子（Mas-son小体），肉芽可从一个肺泡通过Kohn孔扩展到邻近肺泡，形成"蝴蝶"。肺泡腔内空泡样巨噬细胞聚集、肺泡壁炎症、纤维蛋白渗出、黏液样结缔组织形成圆球。

6. 肾上腺皮质激素治疗效果明显。

7. 临床上不支持肺结核、支原体和真菌等肺部感染，抗菌药物治疗无效。

三、鉴别诊断

（一）特发性肺间质纤维化（IPF）

与B（X）P临床表现极为相似。但UIP全身症状相对较重，有较多、较密的细湿啰音，杵状指多见X线片及CT主要表现为间质性改变，常有肺容积降低及蜂窝肺；对皮质激素治疗反应欠佳。

（二）慢性嗜酸性细胞肺炎（CEP）

两者都有嗜酸性粒细胞增加，但BOOP很少>10%；病理特点为肺泡腔内和基质内有较多的嗜酸性粒细胞浸润。

（三）外源性变应性肺泡炎

职业史与环境：农民、种植蘑菇、养鸟、饲养家禽；安装湿化器或空调器的办公人员。部分患者吸入激发试验阳性，抗体补体血清学检查大多可查出针对特异性抗原的沉淀抗体（IgA、IgM及IgG）。

（四）闭塞性细支气管炎（bronchiolitis obliterans，BO）

闭塞性细支气管炎是一种真正的小气道疾病，与BOOP在临床上和病理学上完全不同，常有因狭窄、瘢痕收缩所致的气道阻塞，但管腔内无息肉。其特点如下：快速进行性呼吸困难，肺部闻及高调吸气中期干鸣音；胸部X线片示过度充气，无浸润阴影；肺功能显示阻塞性通气功能障碍，CO弥散功能正常；病理示直径1~6mm的小支气管和细支气管的瘢痕狭窄及闭塞，腔内无肉芽组织，肺泡管及肺泡正常。

四、治疗

（一）糖皮质激素

为首选药物，疗效甚好，用后临床表现可在48 h内好转，大部分在治疗1周后出现明显的临床症状的改善，但影像学完全正常则需数周。其剂量差异较大，泼尼松0.75~1.5 mg/（kg·d），因减量可出现复发，疗程因人而异，对反复复发者应相应延长时间，常需6~12个月。

（二）免疫抑制药

常与糖皮质激素联合使用，如CTX或MTX。

（三）大环内酯类

如红霉素、罗红霉素及阿奇霉素，报道认为长期小剂量治疗病情可逐渐好转。

第九章 肺循环疾病

第一节 肺水肿

肺水肿（pulmonary edema）是指由于各种原因引起肺内血管与组织之间液体交换功能紊乱或肺内淋巴引流不畅所导致的液体在肺间质或肺泡腔内过量蓄积的病理状态，可在多种系统疾病的基础上发生。临床表现为突发性呼吸困难、发绀、咳嗽、咳白泡状或血性泡沫痰，两肺有弥漫性湿啰音或哮鸣音，X线检查见两肺呈蝴蝶形的片状模糊影。肺水肿可以危及生命，但如果能发现并纠正造成肺液体平衡紊乱的原因，则可减少对患者的危害。

一、病因及发病机制

（一）心源性肺水肿

系心脏解剖或功能的异常引起的肺水肿，充血性心力衰竭是最常见的病因。可有冠状动脉粥样硬化性心脏病，高血压心脏病、心肌梗死、风湿性心脏病、主动脉瓣病变、先天性心血管畸形、左心房黏液瘤、左心房血栓、心脏压塞、左心房转移性肿瘤，非肥厚型非扩张型心肌病及心动过速等。由于左心室排出绝对或相对不足，或左心房排血受阻，使左心每搏输出量低于右心，左心房压增高，肺循环淤血，肺毛细血管静水压增高使得液体滤过量超过了淋巴系统的清除能力。

（二）非心源性肺水肿

非心源性肺水肿是除严重心血管疾病以外的其他多种病因引起的以呼吸困难、咳嗽、严重低氧血症为临床表现的急症，由于肺血管内皮屏障对液体和蛋白质的通透性增加所致的肺水肿。其导致的临床综合征通常称为急性肺损伤或急性呼吸窘迫综合征。（表9-1）是与急性肺损伤发生的相关因素。其中最常见的原因为肺炎、败血症、吸入胃内容物和重大创伤。肺损伤可经气道和血流发生，其确切的发病机制目前尚不明确。肺损伤后所致的炎症反应也很复杂，其特点是急性反应性细胞因子与其天然抑制剂、氧化剂、蛋白酶、抗蛋白酶、脂质介质、生长因子以及与修复过程有关的胶原前体等物质共同参与。表现为肺毛细血管通透性增加，血浆胶体渗透压降低，组织间隙负压增加。

1. 高原肺水肿

高原肺水肿是指在高海拔地区发生的肺水肿，一般发生在海拔 > 3 000 m 的地区。其机制可能是由于随着海拔的升高，吸入氧分压下降，易患个体发生了缺氧性血管收缩。而缺氧引起的肺动脉收缩强度不均一，局部区域小动脉严重痉挛，血流量减少并流向其他区域，使其他部位肺血流量增加，表现为超灌注，毛细血管内压增加，出现非炎性漏出。

2. 神经源性肺水肿

神经源性肺水肿是指在无原发性心、肺和肾等疾病的情况下，由颅脑损伤或中枢神经系统其他疾病引起的急性肺水肿，是一种进行性脑血管意外引起的肺部应激性损伤，多见于严重的脑出血患者。其发生机制现认为是位于丘脑下部的水肿中枢因创伤、颅内高压、炎症或缺氧而受损害，中枢的抑制作用被解除，导致肾上腺交感神经放电的增加，肺毛细血管压力升高和通透性增加，发生肺水肿。

表 9-1　急性肺损伤发生的相关因素

1. 感染	美沙酮
革兰阴性或革兰阳性败血症	丙氧芬
细菌性肺炎	纳洛酮
病毒性肺炎	可卡因
支原体肺炎	巴比妥酸盐
真菌性肺炎	秋水仙碱
寄生虫感染	水杨酸盐
分枝杆菌病	乙氯维诺
2. 吸入	白介素 -2
胃酸	鱼精蛋白
食物和其他微粒物质	氢氯噻嗪
淡水或海水（近乎溺死）	6. 血液性疾病
碳氢化合物液体	弥散性血管内凝血
3. 创伤	血型不符型输血
肺挫伤	Rh 不符型输血
脂肪栓塞	抗白细胞抗体
非胸部损伤	白细胞凝集反应
热损伤（烧伤）	心肺旁路，氧合气泵
爆裂伤（爆炸，闪电）	7. 代谢性疾病
肺过度扩张（机械通气）	胰腺炎
吸入气体（光学，氨气）	糖尿病酮症酸中毒
4. 血流动力学异常	8. 神经系统疾病
任何病因所致的休克	头部创伤
过敏性反应	癫痫大发作
高原肺水肿	任何原因引起的颅内压增高
再灌注	蛛网膜下腔出血或脑出血
空气栓塞	9. 其他疾病
羊水栓塞	肺复张
5. 药物	上呼吸道阻塞
二醋吗啡	

3. 复张性肺水肿

复张性肺水肿是指由于胸腔穿刺排气或抽液速度过快、量过多时，胸腔内负压骤然增加所致的肺水肿。其机制，一方面由于骤然加大的胸腔负压使得微血管周围的静水压迅速下降，导致滤过压力的增加。另一方面，肺长期受压后缺氧，内皮细胞受损，肺泡毛细血管通透性增高；加之肺泡表面活性物质减少，肺表面张力增加，肺毛细血管周围形成负压，液体易从毛细血管漏出，导致肺水肿的形成。

4. 与误吸相关的肺水肿

吸入胃酸、淡水或海水所致的肺水肿。

（1）胃内容物误吸：胃酸可引起气道上皮化学性烧伤，气道水肿，支气管收缩，气道闭合伴肺不张。吸入量大时炎症反应严重，累及远端气道及肺泡。

（2）淡水淹溺：低渗性液体迅速通过肺泡毛细血管进入血循环，造成血容量突然增加，血浆胶体渗透压降低；若心肌功能不全，左心室不能负担血容量增加所造成的后负荷时，可诱发肺水肿。

（3）海水淹溺：大量高渗性的液体进入肺部后，可使大量水分从血循环进入肺泡，引起肺水肿。液体中的 Na^+、Ca^{2+}、Mg^{2+} 离子进入血流，可致心室颤动而死亡。

5. 药物性肺水肿

包括药物变应性肺水肿和药物过量肺水肿。

（1）药物变应性肺水肿：多由青霉素、链霉素、磺胺类、鱼精蛋白、抗肿瘤药物、胺碘酮、噻嗪类等引起。

（2）药物过量肺水肿：多由解热镇痛药、镇静催眠药、麻醉药、平喘药、链激酶、二醋吗啡、美沙酮、碘类造影剂等引起。

（3）二醋吗啡肺水肿：近年来，由于吸食毒品的人数不断增加，二醋吗啡肺水肿逐渐受到急救医师的重视。二醋吗啡毒起病急促，病情凶险，机制复杂多样，常损害多个器官系统。一般以肺部损害常见，常引起肺水肿及脑干呼吸中枢的抑制损害，一般在使用麻醉品后 48 h 内发生，病情凶猛迅速。二醋吗啡中毒致肺水肿的机制可能与以下因素有关：①二醋吗啡衍生物，吗啡可促进组胺释放，致血管痉挛、淤血，损害肺泡上皮和毛细血管内皮，破坏肺呼吸膜的结构，使血管通透性增加而致水肿。②脑缺氧时，视丘下部功能紊乱，对视前核水平和下丘脑的中枢抑制被解除。③二醋吗啡中毒所致的机体应激状态使交感神经兴奋，肾上腺素能递质及内源性阿片样物质（尤其是 β_2 内啡肽）分泌增加，肾上腺素能递质可引起弥漫性、暂时性血管强烈收缩，致使血液从高阻力的体循环进入低阻力的肺循环，肺毛细血管静水压升高，内源性阿片样物质可抑制呼吸中枢和心血管功能而加重肺水肿。④毒品中的杂质如淀粉、奶粉、滑石粉、喹啉、甘油等对肺血管内皮的直接损伤致其通透性增加。⑤急性过敏反应等。

6. 中毒性肺水肿

刺激性气体、尿毒症毒素、有机磷杀虫药、毒蛇咬伤、百草枯等中毒均可引起肺水肿。临床以有机磷中毒最为常见，其中毒发生机制为抑制体内乙酰胆碱酯酶的活性，导致乙酰胆碱蓄积，致使胆碱能神经开始过度兴奋，后转为抑制和衰竭，从而临床上出现相应的中毒症状。表现为毒蕈碱样症状主要为副交感神经兴奋所致的平滑肌痉挛和腺体分泌增加，呼吸道分泌物增多，严重者出现肺水肿。

二、诊断

（一）临床表现

除有各基础疾病的症状及体征时；典型的肺水肿临床表现可分为 5 期。

1. 肺充血期

胸闷、心悸、失眠、烦躁不安、血压升高、劳力性呼吸困难等。

2. 间质性肺水肿期

夜间阵发性呼吸困难、端坐呼吸、咳嗽、呼吸急促、心动过速（心率加快）、肺部听诊可闻及哮鸣音，可有轻度发绀或动脉血氧分压下降。

3. 肺泡水肿期

症状加重，迅速出现严重呼吸困难，咳嗽剧烈，咳大量粉红色泡沫痰，皮肤苍白，全身出汗，发绀明显，两下肺甚至全肺湿啰音。血气分析有明显的低氧血症、低碳酸血症和（或）代谢性酸中毒。

4. 休克期

由于严重缺氧、大量液体外渗引起血容量减少及心收缩力减弱而发生心源性休克。表现为神志改变、血压下降、皮肤湿冷等，血气分析示严重低氧，代谢性酸中毒。

5. 终末期

病情进一步恶化，出现循环衰竭及多脏器功能衰竭，患者死亡。

（二）辅助检查

1. 胸部 X 线检查

价廉、无创、易得、可重复,对急性肺水肿的临床诊断十分重要,为临床上最常用的评价肺水肿的方法。可以观察中度以上肺水肿及范围,且可监控病理的进展,并随基础疾病的不同及病理分期不一表现多样。其缺点为敏感度差,故在疾病早期可正常,且读片带有一定程度的主观性,加之如肺充气程度不同,可致诊断困难或误诊。

（1）间质性肺水肿。

①肺血重新分布:上肺显示的血管阴影增粗、增多,下肺野血管阴影变细,与正常比呈上下逆转现象。

②支气管周围袖口症:由于间质性肺水肿时,支气管周围结缔组织内有液体存积,致支气管壁形成的环形阴影增厚,边缘模糊,且多位于外周部,管腔无狭窄。

③肺纹理及肺门血管增粗、模糊:由于肺血管周围结缔组织内液体存积所致。

④肺野透光度降低:因肺间质内液广泛分布于支气管,血管周围,小叶间隔及小叶内支气管血管周围和肺泡间隔而致。

⑤间隔线:肺水肿时,小叶间隔的结缔组织及淋巴管内有较多的液体,使其增厚,故而在 X 线上可见边缘清楚,锐利的细线形阴影,厚 1 ~ 2 mm,长约 2 cm,与胸膜垂直。Kerley B 线是间质性肺水肿最重要的 X 线征象。在正位片上多在肋膈角处胸膜下显示最清楚,而侧位片上则表现为与胸骨下及膈胸膜垂直的线形阴影。有时亦可见自肺上野弧形斜向肺门的 Kerley A 线。

⑥胸膜反应:少量胸腔积液或胸膜增厚。

（2）肺泡型水肿:为间质性肺水肿继续发展的结果,胸片上往往两者同时并存。肺泡性肺水肿肺野实变影最典型的改变是阴影密度由肺门向外逐渐变淡,呈“蝶翼征”,而且动态摄片检查肺部阴影变化快,形成“此消彼长”的景观,但肺部阴影均出现在近肺门的中心肺野内。表现为肺泡实变阴影,包括腺泡结节、斑片状及大片融合边缘模糊的阴影,弥漫分布或局限于一侧或一叶。

2. 胸部 CT

早期即能显现异常征象,甚至可区分肺充血和肺间质水肿。

（1）间质性肺水肿:小叶间隔增厚、边缘光滑,支气管血管未增粗、光滑;肺内有磨玻璃样密度影,可两肺弥漫分布或为小叶中心性分布。

（2）肺泡性肺水肿:肺透光度下降,CT 值普遍增高,两肺有斑片状或弥漫性磨玻璃样密度病变,若病情进展则形成肺实变影,小叶间隔增厚少见。

3. 动脉血气分析

PaO_2、$PaCO_2$ 和 pH 等也是反映肺水肿患者整体肺功能的指标,但其对诊断早期肺水肿并不敏感。因血管内压力的增加可使得血液更多地被分配到通气功能较好的肺组织中去,所以,PaO_2 早期可不出现降低。甚至在部分高压性肺水肿患者中,早期可出现 PaO_2 增高的情况。

4. B 型钠尿肽（B-type natriuretic peptide BNP）

放射性指示剂稀释法:通过静脉注射两种不同的指示剂,一种可通透到血管外液（如氚水、^{113}min 标记的运铁蛋白）,可用以计算含水量;另一种是不能透到血管外指示剂（如 ^{99m}Tc 标记的红细胞）可用来计算血管内液量,但其计算出的含水量仅为直接称重的 2/3,不能用于间质性肺水肿的早期诊断。

5. 热传导稀释法（又称双指示剂法）

把 Swan-Ganz 导管插到肺动脉,注射热或冷却盐水和靛氰绿指示剂,经肺动脉至达主动脉根部,然后经主动脉导管采取血样,以心排血量乘以染料和热传导时间的平均差,可计算血管外肺含水量,该法准确性高,变异率小,但因创伤较大,一般只限于重症监护室用。可将血管外肺水低估 39%,为灌注依赖性,多用于研究领域,尤用于比较相似病因造成的肺损伤的血管外肺水肿。

6. 血浆胶体渗透压 – 肺毛细管楔压差值测定

正常情况下,两者差值约为 10 mmHg（约 1.53 kPa）。当差值 < 4 mmHg（0.53 kPa）时多提示有肺水肿。有助于肺水肿的早期诊断。

7. 肺扫描

以 $^{99m}Tc-$ 人血球蛋白微囊或 ^{113}min 运铁蛋白静脉注射进行灌注肺扫描，由于肺血管通透性增高，使标记蛋白向血管外扩散而进入肺间质，故在胸壁外测定 γ 射线强度，就可有效地测定跨血管蛋白通过量。

8. 正电子发射层描记术（PET）

正电子发射层描记术是一种影像学技术，通过给患者用放射药理活性药之后，摄取一系列二维影像，再对其进行处理，获取某一特定生命活动的三维图像分析，从而对不同的器官进行生理分析。它可测量整体及局部的肺水积聚量。需先将两种同位素序贯给人，一般是用 O_2-15 标记的 H_2O 静脉注射，几分钟后当与体液达到平衡之后，摄胸片可反映整体肺水的量。第二步静脉注射一种能留置于血管内的同位素示踪剂，如标记的血浆蛋白，再重复胸片，可反映血管内容积。将第二步的影像密度从第一步的影像密度中减影，即可确定肺水肿的严重程度及其分布。其结果会低估 10% ~ 15%，但已与重力计法所测结果非常吻合，能探测到 1 mL 肺水的增加，故其有很高的敏感性。但其价格昂贵，且需将患者移至检查室。

9. 磁共振（MRI）

磁共振是利用不同组织质子密度的不同构建极其精确的解剖影像，优点为非侵袭性，非灌注依赖性，且患者无须暴露于放射线中，但肺磁共振的最大缺点是肺实质信号强度过低，加之呼吸运动会产生伪影。

10. 肺血管通透性的评价

对肺血管通透性的研究能提供更多的信息，并帮助了解肺水肿的病因，若连续监测，则可为肺损伤的演进提供一个衡量尺度。临床上可将通过纤维支气管镜或盲插吸引导管取得的小气道水肿液的蛋白浓度与血浆的蛋白浓度相比较，如果水肿液蛋白浓度与血浆蛋白浓度之比 > 0.75，水肿即由血管通透性增加引起，若 < 0.65 则由毛细血管内静水压增加引起，若介于两者之间则为混合性或结果为假象，可作为判断疾病严重程度和预后的指标。

（三）临床评价

肺损伤评分（LIS）是由 Murray 及其同事设计的评价肺疾病严重程度的评分系统，已得到广泛应用，它根据低氧血症的程度、放射影像学的改变程度、肺顺应性的改变以及所需的 PEEP 水平 4 个参数的综合评价得出结果（表 9-2）。据报道 LIS 与毛细血管通透性改变有较好的相关性，且在 ARDS 患者中，LIS 与 CT 扫描所发现的异常的严重程度亦相关。

表 9-2　肺损伤评分量表

项目	评分
1. 胸片评分	
无肺泡浸润	0
肺泡浸润限于 1 个象限	1
肺泡浸润限于 2 个象限	2
肺泡浸润限于 3 个象限	3
肺泡浸润限于 4 个象限	4
2. 低氧血症评分	
$PaO_2/FiO_2 \geq 300$	0
225 ~ 299	1
175 ~ 224	2
100 ~ 174	3
100	4
3. PEEP 评分（机械通气时）	
$PEEP \leq 5$ cmH$_2$O	0
6 ~ 8 cmH$_2$O	1
9 ~ 11 cmH$_2$O	2

（续　表）

项目	评分
12 ~ 14 cmH$_2$O	3
15 cmH$_2$O	4
4.呼吸系统顺应性评分	
≥ 80 mL/ cmH$_2$O	0
60 ~ 79 mL/ cmH$_2$O	1
40 ~ 59 mL/ cmH$_2$O	2
20 ~ 39mL/ cmH$_2$O	3
19 mL/ cmH$_2$O	4
最终评分为总分除以参与评分项目数	
	评分
无肺损伤	0
轻度至中度肺损伤	0.1 ~ 2.5
重度肺损伤（ARDS）	> 2.5

三、鉴别诊断

（一）两种肺水肿的鉴别诊断（表9-3）

表9-3　心源性与非心源性肺水肿鉴别

病史	心源性肺水肿	非心源性肺水肿
心脏病体征	有心脏病史（慢性心脏病、急性心肌梗死等）	一般无心脏病史，但有其他基础疾病史
发热和白细胞升高	有	无
X线表现	较少	相对较多
水肿液性质	正常或增大的心影、蝶翼征，肺上野血管影增粗	肺门影不浓，两肺周围弥漫小斑片影
水肿液胶体渗透压 / 血浆胶体渗透压	蛋白含量低，< 60%，漏出液为主	蛋白含量较高，> 75%，渗出液为主
肺毛细血管楔压	低	高
血脑钠肽（BNP）	> 18 mmHg	18 mmHg
利尿药治疗效果	> 100 mg/L	100 mg/L
	心影迅速缩小	心影无变化，且肺部阴影不能在 1 ~ 2 d 消散

（二）各种病因致非心源性肺水肿的鉴别

根据各基础病的特点进行诊断。

四、治疗

根据发病机制及基础疾病给予相应的治疗。

（一）症状治疗

1. 纠正缺氧

肺水肿时由于换气功能障碍，多有严重缺氧，且缺氧又可加重肺水肿，故氧疗是治疗中的关键，对重症患者尤为重要，应使 PaO$_2$ 提高到 6.7 kPa（50 mmHg）以上。可以鼻导管、鼻塞或面罩给氧，氧浓度 < 50%，若一般给氧后动脉血气仍提示低氧者，应立即间歇正压通气（IPPV），若缺氧仍无改善，则需加用呼气末正压（PEEP）以防止小气道及肺泡萎陷或使肺泡重建，减少肺内分流量；有利于肺

泡内的液体回流，促进水肿液的吸收；有利于肺泡表面活性物质的合成；可使功能残气量增大，肺顺应性增加，肺泡通气改善。PEEP 可从 3 ~ 5 cmH$_2$O（0.3 ~ 0.5 kPa）开始，从小至大逐步增加，每次调整 2 ~ 5 cmH$_2$O（0.2 ~ 0.5 kPa），同时随访血气变化，并据此行相应调节，一般不超过 18 cmH$_2$O（1.8 kPa），待病情好转后，渐减 PEEP，每小时不超过 3 ~ 5 cmH$_2$O（0.3 ~ 0.5 kPa），保持动脉血氧分压在 8 ~ 9.9 kPa，应注意过高的 PEEP 可使心室舒张受阻、静脉回心血量减少，血压下降，促发循环衰竭，故应行血压及生命体征监测。

2. 消除肺内水肿液

重症肺水肿患者支气管肺泡内有大量液体，受气流冲击可形成大量泡沫而影响气体交换，使缺氧更为严重，故消除肺内水肿液清除泡沫十分重要。

（1）消泡剂：鼻导管或鼻塞给氧时可在湿化瓶内加入 75% ~ 95% 乙醇（毒性气体吸入性肺水肿禁用）面罩给氧时以 20% ~ 30% 乙醇雾化吸入。近来有用消泡净（二甲硅油）或硅酮雾化吸入，15 ~ 30 min 明显起效，有效率达 90% 以上。

（2）利尿药：可迅速减少血流量，降低肺动静脉压和左心室充盈压，从而缓解肺水肿。对已有血容量不足者，因利尿药的应用会使血容量进一步下降并影响心排血量，故不宜使用，而因毛细血管通透性增加所致的非心源性肺水肿，大剂量利尿药可致毛细血管损伤加重，故亦不宜应用，常用快速强利尿药；呋塞米 40 ~ 80 mg 或依他尼酸钠 50 ~ 100 mg，静脉注射。

（3）血管扩张药：治疗肺水肿的血管扩张药多为 α 受体阻滞药，可阻断儿茶酚胺、组胺、5-羟色胺等血管活性物质对血管的收缩作用，解除肺部及外周小动静脉痉挛，降低周围循环阻力，减轻心脏前后负荷，同时增加冠状动脉灌注量，降低心肌耗氧量，改善左心室功能，增加心排血量，使肺循环内血液转向体循环，降低肺毛细血管压，减轻肺水肿。

①硝酸甘油：0.3 ~ 0.6 mg，舌下含化；或以 10 μg/min 开始泵入，渐增至 50 μg/min。

②酚妥拉明：先 10 ~ 20 mg 生理盐水稀释后静脉推注，后再以 0.1 ~ 0.3 μg/min 速度泵入。

③硝普钠：对小动静脉均有同等强度的平衡扩张作用，作用快而强，用后立即发挥作用，且毒性小，以 50 mg 加入 500 mL 液体，由 15 μg/min 开始，据疗效与血压变化情况，每隔 3 ~ 5 min 增加速率一次，最后以 20 ~ 60 μg/min 平均 40 μg/min 的速度滴入。

④硝苯地平：是一种钙通道阻滞药，可使平滑肌兴奋收缩脱偶联，对肺血管和支气管平滑肌有直接的松弛作用。以 10 mg 舌下含化，一日 2 次。其治疗肺水肿，尤其是高原性肺水肿见效快、疗效好、不良反应轻。

3. 降低毛细血管通透性

（1）糖皮质激素：可提高细胞对缺氧的耐受性，稳定溶酶体膜，降低毛细血管通透性，减轻支气管痉挛，增加肺泡表面活性物质的合成等。主张早期、短程、大剂量应用。常用氢化可的松 200 ~ 400 mg/d，地塞米松 20 ~ 40 mg/d 或甲泼尼龙 20 mg/（kg·d），连续 2 ~ 3 d。

（2）非皮质激素类抗炎药（如布洛芬、吲哚美辛）、超氧化物歧化酶（SOD）及细胞因子调节剂（如己酮可可碱）可望有一定效果。

（3）莨菪类药物：能对抗儿茶酚胺引起的血管痉挛，对抗乙酰胆碱分泌亢进造成的血管扩张，可解除支气管痉挛及减少呼吸道分泌物的生成。改善微循环，降低毛细血管通透性等。东莨菪碱：0.3 ~ 0.9 mg 或山莨菪碱 10 ~ 40 mg/ 次静脉注射，据病情可每隔 5 ~ 30 min 重复 1 次，肺水肿早期用疗效较好。

（4）乌司他丁：是从人尿提取精制的糖蛋白，属蛋白酶抑制药。因其具有稳定溶酶体膜、抑制溶酶体酶的释放等作用，故而可用于包括肺水肿所致的肺循环或体循环衰竭的患者。近来有研究证实其能有效地降低 IL-8 与 TNF-α 的释放，减轻肺水肿，对肺组织的急性损伤起一定的保护作用。但其具体临床疗效尚需进一步验证。

4. 增强心肌收缩力

适用于各种急性肺水肿，但对心源性肺水肿（非心肌梗死所致）最适宜，尤其是室上性心动过速（快速心房颤动或心房扑动）诱发的肺水肿。一般选用速效洋地黄制剂。

（1）毒毛花苷 K：0.25 mg 溶于葡萄糖液内缓慢静脉注射。

（2）毛花苷 C：0.4 ~ 0.8 mg 以葡萄糖液稀释后静脉缓注。

（3）多巴胺：以 2 ~ 5 μg/（kg·min）泵入。

（4）多巴酚丁胺：20 ~ 40 μg 加入 100 ~ 200 mL 液体缓慢静脉滴注。

后两者均为非强心苷类正性肌力药物。

5. 吗啡制剂

有镇静、镇痛作用。可减少人体耗氧；降低周围血管张力，扩张血管，减轻心脏的前、后负荷；降低呼吸频率和深度，降低呼吸肌的氧耗；直接松弛支气管平滑肌，改善通气；间接增加心肌收缩力和心排血量。故吗啡被认为是治疗急性肺水肿，尤其是心源性肺水肿最有效的药物之一。但因其有呼吸抑制的不良反应，故对昏迷、休克、呼吸有抑制及肺部感染患者，尤其是有慢性阻塞性肺疾病的肺水肿患者应禁用；对神经源性肺水肿亦应慎用。一般从小剂量开始，5 ~ 20 mg，皮下注射、肌内注射或静脉缓慢注射。

6. 减少肺循环血量

患者可采用坐位，也可使用加压止血带减少四肢血液回流，减少肺血容量，进而降低肺动脉灌注压力。但使用时需注意，膨胀袖带的压力应小于收缩压，每次绑 3 个肢体，每 15 min 轮换 1 次，且任何一个肢体血流阻断的时间不得超过 45 min。

7. 其他治疗

（1）限制输入液量：亦应注意输液速度，若量太大，速度快又可诱发或使原有肺水肿加重。

（2）纠正酸碱失衡：随访血气分析及电解质，如有紊乱则及时纠正。

（3）防治 DIC。

（二）治疗原发病或病因治疗

治疗原发病或病因治疗是肺水肿的根本治疗，如对感染者使用强有力的抗菌药物；尿毒症者应行透析治疗；颅脑损伤所致神经源性肺水肿则应在处理颅脑损伤、降低颅压的基础上，保持气道通畅，建立人工气道并勤吸痰并积极处理肺水肿；对妊娠合并肺水肿则要积极治疗妊高征，应用扩血管药物，待病情改善，胎儿能够存活，则应尽早终止妊娠；中毒性肺水肿则应脱离中毒环境，清除毒物，并用相应的解毒药等处理。

（三）非心源性肺水肿的治疗

包括积极对症治疗、迅速纠正缺氧及尽快控制原发病。其关键在于降低肺毛细血管的通透性，减少渗出。毛花苷 C 及利尿药常常无效，多数情况需要呼吸支持治疗。氧疗是治疗肺水肿的基础。若经鼻导管和面罩给氧效果不满意时，要不失时机地使用呼吸机给予间歇正压通气或呼气末正压通气。二醋吗啡肺水肿的治疗，应早期、足量使用纳洛酮，拮抗 β-内啡肽的影响，从而迅速逆转二醋吗啡中毒所致的呼吸中枢抑制作用，促进苏醒，使血压回升。同时使用大剂量东莨菪碱能明显抑制肾上腺素及组胺所致的肺小血管收缩，解除肺血管痉挛，改善肺微循环；降低血黏度，改善微循环，减少微血管渗漏，保护细胞，从而减轻肺微血管内皮细胞及肺泡上皮细胞的损害，防止急性肺损伤的发生和发展。

第二节　高原肺水肿

高原肺水肿（HAPE）是人们由低海拔快速进入高海拔地区（一般 3 000 m 以上）后 2 ~ 5 d 发生的肺水肿，是一种重型急性高原病，起病急、进展快、危害大，若不及时救治，可能危及生命。主要表现为咳嗽、胸闷、咳粉红色泡沫痰。多见于年轻人。发病率一般为 0.5% ~ 1.0%，国外成年人最高患病率为 15.5%，最低为 0.57%。而国内成年人最高为 9.9%，最低为 0.15%。其患病率差异较大，可能与进入高原速度、气候等不同有关。若不及时诊断及正确处理，可因并发高原昏迷（高原脑水肿）、心力衰竭而于 24 h 内危及生命。诱因多为上呼吸道感染、受寒、过劳，亦可因酗酒、腹泻等诱发。

一、病因及发病机制

高原肺水肿发病的根源是急速由低海拔地区进入高海拔地区（海拔 3 000 m 以上）或由高海拔地区进入更高海拔地区，由其低氧、低气压环境所致。发病机制不明，考虑与以下因素有关：

1. 缺氧通过神经体液作用使肺小动脉终末支收缩，导致肺动脉高压。

2. 缺氧对下丘脑的刺激反应引起周围血管收缩，血液重新分布而致肺血容量增加，肺毛细血管压增高，导致液体外渗。

3. 缺氧致血管内皮及肺泡上皮的通透性增大致肺泡腔内液体增多。

4. 炎症反应致内皮细胞通透性障碍。

5. 缺氧使肺泡上皮损伤致重吸收功能下降，肺泡液体清除功能受抑制等。

二、诊断

（一）临床表现

1. 症状

发病之初，多数患者有头痛、头晕、全身无力、食欲缺乏、精神萎靡、神志恍惚、少尿等表现，继而出现咳嗽、心悸、气促、胸闷痛。最具特征为咳出粉红色泡沫痰或黄白色泡沫痰，痰量少至几口，多至大量，甚至从口鼻涌出。重者可有烦躁不安、神志模糊、昏迷。有的可有恶心、呕吐、腹痛、腹泻、发热等。

2. 体征

可发现唇、舌、耳垂、指甲或颜面发绀，突出表现为肺部湿啰音，多为双侧肺，轻者仅于双下肺或一侧肺闻及中细湿啰音，重者双肺满布粗、中、细湿啰音，并可闻及痰鸣，且湿啰音在吸氧及注入氨茶碱后 1 ~ 2 h 可消失。部分于心尖区或肺动脉瓣区可闻 Ⅱ ~ Ⅲ 级吹风样收缩期杂音，肺动脉瓣第二音亢进和分裂（$P_2 > A_2$）。重者嗜睡、昏迷、病理反射阳性。

（二）辅助检查

1. 血常规

患者红细胞和血红蛋白多在高原正常范围。有报道 306 例患者中，白细胞计数 > 10×10^9/l 的占 78%，中性粒细胞 > 0.8 的占 84%，血红蛋白 > 188 g/l 的占 87%；红细胞 > 6×10^{12}/l 的占 88%，说明多数伴有呼吸道感染。

2. 血气分析

PaO_2、$PaCO_2$、SaO_2 均明显降低。但因血管内压力的增加可使得血液更多地被分配到通气功能较好的肺组织中去，所以，PaO_2 早期可不出现降低甚至可以表现为升高。

3. 尿常规

306 例中尿蛋白 + ~ + + 的占 25%。

（三）X 线检查

胸部 X 线检查对肺水肿的诊断有极高的价值，多数患者两肺有片状或云絮状模糊阴影，亦可呈斑点状或结节状阴影；以肺门旁最为明显；早期可仅有肺纹理增粗表现，重症常伴有胸腔积液、肺动脉圆锥凸出。有人发现 X 线表现与 SaO_2 关系紧密，$SaO_2 \leqslant 50\%$，X 线呈弥漫型与中央型肺水肿改变，$SaO_2 \leqslant 73\%$，肺水肿呈局限型与间质型改变。

（四）CT 检查

早期表现为磨玻璃样密度增高影，多出现于下肺叶背段及后基底段，且右下肺早于左下肺；中期表现为云絮状密度增高影（病理上为间质型肺水肿合并肺泡型肺水肿）；晚期可发展到上肺叶后段及前段，病变可充满整个肺段或肺叶，但不融合，肺段支气管可见充气。

（五）心电图和心向量图

患者心电图改变多种多样，但以窦性心动过速、心电轴右偏、P 波高尖、QRS 呈高 R 波、V_3R、V_1 呈 RS 型、T 波倒置、ST 段下降或上抬等改变较为多见。

心向量图表现为收缩期过负荷型，QRS 环转向前向右，终末向量偏右同时可偏上和偏后，横面上 QRS 环位于右后方，面积大于总和面积的 20%，呈顺时针转位；额面电轴右偏，T 环转向左后方，QRS-T 夹角增大；P 环增大并向前向右偏移。

（六）血清肌钙蛋白（cTnT）及肌酸激酶同工酶（CK-MB）测定

均有增高。cTnT 分子量为 39 700，95% 与心肌细胞结构蛋白呈结合状态，5% 游离于胞质内。在心肌细胞膜完整情况下，cTnT 不能透过细胞膜进入血循环，而当心肌细胞因缺氧致细胞膜受损时，游离型的 cTnT 可从胞质逸入血中。若损伤进一步加重，cTnT 与肌原纤维分离持续释放入血。故而其变化可间接反映心肌损害是否发生及程度，与心肌酶学相比，其特异性更强，灵敏度更高，持续时间更长。

（七）高原肺水肿的分型

1. 轻型

中等体力劳动后出现呼吸困难、咳嗽、咳白色泡沫痰，一侧下肺野湿啰音，呼吸 < 20/min，心率 < 100/min，无心律失常；胸片不湿性阴影 < 1/4 肺野，且多限于右下肺，呈点片样影，肺 ZO（基础阻抗值）> 40 Ω，血象基本正常。

2. 中型

轻体力劳动后出现呼吸困难、胸痛、胸闷、咳嗽、咳大量白色泡沫痰；双下肺或一侧肺野大量湿啰音；呼吸 > 25/min，心率 > 110/min；胸片示云絮状阴影 > 1/2 肺野；肺 ZO 值 < 40 Ω，血象略偏高。

3. 重型

不能平卧，面色灰白或土灰、额部冷汗、呼吸极度困难，剧烈咳嗽。咳大量白色或粉红色泡沫痰，全肺满布大、中、小湿啰音；呼吸 > 30/min，心率 > 120/min，常伴心律失常；胸片示双侧 > 1/2 肺野，多中央型对称云雾状阴影；肺 ZO 值 30 ~ 35 Ω。

4. 极重型

呈濒死状态，面色灰白、呼吸微弱，口鼻有大量自溢性泡沫，且满肺野粗湿啰音及痰鸣音，心音微弱，血压下降，常伴有高原肺水肿、心功能不全及继发肺部感染。胸片示一侧全肺或双侧肺野云雾状阴影，心脏扩大，肺动脉段突出；肺 ZO 值 < 30 Ω，血象高低不一。

1995 年中华医学会第三次全国医学学术讨论会推荐，高原肺水肿的诊断标准为：①近期进入高原（一般指海拔 3 000 m 以上）出现静息时呼吸困难，胸闷压塞感、咳嗽、咳白色或粉红色泡沫痰，全身乏力或活动能力减低。②一侧或双侧肺野出现湿啰音或喘鸣，中央性发绀，呼吸过速，心动过速。③胸部 X 线可见以肺门为中心向单侧或两侧肺野呈片状或云雾状浸润阴影，呈弥漫性、不规则性分布，亦可融合成大片状阴影，心影多正常，但亦可见肺动脉高压及右心增大征象。④经临床及心电图检查排除心肌梗死、心力衰竭等其他心肺疾病，并排除肺炎。⑤经卧床休息、吸氧等治疗或转入低海拔地区，症状迅速好转，X 线征象可于短期内消失。

三、鉴别诊断

高原肺水肿应与心源性肺水肿、中毒性肺水肿或肺炎伴肺水肿相鉴别（略）。

四、治疗

高原性肺水肿发生的主要原因是缺氧引起肺动脉高压而致，故而纠正缺氧，解除肺动脉痉挛所致的肺动脉高压显得尤为重要。

（一）降低肺动脉高压

1. 吸氧

重者应高浓度（6 ~ 8 L/min）加压吸氧，一方面可提高肺泡及动脉氧分压，使肺动脉压力降低及组织氧供改善，另一方面亦可增加肺泡压及肺组织间隙压，从而阻止液体渗出至肺泡，使肺水肿得到减轻。若入加压舱吸氧则效果更佳，舱内压力可 0.04 MPa。

2. 绝对卧床

因体力活动可使肺动脉压进一步升高，动脉血氧分压进一步下降。

3. 氨茶碱可降低肺动脉压，并有强心及利尿作用。以 0.20 g 稀释于 5% ~ 50% 葡萄糖注射液 20 mL 缓慢注射，4 ~ 6 h 或以后可重复注入。

4. α 受体阻滞药

酚妥拉明，可降低肺动脉压，改善微循环，降低主动脉阻力，使血液从肺转移至周围循环。以 5 ~ 10 mg 稀释于葡萄糖注射液 20 mL 后，20 min 内缓慢静脉注射，每日 1 ~ 2 次，注意观察血压情况。

5. β_2 受体激动药

沙丁胺醇，此药对高原肺水肿也有较好预防效果，按 125 μg/ 次，2/d 剂量吸入沙丁胺醇，可以降低高原肺水肿易感者 50% 的发病风险。沙丁胺醇通常不单独使用，需作为尼莫地平的辅助用药。

6. 西地那非

是一种新型的、选择性很高的磷酸二酯酶（PDE）抑制药，通过抑制磷酸二酯酶而发挥药理作用。肺血管肌层中含有丰富的 PDE-5 受体，西地那非通过抑制 PDE-5 的结合位点而抑制 PDE-5 酶，从而降低环鸟苷酸（cGMP）的水解速率，提高胞内的 cGMP 水平，使内源性 NO 更持久地起效，松弛肺血管平滑肌，同时扩张肺动脉和肺静脉，降低右心室射血阻力，促进氧气交换，提高血氧饱和度。用法为口服 50 mg/ 次，每 8 h 1 次。

7. 一氧化氮吸入

NO 是存在于机体的一种生理活性介质，广泛参与体内的各种生理和病理过程。NO 具有松弛平滑肌、抑制血小板聚集、神经递质功能，细胞毒性及免疫功能。在高原低氧环境及低氧血症刺激下，内源性 NO 代谢障碍 –NO 释放抑制，是缺氧患者肺动脉高压形成的主要原因。NO 具有非肾上腺素能、非胆碱能神经的传递功能，其减少可致气管、支气管痉挛。故吸入 NO 可使支气管扩张，改善肺部气体交换，使 SaO_2 提高；并能迅速（3 ~ 5 min）逆转低氧导致的肺动脉高压。吸入低浓度 NO（10 ppm）加常规治疗、加压舱等可使治疗时间缩短 2 ~ 4 倍，且安全可靠，无不良反应。

（二）减少肺血容量的治疗

吸氧、氨茶碱、高渗葡萄糖及利尿药应用均可通过不同的途径而使血容量减少。文献报道以呋塞米效佳：其用量各有差异，可每 8 h 40 mg 1 次，但应注意脱水、利尿时，补液量略小于出量即可。

吗啡：烦躁不安者可用吗啡 10 ~ 15 mg 静脉缓注（稀释后）。但对有昏睡、昏迷或呼吸抑制者、呼吸衰竭者禁用。

（三）降低肺血管阻力，改善微循环

1. 胆碱能阻滞药

文献报道可用阿托品 2 ~ 5 mg/0.5 h 或山莨菪碱 20 ~ 40 mg/0.5 h。

2. α 受体阻滞药

酚妥拉明。

3. 非肽类非选择性内皮素受体阻断药

波生坦，能取代嘧啶衍生物或 ET-1 受体的竞争性阻断药。ET-1 是一种强效的内源性血管收缩药，并有增生、致纤维化和致炎作用，在肺动脉高血压（PAH）患者的血浆和肺组织中浓度较高，也在高原肺水肿的发病中发挥着重要作用。

（四）降低肺毛细血管通透性

肾上腺皮质激素：文献报道氢化可的松 200 ~ 300 mg 稀释于葡萄糖注射液内静脉注射，或地塞米松 10 mg/4 h 一次肌内注射。

（五）强心药的应用

国外资料都认为不必使用。有报道对部分严重或有心功能不全的患者，用毛花苷 C 0.4 ~ 0.8 mg 或毒毛花苷 K 治疗确有良效。

（六）其他治疗

1. 消泡剂。

2. 脱水药及促进脑细胞代谢药物对部分重型有昏迷及脑水肿者可加用 20% 甘露醇或甘油氯化钠静脉滴注。并加用维生素 C、ATP、辅酶 A 及细胞色素 C 等促进脑细胞代谢的药物。

3. 抗菌药物。本病易继发感染或因感染而诱发。故急性期主张常规使用抗菌药物，尤其是重症患者。

4. 就地治疗。各型均主张就地治疗以减少死亡。若条件不允许确需转送者，则应待病情稳定后行阶梯治疗下送。且应注意选择快速、平衡的运输工具，最好有医护人员伴送。患者应取半卧位并保持其身体相对平稳，以防脑疝形成。

5. 纳洛酮。有报道对氧疗无效者以 1.6 mg 静脉注射，可获得满意效果。

国际野外医学会（Wilderness Medical Society）2010 年推荐的急性高原病防治药物中，包括乙酰唑胺、地塞米松、尼莫地平、沙丁胺醇、西地那非等。

第三节　复张性肺水肿

复张性肺水肿（RPE）是因气胸、胸腔积液、胸腔内巨大肿瘤造成病侧肺塌陷，经胸腔闭式引流或肿瘤切除术，解除对肺的压迫，使塌陷肺得以复张，患侧肺或双肺在短时间内（数分钟至数小时内）发生急性肺水肿，称为复张性肺水肿，病死率为 20% 左右。其起病急，病情重，如发现治疗不及时，会使病情恶化，甚至死亡。

一、病因及发病机制

肺塌陷时间在 3 d 以上，且程度严重；快速大量排出胸腔积气 / 液致肺复张速度过快；胸腔内感染均可诱发 RPE。临床上最常见的原因为胸腔闭式引流术后。其发生机制尚有争议，可能与下列因素有关。

1. 肺毛细血管通透性增加

肺塌陷可使肺泡壁毛细血管内皮缺氧而受损，导致通透性增加；肺复张时血管过度伸展致内皮细胞机械性损伤；复张后肺组织出现缺血 - 再灌注损伤，中性粒细胞释放自由基损伤内皮细胞膜；脓胸因肺组织伴发炎症，肺毛细血管通透性增加。

2. 肺快速复张时

尤其在负压吸引时，胸腔内负压增加使肺毛细血管与肺泡及间质之间的压差增加，致毛细血管内液体漏出。

3. 肺泡表面活性物质减少

缺氧损伤肺泡 II 型细胞，导致肺泡表面活性物质产生减少，使表面张力增加，可加重或诱发肺水肿。

4. 炎症介导反应

国外有学者研究发现 RPE 水肿液中多形核细胞计数及其释放的弹性蛋白酶均升高，此研究指出 RPE 的机制是一种炎症反应，而其中的弹性蛋白酶可能是在肺泡损伤通透性增加方面扮演一个非常重要的因素。

5. 神经递质说

RPE 的发生可能与某些血管活性物质有关，比如组胺、前列腺素、神经刺激因子等，有学者认为机械性牵拉和肺间质负压的变化，使神经递质释放增加，可能是启动 RPE 的关键因素。

二、诊断

（一）临床表现

1. 复张性肺水肿均发生于患侧（即引流侧），发生率为 0.9% ~ 4.8%。有肺塌陷病史，尤其是长时间的肺塌陷史，以及肺急速复张史。

2. 在胸腔引流及减压期间出现，约肺复张后即刻至 2 ~ 3 h。突然出现频繁咳嗽、呼吸急促、胸闷、心悸。咳大量白色或粉红色泡沫痰，患者口唇发绀、烦躁不安、甚至休克，约 1/3 有低血压。听诊患肺可闻湿啰音，呼吸频率快。

（二）辅助检查

1．X 线片

肺已基本复张或完全复张，肺野内有大片模糊影。以患肺为显。

2．血气分析

示低氧血症。

三、治疗

目的为保证患者有足够的氧气并维持血流动力学的稳定。

（一）肺水肿治疗

见本章第一节。

（二）防止胸腔负压增加

立即夹闭引流管，停止引流；停止抽气或抽液，以免胸腔负压进一步增大，亦有入主张向胸腔内注入 50 ~ 100 mL 气体，使复张肺再度塌陷，以阻止肺水肿的进展，缓解症状。

（三）患侧卧位

因此类肺水肿多发生于患侧，若病情允许，应立即采取患侧卧位，以防大量分泌物被吸入或注入健肺，保持呼吸道通畅。

（四）维持血流动力学平衡

限制液体入量，尤其是晶体量，慎用胶体液。对低血压者，可用升压药。

四、预防

1．对胸腔积液或气胸，长时间肺不张者，抽气，抽液或胸腔闭式引流，速度要慢。闭式引流者要间断开放胸管。一次抽液不宜过多、过快，首次引流液体不超过 600 mL，以后每次不超过液体 1 000 mL，量大者，可待 2 ~ 4h 或以后再引流，气体不限。能用单纯闭式引流治疗者，尽量不用负压吸引；引流使用的负压不应超过 20 cmH$_2$O。

2．大量抽吸、引流气体、液体或手术后，均应严密观察，凡出现突发胸闷、气促、心悸、持续或频繁咳嗽，要高度警惕 RPE，应立即终止手术操作，可向胸腔内注入 100 ~ 200 mL 气体或液体。

3．手术双腔管单肺通气者，要间歇双肺通气，避免术侧肺长时间塌陷，胸部手术应定期胀肺。有报道肺塌陷超过 8 d 以上，肺复张性肺水肿发生率为 85%，亦有报道食管手术仅数小时，未行负压吸引，复张后也发生了肺水肿。

4．开胸术后，检查肺是否漏气，肺复张是否良好。麻醉复苏过程中。手控气囊胀肺，要控制速度和潮气量。胸腔镜手术时，胸腔基本密闭，行胸腔内吸引时必须保持胸腔与外界大气相通，避免胸内负压增加。

5．术中和围术期控制输液量及速度。

微信扫码
◆临床科研
◆医学前沿
◆临床资讯
◆临床笔记

第十章　胸膜疾病

第一节　气胸

正常胸膜腔是不含气的密闭潜在性腔隙。如空气进入胸膜腔，造成胸膜腔内积气，则称为气胸。气胸可自发或由外伤、手术、诊断或治疗操作不当等引起，其典型症状为突发患侧胸痛及呼吸困难；部分患者表现可不典型，可无症状或类似于哮喘发作、心肌梗死等表现或短时进入休克、昏迷而导致临床误诊及死亡。气胸是内科最常见的急症之一，国外报道原发性气胸的发病率男性为 18 ~ 28/10 万人口，女性为 1.2 ~ 6.0/10 万人口；继发性气胸的发病率男性为 6.3/10 万人口，女性为 2.0/10 万人口。我国尚缺乏明确的流行病学依据。气胸多发生于 20 ~ 30 岁，由 COPD 所致者则多见于 40 岁以上。多为单侧，双侧同时发生者仅占 10%。

一、病因及发病机制

（一）原发性（特发性）气胸

既往无肺部疾病史。多见于瘦高体型的青壮年。X 线片检查肺部多无异常。胸部 CT 可发现肺尖胸膜下小气肿疱，胸腔镜直视下可见脏层胸膜下单发或多发的气肿疱，多为直径 < 1 cm 的小气肿疱（bleb），亦可见到较大的气肿疱（bulla）。近年研究发现其形成系先天性弹性纤维发育不良，肺泡壁弹性减退而扩张所致。可伴有其他器官的先天性异常（如二尖瓣脱垂、骨骼肌肉异常、马方综合征等）。近来有研究发现，自发性气胸的发病也与气温有关，过高或过低的气温都会导致发病的增多。其机制可能与过高或过低的气温所导致的支气管收缩和气道的非特异性炎症相关。

（二）继发性气胸

在其他肺部疾病基础上形成大疱或直接损伤胸膜所致。

1. COPD（慢性阻塞性肺疾病）

支气管狭窄致气体潴留，使肺泡压力增高而破裂，气体通过肺进入胸膜腔或纵隔而引起。

2. 肺结核

结核性纤维瘢痕收缩，小支气管扭曲、阻塞，形成局限性气肿疱破裂；病灶组织坏死。

3. 月经性气胸

常发生在月经来潮前后 24 ~ 48 h，多发生于右侧，且积气量较少；反复发生 3 次以上，胸腔镜或腹腔镜检查发现有子宫内膜异位，血清 CA125 升高，调整月经周期的药物治疗有效，可能与子宫内膜异位和膈肌缺孔有关。

4. 其他

支气管哮喘，支气管扩张，肺硅沉着病及肺部炎症（金黄色葡萄球菌、HIV 并 PCP），肺癌或淋巴瘤放射治疗后肿瘤坏死或放射性肺炎致肺纤维化，瘢痕牵拉使大疱形成并破裂。

自发性气胸以继发于 COPD 及肺结核最为常见，其次为特发性。

诱因：剧烈咳嗽，用力加腹压（如用力大便时）、屏气、大笑、突然用力抬重物、呼吸道感染或机械通气时压力过高而致气压伤。

二、诊断

（一）气胸的临床分型

根据脏层胸膜破裂情况不同及其发生后对胸腔内压力的影响，通常分为以下 3 型。

1. 闭气性（单纯性）气胸

胸膜破口较小，随肺塌陷而闭合，空气不再进入胸膜腔。胸腔测压可为正压也可为负压，视积气量多少而定。抽气后压力下降而不再上升，病程中胸膜腔内残余气体将自行吸收。

2. 交通性（开放性）气胸

气胸裂口较大，或因脏壁层胸膜间有粘连带妨碍肺回缩，而使裂口持续开启，吸气与呼气时，气体经裂口自由进出胸膜腔。胸腔测压在 0 cmH$_2$O 上下波动，抽气后观察数分钟压力不变。

3. 高压性（张力性）气胸

破口呈单向活瓣，吸气时胸廓扩大，胸腔内压变小，活瓣开启，空气进入胸膜腔，而呼气时胸膜腔内压力升高，活瓣被压而关闭。使得每次呼吸时空气只能进入胸膜腔而不能排出，胸膜腔内积气不断增多，压力不断增高，致肺受压，纵隔移向健侧，并可影响心脏、血液回流。胸腔测压常超过 10 cmH$_2$O，甚至高达 20 cmH$_2$O 或将水柱挤出测压管。抽气后胸膜腔内压可下降，但于观察过程中又迅速复升，症状再度出现。此种气胸对呼吸循环影响最大，必须紧急抢救处理。

（二）气胸的临床表现

其症状的轻重与基础肺部疾病、肺功能状态以及积气发生速度，积气量和临床类型有关。若基础肺功能差、积气快、积气量大、胸腔内压高，则对呼吸循环影响大，症状迅速加重。如发生于严重肺气肿者即使肺仅被压缩 10%，亦可引起严重呼吸困难、发绀。

1. 胸痛

常为突然、尖锐、持续刺痛或刀割样痛，吸气加剧，多在前胸、腋下部，可放射到肩、背、上腹部。

2. 呼吸困难

单侧闭合性气胸，尤其是肺功能正常的青年人不明显，甚至肺压缩达 80% ~ 90%，仅在活动，上楼时稍感气短。而张力型气胸或伴有阻塞性肺气肿者，即使肺压缩仅 20% ~ 30%，亦有明显的呼吸困难。

3. 体征

典型气胸征为气管健侧移，患侧胸廓饱满，呼吸运动减弱，触觉语颤减弱，甚至消失；叩为鼓音，右侧气胸时肝浊音界下降，左侧气胸时心浊音界消失；呼吸音减弱或消失。若为血气胸则同时可发现下胸部积液征，同时患者可伴有大汗、四肢厥冷、贫血、血压下降或休克。

（三）影像学检查

1. 胸部 X 线片

胸部 X 线片是诊断气胸、气胸定量、观察病情的重要而基本的方法。肺组织向肺门压缩，气胸线以外透亮度增高，无肺纹理。大量气胸可见压缩肺组织于肺门处呈弧形或分叶状，伴有纵隔及心脏移位。伴有胸腔积液（液 – 气胸）时可见液 – 气界面。但有肺气肿且气胸积气量小者易漏诊。最近有研究报道，使用双能量减影摄片技术，能将骨和软组织影单独分开显示，增强肺压缩边缘的可视性，提高气胸的检出率，尤其适用于少量气胸伴有肋骨骨折的观察。

2. 胸部 CT

对气胸的诊断较胸片敏感，且对气胸定量的诊断准确性几乎为 100%，较胸片更易区别局限性气胸或酷似气胸的巨大肺大疱，也可帮助找寻病因。主要表现为胸膜腔内出现极低密度的气体影，伴有肺组织不同程度的塌陷压缩改变。最近研究发现，在无吸烟史、无 α$_1$-AT 缺乏的原发性气胸中伴有双侧气肿样改变的比例高达 80%，HRCT 在诊断 < 0.5 cm 的病变时准确率大为提高；同时根据同侧肺部大疱数

量和双侧气肿改变积分，CT 还可预测气胸复发的危险性。

3. 胸膜腔造影

当肺压缩为 30% ~ 40% 时行造影较好。据报道，22 例自发性气胸行胸膜腔造影，对肺大疱的诊断率为 100%。表现为圆形囊状透光区凸于肺表面，随呼吸运动的肺大疱，多发性大疱呈葡萄状大小；还可发现胸膜粘连，表现为造影剂在胸膜腔内流动不畅或分布不均；气胸破裂口气泡征或喷雾征。其对确定气胸裂口部位大小，气胸病因类型和选择治疗方法有重要价值。但有一定局限性，张力性气胸为禁忌。经胸膜腔造影适应证为：①复发性气胸。②漏气口长期不愈合。③发现肺大疱。④既往有双侧气胸，恐以后会同时发生双侧气胸者。⑤已有严重心肺功能低下，高龄、衰弱、严重肺气肿的难治性气胸。

4. 胸腔镜或纤维支气管镜代胸腔镜检查

是近年来报道较多及推荐的方法。可直视胸膜表面状况，如漏气口的部位、大小、形态、类型及周围有无气肿疱、粘连等病因确立，更重要的是诊断与治疗可同步进行。

5. 胸腔气体分析

联合运用胸腔气体的 PO_2，PCO_2 及 $PaCO_2$ 进行分析以判断气胸类型。

闭合性气胸：$PO_2 < 5.33kPa$，$PCO_2 > PaCO_2$。

张力性气胸：PO_2 在 8 kPa 左右，$PCO_2 < PaCO_2$。

交通性气胸：$PO_2 > 13.33 kPa$，$PCO_2 < PaCO_2$。

6. 超声诊断

受气体及骨骼的干扰，超声诊断胸部疾病有一定局限性。但床边超声检查方便、实时无辐射，能够动态观察疾病的改变，尤其对于重症呼吸道疾病合并气胸患者，超声声像图有较典型改变，如肺滑动征消失、A 线征、肺截断改变等，能够尽早做出诊断，避免移动患者，为治疗赢得时间。

（四）胸腔试穿抽气

对病情危重、不宜搬动的患者，可于仔细体格检查确定气胸征所在部位后，以小针试穿抽出正压气体诊断即可确定。

三、鉴别诊断

1. 支气管哮喘

支气管哮喘患者因气道阻塞，肺泡过度膨胀，肺泡内压增高，易使胸膜下肺泡破裂而形成气胸；另气胸发生亦可引起反射性气道痉挛而出现喘息，类似于支气管哮喘的急性发作。此时应反复仔细检查、随访体征，若不能鉴别时，可先吸入及静脉注入支气管扩张药、静脉滴注激素，若症状仍无缓解，则应警惕气胸的可能。此时 X 线检查有助于鉴别。

2. 急性心肌梗死

患者常有高血压、冠状动脉粥样硬化性心脏病史，无气胸征，可有心界扩大，心电图可见特征性改变，X 线检查及血清酶学检查可助诊断。

3. 肺栓塞

患者常长期卧床，并常有下肢或盆腔静脉血栓形成或栓塞性静脉炎、骨折、严重心脏病、心房颤动、COPD 或肿瘤病史，体检、X 线、D- 二聚体、CTPA 及肺通气 / 灌注扫描有助于鉴别。

4. 肺大疱

X 线呈圆形或卵圆形透亮区，易与局限性气胸相混淆。但肺大疱多存在时间较长，仔细阅片见其内有肺纹理，肺组织向四周压缩。

四、治疗

治疗原则为排气减压，使肺尽早复张，同时治疗原发病及减少复发。

（一）非手术治疗

胸腔积气 < 20% 的闭合性气胸，症状较轻，$PaO_2 > 70 mmHg$ 时，经非手术治疗多可治愈。气体每日吸收约 1.5%，故 2 周左右胸腔气体可吸收。

1. 吸氧

吸氧在处理气胸中的重要性往往被忽视。若不吸氧，胸腔内积气每日自行吸收率约为 1.25%，而吸氧下吸收率可提高 3 ～ 4 倍，且气胸量大时吸收率增加更明显。可加快气体的吸收及加速肺的复张。

（1）机制：提高血中 PO_2，使氮分压（PN）下降，从而增加了胸膜腔与血液间的 PN 差，促使胸膜腔内的氮气向血液转运（氮 – 氧交换），促进肺复张。

（2）方法：①鼻导管：40% 以下吸氧浓度（尤 COPD 患者）。②面罩 Venturi 持续高浓度、高流量给氧（均为 5 ～ 6 L/min），可大大缩短治疗时间而无任何不良反应。③高频通气（HFJV）：供氧频率为 60 ～ 100/min，脉冲式喷氧，氧流量 3 ～ 4 L/min，驱动压力 1 ～ 1.5 kg/ cm^2。其优点为频率高、潮气量小，不干扰自主呼吸，不增加肺内压及气道内压，对心脏排血功能影响小，故而有利于破口的闭合及纠正纵隔气肿对心脏的正压作用而恢复心功能，并迅速纠正缺氧，目前认为是张力性气胸供氧治疗较好的方法。

2. 一般治疗

卧床休息，保持大便通畅，酌情予镇咳、镇静及镇痛药物。

3. 原发病的治疗

如明确病因为 COPD，应注意积极控制感染，解除小气道痉挛；若为肺结核，则应予抗结核治疗（活动期）；由肺部肿瘤所致者，则明确肿瘤类型及分期后，再行进一步的针对性治疗。

（二）排气治疗

1. 胸腔穿刺抽气

经局部常规消毒和麻醉后，于锁骨中线外第二前肋间或腋前线第 4、第 5 肋间试穿抽气后，换胸穿针接入工气胸箱测压抽气以判断类型或置入一小号导管，与三通接头相连进行抽气或直接以注射器抽气。每次抽气量以 < 1 l 为宜，可每日或隔日抽气 1 次。2 项前瞻性试验的治疗成功率分别为 53%（19/36）和 58%（11/19）。另一研究对特发性（原发性）气胸和继发性气胸的成功率分别为 75%（36/48）和 37%（11/30），Andrive 的一项研究认为，治疗自发性气胸住院患者，为等待肺实质裂口愈合的延迟 72 h 抽气的疗效与立即安置胸管相近，故而主张抽气作为自发性气胸的一线治疗。单纯抽气的失败率较高，原发性气胸和继发性气胸分别为 25% 和 63%，其临床应用价值比较有限，对单纯性气胸以该治疗方法为主。有学者提出可让患者吸入同位素标记的气体以助判断抽气治疗能否收到明显效果，若胸腔内不出现这种气体的患者则可通过单纯抽气而治愈。

2. 胸腔闭式引流

胸腔闭式引流是目前治疗各种气胸最常用的方法。对单纯抽气治疗失败，或高压性、交通性气胸患者，可行胸腔闭式引流。可置入附有穿刺针芯的柔韧小口径引流管，或用中心静脉导管或动脉导管，或 20 ～ 24 号胸管或带水囊尿管，若需行机械通气则主张用口径较大的 28 号胸管。其置入管径的大小与持续漏气的可能性及漏气量大小等有关。目前研究趋向于小导管治疗自发性气胸以减少患者痛苦、减少对组织的损伤、操作及使用方便。张本恒的多功能双笛膜式单向排气阀装置，使气、液体只能排出，不能反流入胸腔。用一次性塑料袋取代引流瓶，并附有排气及排液管道，患者可将此装置随身携带，且不影响其变动体位，使用方便安全。

传统主张在引流后当漏气不止或肺未能复张时，应持续负压吸引 5 ～ 7 d。但对 95 例原发性气胸（包括首次发作 72 例，复发 23 例）和 20 例首次发生的继发性气胸的研究表明，在胸管引流后 24 h 和 48 h 停止漏气的患者，原发性气胸分别为 52% 和 82%，继发性气胸则分别为 25% 和 60%，而当漏气时间 > 48 h，无论是原发性或继发性气胸，即便延长胸管引流和吸引时间也很难使漏气停止。故而，在胸管引流 48 ～ 72 h 或以后漏气仍未停止，应采取更为积极的治疗措施。

撤除胸引管的时机：通常在停止漏气后 24 h 夹闭胸管（夹管前 X 线检查证实肺已复张），观察 2 ～ 3 d 胸片检查仍无气胸，则可拔除胸管。有人就停止漏气后 6 h 及 48 h 后撤除胸管后气胸的发生率进行了比较，发现 6 h 组拔管后气胸的发生率高达 25%，而 48 h 组则为 0。

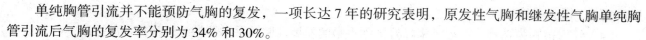

单纯胸管引流并不能预防气胸的复发，一项长达 7 年的研究表明，原发性气胸和继发性气胸单纯胸管引流后气胸的复发率分别为 34% 和 30%。

3. 紧急排气

对需要急救的张力性气胸，在没有任何条件下，可用已消毒小刀或粗针刺破胸壁，放出胸膜腔内高正压的气体以缓解呼吸困难等症状，争取抢救时间。还可以粗针头，其尾端扎已剪一小裂缝的橡皮指套，插入胸腔做临时排气或以注射器连接三通开关抽气、抑或以粗针头或橡皮管插入胸膜腔内，并固定于胸壁上，将其连接于床旁的闭式引流瓶上排气。

（三）胸膜粘连术

胸膜粘连是治疗自发性气胸，特别是预防自发性气胸复发的常用而有效的治疗方法。

1. 常用粘连剂

（1）滑石粉：滑石粉为细末粉状三硅酸盐，它能物理性刺激胸膜产生纤维化和肉芽肿引起胸膜永久性粘连，早于 20 世纪 40 年代就开始用于气胸的治疗，并很快被公认为是一种有效的黏合剂，尤其是近年随着四环素退出市场，其应用更为广泛。据报道，其预防气胸复发的疗效高达 91%，常用剂量为 2 ~ 4 g/ 次，以干粉喷撒或混悬剂注入胸腔的疗效相同。其不良反应为①发热（约 69%）。②程度不一的胸痛和脓胸（3% ~ 11%），肺不能完全复张者为禁忌。剂量过大可致 ARDS、急性肺炎。

（2）ZT 或 OB 医用胶：需在纤维（电子）支气管镜或胸腔镜直视下，发现漏气口后以 ZT 或 OB 医用胶行局部喷涂注射，该胶能在组织表面瞬间融合固化成膜，从而封闭脏层胸膜破口。胶膜韧性好，与组织相容性好，且降解速度慢。该手术侵袭性小，费用相对较低，无明显不良反应，对肺大疱或胸膜钙化及胸膜粘连牵拉致破口不能闭合者，均有良好的疗效，故而目前得到较广泛的应用。

（3）自家血或纤维蛋白胸腔注入：抽血 50 mL 直接胸腔内注入，其作用与直接补充纤维蛋白有关，如加入凝血酶则效果会更佳。20 世纪 80 年代末一些学者对促进和抑制胸膜粘连的因素进行研究，发现各种迁延不愈的胸腔积液中的纤维蛋白降解产物较血、尿中浓度明显增高，考虑其迁延不愈的原因可能与胸腔积液中的纤维蛋白溶解能力异常亢进，纤维蛋白难以形成，致胸膜不易发生粘着有关。接下去的临床试验用促纤维蛋白生成法，即胸膜腔内注入纤维蛋白原＋凝血酶或注入抗纤维蛋白溶解剂的胸膜粘连法治疗气胸而取得了良好的疗效。其组织相容性好，不良反应轻微。

（4）多西环素及米诺环素：使用剂量分别为 250 ~ 2 000 mg 及 300 mg，其临床疗效及胸膜致纤维化作用与四环素相近，但价格较贵。

（5）其他粘连剂：短小棒状杆菌菌苗（CP），及免疫调节药（如卡介素多糖核酸等），硝酸银（使细菌蛋白质与银离子结合形成蛋白银而产生收敛、杀菌作用，促进溃疡愈合，未见明显不良反应。据报道以 0.11% ~ 0.3% 硝酸银 20 ~ 50 mL 喷撒到脏层胸膜，仅有胸痛，2 ~ 3 d 自行缓解）。

2. 胸膜黏着的方法

（1）经胸腔引流注入法：系内科最常用的方法。先将一根引流管置于患侧胸腔，待肺基本复张后，再经引流管注入黏合剂，并嘱患者变动体位，或根据胸膜腔造影所显示的肺大疱或漏气所在的部位行体位粘连。注药夹管 2h 后，再接水封瓶（1.9 kPa）吸引，待肺复张后可拔管，拔管时间一般在术后 1 ~ 3 d，也有学者主张在术后 6 ~ 10 d。最近的研究认为，除非存在较大量的气体可能阻碍药液的自由分布，否则胸腔注入黏合剂后是否转动体位并不影响药液在胸腔的分布，即不影响其疗效。

（2）滑石粉喷粉法：在局部麻醉下，先于气胸侧插入 a、b 两根胸腔引流管，a 管：其部位于第 2 前肋间，引流管连接吹入装置；b 管：部位于第 6、第 7 肋间，引流管接水封瓶。当氧气由 a 管吹入时，即将滑石粉带入胸腔，在气流的传送下，使其均匀地分布于脏层的胸膜面，进入胸腔的气体则由 b 管经水封瓶引流出体外，从而达到良好的胸膜粘着效果。近年由于胸腔镜或纤维（电子）支气管镜的广泛应用，亦可在直视下经其注入或喷入滑石粉，疗效甚佳，可达 97% ~ 98%。

（3）经开胸胸膜粘着法：方法①摩擦壁层胸膜（用干纱布或尼龙垫）。②壁层胸膜切除。③向胸膜腔内撒布滑石粉或涂抹纤维蛋白糊。适应证①张力性气胸胸腔闭式引流失败者。②血气胸。③复发性气胸。④双侧气胸，尤其双侧同时发生的气胸。⑤胸膜极度增厚致肺膨胀不全。⑥伴巨型肺大疱。⑦有支气管胸膜瘘者。⑧月经性气胸等。

（4）经内镜胸膜粘着法：近年来随着微创手术的发展，腔镜手术器械及麻醉技术的提高，自发性气胸的治疗有了新的改观。通过电视胸腔镜的手术（VATS）集创伤小、出血量少、疼痛轻、并发症少、术后恢复快等优点为一身，大大缩短了住院时间。另利用胸腔镜还可准确了解肺大疱的大小、数量及分布，肺破口的性质及部位，有助于判断气胸的类型，并可同时进行各种手术，有助于找寻气胸持续不愈的原因（包括胸膜下肺大疱、肺大疱、胸膜粘连、胸膜增厚、胸膜结核）。目前电视辅助胸腔镜下手术已经成为自发性气胸外科治疗的首选方法。

方法：①经胸腔镜胸膜摩擦或壁层胸膜切除术：为最常用的胸膜融合技术。②内镜下用氩气电凝电力、激光刀或普通电刀烧灼顶部壁层胸膜：效果不如胸膜摩擦。③经胸腔镜注入四环素、滑石粉（亦可喷撒）、自家血及纤维蛋白胶。禁忌证：心肺储备功能极差不能耐受单肺通气者；有出血倾向且无法纠正者；广泛胸膜粘连者；多脏器功能损害近于衰竭者。

（四）手术治疗

对复发性气胸、双侧气胸、长期漏气不止或纤维增厚致肺复张不全、广泛胸膜粘连者；或虽为初次发生气胸，但从事高危职业者（如飞行员或潜水员）应考虑手术治疗。可行破口修补、肺大疱缝扎、切除或修补术，并同时做胸膜摩擦，胸膜剥离或撒注黏合剂以增加疗效，减少复发率（1% ~ 5%）。

（五）其他治疗

1. 正压膨肺治疗

有学者对 20 例自发性气胸经胸腔闭式引流 5 ~ 7d 或以后仍有气泡引出的患者，于全身麻醉下行气管插管，予正压膨肺（压力 14 ~ 20 cmH$_2$O），压力可逐渐增大，持续 1 ~ 2 min，直至胸引管无气泡逸出，听诊呼吸音清晰为止。结果 18 例获得成功，未见不良反应。

2. 超短波

据报道用超常理、大剂量超短波治疗肺压缩面积25%以下的自发性气胸，每日 1 次，6 次为 1 个疗程，每日气体吸收率为 3.91% ± 1.13%（对照组为 1.46% ± 0.53%）。结果症状缓解时间和肺复张时间明显缩短，分别为（3.16 ± 0.98）d 和（5.50 ± 2.58）d。

机制：超短波可增加气体分子的热运动，使气体膨胀，压力升高，肺毛细血管扩张，改善局部血液循环，有利于气体向血管内弥散，促进了气体的吸收；另超短波还可使局部组织代谢加快，刺激结缔组织和肉芽组织生长，加速伤口愈合。

五、特殊类型气胸的诊断和治疗

（一）双侧气胸

发生率约 10%，是最危重急诊之一，已明确诊断的仍有 24.4% 的病死率。患者症状重，极度呼吸困难，发绀，甚至昏迷、抽搐、大小便失禁，可因小支气管扭曲而出现吸气时哮鸣音。X 线检查见双侧气胸，肺压缩多 < 50%。抢救的关键在于能否及时行双侧胸腔闭式引流。胸穿抽气只能用于急救，因反复穿刺抽气易致纵隔摆动，有时使医师难以识别哪侧为主，使抢救措手不及。

（二）单侧功能肺气胸

因仅有单肺维持生命，且该肺常有代偿性肺气肿，故一旦发生气胸则症状重、病情急、病死率高，呼吸困难重、发绀明显。且由于胸腔负压的消失致回心血量锐减，极易出现血压下降和休克。据报道单侧功能肺气胸并发休克者达 31.8%，病死率为 18% ~ 20%，一经诊断必须即刻行胸腔闭式引流或加负压吸引以挽救患者生命。常见于年龄较大，患Ⅳ型肺结核或手术切除一侧肺患者。

（三）月经性气胸（CTPX）

常于月经来潮前 24 ~ 48 h 发生气胸，也可于经期 7 ~ 10 d 发生，可每月连续或间歇多次出现，首发年龄多 20 ~ 40 岁，占自发性气胸的 10% ~ 20%，一般认为与子宫内膜异位（膈肌和胸膜）或膈肌、食管裂孔的先天性缺损。临床上除有气胸的表现外，还伴有月经期反复发生胸痛、咯血、顽固性膈神经痛等，左侧或双侧也有发生。治疗：据患者情况选择治疗方法。①自发性气胸的治疗：卧床吸氧、抽气或闭式引流。②年龄较大且不需生育患者可用调整月经周期的药物：促绒毛膜释放激素、达那唑、妊马雌酮、甲羟孕酮、炔诺酮、黄体酮等。另外，妊娠亦可治疗 CPTX。③胸膜粘连术。④手术治疗：以上治疗无效，可行单纯膈肌缺孔修补术、部分膈肌或胸膜切除术、妇科卵巢部分切除，输卵管结扎术、子宫全切术等，其中以开胸手术加妇科手术效果最好。⑤中医药：有用血麻逐瘀汤治 CPTX 的报道。

（四）妊娠期气胸

指每次妊娠而发生的气胸，多见于育龄女性，常发生于妊娠 3～4 个月（早期），和 8 个月以上（后期）。发生机制目前尚不十分清楚，认为与肾上腺皮质激素水平的变化和胸廓顺应性改变有关。

（五）隐匿型气胸

有气胸存在，但经一般 X 线胸片却未发现，有气胸征象。主要因外侧壁层及脏层胸膜发生粘连，气胸发生于胸腔正前或正后方，故普通后前位胸片不能发现。常见于严重肺气肿患者，突然呼吸困难加重，胸片未见气胸而行 CT 检查发现局限性气胸（局限于前胸壁），胸穿抽气即可缓解症状。

第二节 血胸

胸膜腔积聚血液称为血胸；若同时聚集血液及气体，则称为血气胸。本病常见于胸部创伤的患者，是胸外伤的严重并发症之一。其积血量取决于血管破口的大小，血压高低及出血持续的时间，均需紧急处理并密切随访生命体征的变化。

一、病因及发病机制

血胸多是由胸部创伤（可为钝器、刀伤、车祸伤、坠楼或物体坍塌挤压等）所致，亦可见于胸膜粘连带的撕裂，主动脉瘤破裂或开胸手术后及抗凝血疗法的并发症。胸膜腔内血液来源大致可分为 3 种。

1. 肺组织出血

大多数是由于肋骨骨折，断端刺破胸膜及肺所引起，因破裂的血管小，且肺动脉的压力较低，受压后萎陷肺的循环血量减少，且出血处常能被血块所封闭，故而出血多能自行停止。一般出血量不多。

2. 肋间动静脉或胸廓内血管破裂

由于体循环动脉血压高，故而出血可能持续较长时间而不易停止，常需手术解决。出血量较多。

3. 心脏及胸内大血管（如主动脉及其分支，上、下腔静脉及肺动静脉）破裂

因压力高，出血量大而猛，大多数患者常在短时间内死于失血性休克。必须紧急救治。

青年人特发性血气胸常因肺大疱破裂，胸膜粘连带断裂而致。因附着于壁层胸膜的粘连带牵拉断裂，而索带内血管缺乏肌层，不能收缩止血；且壁层胸壁血供又来自压力较高的体循环，加之胸腔内负压作用，故胸腔内出血可很迅猛，出血量可达 3 500 mL 以上。有时出血量虽然较缓，但却不易自行停止。

二、诊断

（一）诱因

有胸部创伤史，自发性血胸有咳嗽、腹压增加、负重、疲劳、运动或突然变换体位等。

（二）临床表现

血胸的临床表现随出血量、出血速度、胸内器官损伤情况和患者的体质不同而有差异，其突出的特点有以下两方面。

1. 血容量减少

心悸、面色苍白、口渴、脉搏细速而弱，呼吸急促，血压下降。若失血较多，积血量超过 1 500 mL，则血容量不足的表现更为明显。可出现烦渴、躁动不安，出冷汗，四肢厥冷等休克的表现。

2. 胸膜腔积液胸闷、气短、呼吸困难，常伴患侧胸部剧痛。气管移向健侧，患侧肋间隙饱满，呼吸运动减弱，叩诊为浊音，呼吸音明显减弱或消失。若积血量在 500 mL 以下时，常无明显症状及体征；而当积血量在 500～1 500 mL 时，则可出现上述典型表现。

（三）胸部 X 线检查

积血量 < 500 mL 时，仅见肋膈角变钝或消失，合并气胸时可见肋膈窦区液平面；积血量 500 ~ 1 500 mL 时，见密度增高的积液影，达肩胛角平面或其上界达肺门平面；积血量在 1 500 mL 以上时，见大片浓密的积液影，并伴纵隔心脏移位，胸液上界超过肺门平面，甚至整个胸腔为均匀密度增高积液影。

（四）超声检查

有胸腔积液的表现。

（五）胸腔诊断性穿刺

抽出不凝固血液即可确诊。

（六）活动性出血

如出现以下情况则应考虑有活动性出血，须行紧急外科处理。

1. 持续脉搏加快、血压降低，或虽经补充血容量血压仍不稳定。

2. 胸腔闭式引流量每小时超过 200 mL，并持续 2 h 以上。

3. 血红蛋白量、红细胞计数和血细胞比容进行性降低，引流胸腔积液的血红蛋白量和红细胞计数和周围血相接近，且迅速凝固。

（七）具备以下条件者应考虑感染性血胸

1. 有畏寒、高热等感染的全身表现。

2. 抽出胸腔积血 1 mL，加入 5 mL 蒸馏水，出现浑浊或絮状物提示感染。

3. 胸腔积血无感染时红细胞及白细胞计数比例应与周围血相似，即 500 ∶ 1，感染时白细胞计数明显增加，比例达 100 ∶ 1 可确定为感染性血胸。

4. 积血涂片和细菌培养发现致病菌有助于诊断，并可依此选择有效的抗菌药物。

三、治疗

治疗原则主要是防治休克，尽早引流及清除胸膜腔内积血，积极处理活动性出血、止血，防止感染，处理并发症等。

（一）防治休克

积极补液、扩容。若出血量多，血压不稳则需酌情输血，并密切随访生命体征变化，必要时应用血管活性药物。

（二）胸腔穿刺或闭式引流

及时排除积血可促使肺复张，减少粘连及预防脓胸的发生并改善呼吸功能。对积血少者可行胸腔穿刺术以尽量抽净积血，但若为中等量以上的积血，则病情稳定时尽早行胸腔闭式引流。

（三）开胸探查术

对有胸腔活动性出血或伴有休克、血液在胸腔内凝成血块、胸壁开放性损伤或胸内器官破裂者，则应在输血、补液及抗休克治疗下，及时开胸探查，以清除积血及血块，并对破裂的血管进行缝扎，对裂伤的肺进行修补甚或肺叶切除，对破裂的心脏大血管立即进行修补。

（四）抗感染治疗

酌情选用抗菌药物以预防或控制感染。

（五）止血治疗

适当应用止血药物，促使出血尽早停止。

第三节　脓胸

胸膜腔被致病菌感染，产生脓性胸腔积液积聚在胸膜腔内称为化脓性胸膜炎，简称脓胸。按其起病缓急和病程，可分为急性脓胸和慢性脓胸。可发生于任何年龄，多见于老年体弱、免疫功能低下的患者。近年来随着生活水平及卫生条件的不断提高，我国脓胸的发病率已经很低。但在经济落后的西部贫困地区，脓胸的发病率仍呈上升趋势。

一、病因及发病机制

致病菌以金黄色葡萄球菌、溶血性链球菌、厌氧菌及肺炎链球菌为常见。但近年因抗菌药物的广泛应用，革兰阴性杆菌（如大肠埃希菌、肺炎克雷伯菌、铜绿假单胞菌）感染增多；结核杆菌所致脓胸亦不少见。细菌多通过以下途径进入胸膜腔。

1. 肺部邻近器官的化脓性感染，直接向胸膜腔蔓延或破溃入胸膜腔。如肺脓肿、肺炎、支气管扩张、肺结核、肝脓肿、膈下脓肿、化脓性心包炎等。

2. 菌血症或败血症时致病菌经血液循环进入胸膜腔。

3. 血胸、自发性气胸引流后、胸腔内手术后继发感染。

4. 支气管瘘或胃食管吻合口瘘引起胸膜腔混合菌感染。

目前最多见的原因为肺结核、肺脓肿所致。

二、诊断

（一）临床表现

1. 急性脓胸

起病急，主要症状为寒战、胸痛、胸闷、气急，全身不适，食欲缺乏；可伴咳嗽、咳痰、发绀等。查体可见急性病容、呼吸困难、胸腔积液征。

2. 慢性脓胸

多指3个月以上的脓胸。主要症状为反复发热、乏力、食欲缺乏、持久的呼吸道症状，如咳嗽、胸痛、脓痰。查体可见贫血貌，消瘦。患侧胸廓塌陷、肋间隙变窄、呼吸动度减弱或消失；叩为浊音或实音，呼吸音减弱或消失。可有脊柱侧弯，杵状指（趾）。

（二）实验室检查

1. 胸部X线检查

急性脓胸可见典型胸腔积液表现。慢性脓胸则见肋间隙变窄、胸膜增厚、膈肌抬高纵隔移向患侧。晚期可见胸膜钙化、胸廓或脊柱畸形等。

2. 超声波检查

可发现胸腔积液征象，尤其是包裹性或局限性脓胸。借此检查定位便于穿刺治疗。

3. 血液学检查

血常规大多数患者白细胞总数明显增高，可达（15~20）×10^9/1，中性粒细胞比例升高，可见中毒颗粒及核左移，尤以急性脓胸改变为显；少数可见白细胞计数正常或减少，后者常提示预后不佳；此外，患者常合并贫血。

4. 胸腔穿刺

抽得脓液即可确诊，脓液应分别送常规（细胞数达10×10^{12}/1，脓细胞多）、细菌涂片、细菌培养及药物敏感试验。必要时行结核培养以找寻病原菌。

三、治疗

治疗的主要原则是控制感染、及时排脓、消灭脓腔，同时加强支持疗法。

（一）控制感染

控制感染是治疗脓胸尤其是急性脓胸的关键。其原则为：

1. 在致病菌未明确前或无明确病原菌时，应及早采用经验用药，根据原发病情况、疾病严重程度、疾病发生地点（分为医院内或医院外感染）、初始治疗情况等来选择。

2. 根据细菌培养及药物敏感试验结果，适当调整抗菌药物。

3. 联合应用抗菌药物，以静脉用药为主，辅以胸腔局部注射。应保证足够的疗程，体温正常后再给药 2 周以上。结核性脓胸则治疗应 18 个月。

（二）及时排除脓液

不仅可迅速改善全身症状，还能促使肺早日复张并减少并发症发生。

1. 胸腔穿刺

多用于脓液稀薄者，可每日或隔日用粗针穿刺抽脓，尽量多抽，还可向胸腔注入 2.5% 碳酸氢钠 50 mL，反复胸腔冲洗可获得满意效果；且抽后可将抗菌药物注入胸腔。

2. 胸腔闭式引流

以上治疗失败或脓液量多、较黏稠者，或有气管胸膜瘘的脓胸，应尽早行低位肋间引流，并可用灭菌生理盐水或 2.5% 碳酸氢钠反复冲洗胸腔，再注入抗菌药物或抗结核药物（结核性脓胸时）。有时也可注入无水乙醇，视脓腔大小注入无水乙醇 10 ~ 30 mL，每周 2 次。

3. 胸腔内注入稀释脓液药物

对脓液黏稠而不易排除者，可胸腔内注入链激酶 10 万 U 或脱氧核糖核酸酶 2.5 万 U，溶于 50 mL 生理盐水中，以溶解纤维素，使脓液变稀薄而利于引流。

（三）外科治疗

常用于慢性脓胸的治疗。可行胸膜纤维板剥除术、胸膜肺切除术、瘘管结扎术或胸廓改形术。

1. 胸膜纤维板剥除术

常用于病程不长，肺内无病变能复张的患者。主要剥除壁层及脏层胸膜上纤维板，使肺组织从纤维板的束缚中游离出来，重新扩张，胸壁恢复运动。但若慢性脓胸时间太久，机化的纤维组织已长入胸膜下使脓腔壁不能从胸膜上剥除，或由于有继发性肺组织纤维化，术后肺不能膨胀，则为手术禁忌。

2. 胸膜肺切除术

慢性脓胸合并肺组织和（或）支气管有广泛病变的患者，如支气管胸膜瘘、支气管扩张、空洞或肺广泛纤维化、肺不张，可行脓胸肺叶或脓胸全肺切除术。

3. 胸廓改形术

局限性脓胸可行胸廓改形术。切除脓腔的外侧壁和支撑胸壁的肋骨，使胸壁留下的软组织塌陷填充脓腔，达到消除脓腔的目的。

（四）对症支持治疗

应予高能量饮食，并注意补充维生素、电解质及纠正贫血。还应用支气管扩张药及祛痰药以利痰液排除。

第十一章　职业性肺疾病

职业性肺病是指从事特殊职业者吸入工作环境中各种有害物质，如粉尘、气体、烟雾、毒物等所引起的气道或肺部损害。随着工业的不断发展，出现了越来越多的工业粉尘，接触人数也不断增加，南此而导致的职业性肺病的患病率逐年增多，绝大多数患者都有很长时间的职业暴露。改善劳动条件，消除环境污染，做好劳动防护是预防职业性肺病的基本措施。

第一节　硅沉着病

硅沉着病（矽肺）是长期大量吸入游离二氧化硅粉尘所引起的以肺弥漫性纤维化为主的全身性疾病，可影响肺功能，致劳动能力丧失，是我国发患者数较多、危害较严重的职业病。硅沉着病常反复合并肺部感染，导致肺功能损害加重。肺泡巨噬细胞吞噬功能受损及机体免疫功能降低，使硅沉着病易合并肺结核。

一、病因及发病机制

硅沉着病的病因是吸入游离二氧化硅及其粉尘，其中以石英最常见。硅沉着病的发病时间及其病情程度与石英的类型、粉尘中游离二氧化硅的含量、粉尘颗粒的大小、接触时间、防护措施及呼吸道防御功能的个体因素等有关。粉尘中游离二氧化硅含量高、粉尘的颗粒小、接触时间长、呼吸道的防御功能差，则硅沉着病的发生发展快。接触粉尘后快者不到1年，慢者10多年甚至数十年可以发生硅沉着病，短期内吸入大量二氧化硅粉尘，即使脱离接触，也可能在若干年后出现晚发型硅沉着病。

硅沉着病的发病机制是一个复杂的过程，肺泡巨噬细胞在发病过程中起关键性作用，二氧化硅破坏巨噬细胞生物膜是硅沉着病发病的起点，巨噬细胞释放的多种因子是导致硅沉着病的必要条件。①大量的石英粉尘直接损伤细胞膜导致细胞的不可逆损伤。石英表面活性基团与细胞构成氢键，改变膜通透性，吸附在石英表面的生物分子在氧和铁离子催化下形成自由基，并引发细胞膜脂质过氧化，致使巨噬细胞损伤。②二氧化硅尘被肺巨噬细胞吞噬（尘细胞），溶酶体崩解，水解酶释放，细胞死亡；矽尘释放，又可被其他巨噬细胞吞噬，再破坏；释放的致纤维化因子激活成纤维细胞，导致胶原纤维增生。所释放出来的二氧化硅可作为抗原，刺激免疫活性细胞，产生抗体，抗原抗体反应产生复合物和补体一起，可导致细胞的损害。

二、诊断

硅沉着病的诊断主要依据职业史和影像学检查，血清生化指标检查、支气管镜检查、肺泡灌洗液分析及肺组织活检可帮助硅沉着病的诊断和鉴别诊断。

（一）职业病史

有明确、详细的职业病史，包括接触矽尘的工龄、工种、生产方式、现场粉尘成分分析和卫生条件等，以及必要的流行病学调查资料。接触矽尘的工种主要有各种矿工、打隧道者、石匠、烧煤的锅炉工、铸造厂的翻砂工、长期接触水泥者等。

（二）临床表现

临床表现有 3 种形式：慢性硅沉着病、急性硅沉着病和介于两者之间的加速性硅沉着病，这与接触粉尘浓度、矽尘含量及接触时间有显著关系，临床上以慢性硅沉着病最为常见。

1. 症状

早期可无症状或症状不明显，而且症状轻重往往与硅沉着病病变并不一致。

（1）咳嗽：主要在早晨，有时日夜间断发生，晚期可有持续和顽固性呛咳，可能由于纵隔肺门淋巴结肿大硬化压迫和刺激气管、支气管内神经感受器所致。咳痰少，合并肺部感染可出现大量脓性痰。

（2）气急：早期不明显，可感胸闷，晚期患者可因肺部广泛纤维化而致呼吸困难进行性加重。

（3）其他：咯血、发热常因并发肺结核或肺部感染；胸痛应考虑可能有肺内感染或并发肺结核、气胸。病情严重时可伴有头晕、乏力、食欲缺乏、失眠、心悸、疲倦等全身症状。

2. 体征

早期无阳性体征。Ⅲ期硅沉着病者由于大块纤维化使肺组织收缩，导致气管移位、扭曲，肺部叩诊呈浊音，听诊呈管状呼吸音、呼吸音粗糙、减弱等。合并肺部感染或肺结核、肺气肿、气胸、肺源性心脏病时可出现相应体征。急性硅沉着病晚期有端坐呼吸，发绀，杵状指。

（三）X 线检查

X 线检查是诊断硅沉着病的主要方法，合格的胸片是硅沉着病分期的重要依据。主要表现为结节阴影、网状阴影或（和）大片融合病灶。其次为肺门改变、肺纹理改变和胸膜改变。

典型的 X 线片表现是两上肺野对称地出现圆形小阴影，直径一般为 1 ~ 3 mm，常在外带明显，以右侧为多，可逐渐增多、增大，中、下肺区也出现圆形小阴影。严重的病例，两肺满布圆形小阴影，恰似漫天大雪（暴雪状）；通常肺尖不受累及，如肺尖出现阴影，特别是阴影不规则，双侧不对称，则并发肺结核的可能性较大。矽结节密集、融合后可形成纤维化病变的大团块阴影，一般多见于两肺上野中外带，常呈对称性跨叶的八字形、双翼状或腊肠状。肺纹理增多、扭曲变形，呈垂柳状，气管纵隔移位。肺门阴影密度增加呈对称性轻度增大，肺门淋巴结和气管旁淋巴结蛋壳钙化也较常见，有时可见"蛋壳样钙化"的淋巴结。胸膜可有增厚、粘连或钙化。

（四）肺功能检查

早期无异常。病情严重、有大块纤维化病变时，可有限制性通气功能障碍，如肺活量、肺总量、残气量和最大通气量均降低，一般Ⅰ期硅沉着病患者肺活量较正常人降低 10% ~ 20%，Ⅱ期降低 20% ~ 30%，Ⅲ期降低 30% ~ 50%。弥散功能障碍不常见，在硅沉着病晚期可能有改变，严重时可有低氧血症。合并支气管改变时可有阻塞性通气功能障碍或呈混合型通气功能障碍。

（五）实验室检查

血清铜蓝蛋白、溶菌酶、过氧化物歧化酶（SOD）、肿瘤坏死因子（TNF）、纤维粘连蛋白（FN）、黏蛋白、免疫球蛋白以及尿羟脯氨酸等随着病期发展有不同程度的升高，但特异性不强。

三、鉴别诊断

在硅沉着病的鉴别诊断中，无职业病史和矽尘接触史尤为重要，应了解详尽。

1. 急性粟粒性肺结核

急性粟粒性肺结核是全身血行播散型结核的一部分，一般起病较急、短，有明显的全身中毒症状，潮热或高热、盗汗、干咳、虚弱、体重下降、气急甚至发绀等，红细胞沉降率快，有时可伴发结核性脑膜炎和其他部位的结核病，往往在起病后 3 ~ 4 周胸片出现双肺野均匀分布、大小大致相等的致密粟粒样阴影（1 ~ 2 mm），两肺尖及中上肺野较为密集，无网状和肺纹理改变。经抗结核治疗临床症状缓解，粟粒病灶可以吸收。而硅沉着病除气短等呼吸道症状外，临床表现无全身中毒症状，且小结节阴影在胸片上表现密度较高，结合职业史鉴别多无困难。

2. 结节病

结节病是一种原因不明、非干酪性类上皮细胞肉芽肿性疾病，可侵犯全身许多脏器，但多发生在肺部及胸内淋巴结。早期结节病肺门淋巴结常肿大，肺部病变广泛对称地分布于两侧，呈 1～3 mm 结节状、点状或絮状，但以结节阴影为多见。Ⅲ期结节病肺部呈现纤维化改变，而肺门肿大淋巴结消失，纤维化阴影中常混杂有膈肌升高、肺门上提等，可能伴有其他脏器改变（皮肤、结膜炎等）。确诊主要靠 X 线胸片改变和组织学活检，血清血管紧张素转化酶增高、结核菌素试验阴性或弱阳性可作为参考指标。

3. 弥漫性支气管肺泡细胞癌

起病隐匿，进展快，临床表现主要为刺激性干咳、消瘦，进行性呼吸困难是其一大特点。X 线胸片表现为结节性或浸润性病变，不成团块或大片融合，很少有网状阴影及肺气肿，痰中可找到癌细胞，必要时可行纤维支气管镜肺活检以明确诊断。

4. 弥漫性间质性肺纤维化

硅沉着病属于已知病因的弥漫性间质性肺纤维化，因此，应与其他多种弥漫性间质性肺纤维化相鉴别，其中以特发性弥漫性间质性肺纤维化为常见。特发性弥漫性间质性肺纤维化也称为隐源性致纤维性肺泡炎，临床表现与硅沉着病极为相似，仔细询问职业史可助鉴别。

5. 肺含铁血黄素沉着症

无矽尘接触史，有心脏病、心力衰竭史，如风湿性心脏病、二尖瓣狭窄、反复发作心力衰竭，系由于肺部毛细血管长期淤血、破裂出血，含铁血黄素沉着于肺组织中所致。X 线片为两肺弥散性、对称性粟粒样小阴影，直径 1.5～2 mm，近肺门处阴影较密，以中下肺野为多，中外带变稀，左心房扩大。根据患者有心脏病及反复左侧心力衰竭病史而无粉尘接触史可资鉴别。肺泡灌洗液中可见含铁血黄素巨噬细胞。特发性肺含铁血黄素沉着症则无心脏疾病表现，糖皮质激素治疗有效可资鉴别。

6. 肺泡微结石症

有家族史，X 线胸片表现为两肺满布细砂粒状结节阴影，大小 1 mm 左右，无肺纹理改变，肺活检有助于确诊。

四、治疗

硅沉着病是进行性疾病，已形成的纤维化病变难以逆转。对已确诊的硅沉着病患者，首先应调离粉尘作业岗位，以阻断矽尘的继续吸入而加速病变的进展，并根据病情和代偿功能状况进行劳动能力鉴定，合理安排无尘作业或休息。

硅沉着病的治疗原则是延缓病情进展，减轻患者痛苦，提高生命质量，延长寿命。主要的措施是综合对症治疗和控制并发症。

（一）对症治疗

由于目前尘肺患者尚无特效治疗方法，因而对症治疗仍是硅沉着病治疗的主要措施之一。硅沉着病患者抵抗力较弱，冬春两季易并发呼吸道感染，患者可在医护人员监护下做保健体操，太极拳等活动以增强体质，同时给予对症治疗，缓解症状，减轻痛苦。剧烈咳嗽者给予镇咳处理，可用喷托维林（咳必清）、复方甘草合剂等，必要时可短期给予可待因；痰液黏稠不易咳出者可用祛痰药，如溴己新、溴环己胺醇（氨溴素）、厄多司坦（巯基乙酸）等；气喘明显者可用氨茶碱、沙丁胺醇、特布他林、异丙托溴铵等；胸痛明显者可用镇痛药物，如吲哚美辛、布洛芬等。

（二）硅沉着病的药物治疗

国内已有许多报道采用以下硅沉着病治疗药物或联合用药。

1. 克矽平

化学名为聚 2- 乙烯吡啶氮氧化物（poly viny pyricline-N-oxide，缩写 PVP-NO，简称 P204），是一种高分子聚合物，该药具有保护肺泡巨噬细胞免遭石英毒作用，对动物硅沉着病效果很好，但至今其确切的疗效尚未完全肯定。克矽平治疗硅沉着病的作用机制是通过其氮氧基团与矽尘的硅烷醇基结合形成氢键络合物，牢固地吸附在矽尘表面，从而阻断矽尘与生物膜的作用，稳定细胞膜和溶酶体膜，使巨噬细胞免受矽尘的损伤，从而阻止巨噬细胞死亡和矽结节的形成，具有阻止或延缓硅沉着病进展、减轻肺纤维化的作用。临床试验结果显示，应用克矽平后，患者的一般情况和呼吸道症状可有较明显的改善，X 线胸片病变发展延缓，但主要在 I 、II 期硅沉着病，而对 III 期硅沉着病则疗效不明显，也未见硅沉着病病灶有吸收好转的病例。

克矽平口服无效，治疗采用雾化吸入或肌内注射。用法：40 mg/mL 克矽平水溶液 8 ~ 10 mL，每日 1 次或每周 6 次，喷雾吸入，每次约 30 min；肌内注射每次 4 ~ 6 mL 每周 6 次。两者均是 3 个月为 1 个疗程，间歇 1 ~ 2 个月后可复治 2 ~ 4 个疗程。也可用克矽平 30 ~ 40 mg/kg 以生理盐水稀释，40 滴 /min 静脉滴注，第 1 个月每周给药 1 次，第 2 个月每 2 周给药 1 次，第 3 个月每月给药 1 次，持续治疗 1 年。

克矽平基本上是以原形在体内循环并随尿、粪排出，一般无明显不良反应，使用安全，长期连续应用未见明显中毒现象，也未见有明显的血液、心脏和肾损害，少数患者可有血清转氨酶暂时性升高，但停药后可很快恢复正常，肌内注射患者偶有皮肤过敏反应发生。

2. 哌喹类药物

包括磷酸哌喹和磷酸羟基哌喹，为抗疟疾药物，同时也发现有抑制肺纤维化作用而用于硅沉着病的治疗，系我国发现的另一种硅沉着病治疗药物，可稳定病情，延缓硅沉着病进展。本药作用原理为它可稳定溶酶体膜，减少溶酶体的破坏，抑制成纤维细胞形成胶原，减少肺纤维化的形成。磷酸羟基哌喹（抗矽 -1），作用较磷酸哌喹强。本品对阻止硅沉着病的发展有一定的作用，对部分病例可使病变好转，一般认为它对新形成的结节或病变发展较快的硅沉着病效果较好，而对长期稳定或进展缓慢者则疗效较差。

（1）磷酸哌喹：每周口服 1 ~ 2 次，每次 0.20 g，6 个月为 1 个疗程，间歇 1 个月后进行第 2 个疗程，总疗程 3 ~ 5 年。预防：每次 0.5 g 口服，10 ~ 15 d 1 次。长期用药有窦性心动过缓和窦性心律不齐，个别病例出现一度房室传导阻滞，皮肤可出现色素沉着，停药后上述不良反应可消失好转。

本品服用后可有头晕、嗜睡、乏力、胃部不适、面部及唇周麻木感等，偶有患者肝功能异常、肌纤维抖动、心动过速或过缓、不完全性束支传导阻滞、蛋白尿等，多为暂时性，并不影响继续治疗。因本品主要储存与积聚于肝，故肝功能不全者不宜应用，对心、肾功能不全者、孕妇应慎用。此药有可能促使肺结核病灶发展，故对并发肺结核者电应慎用。

（2）磷酸羟基哌喹：每次 0.25 ~ 0.5 g，晚饭后顿服，每周 2 次，3 ~ 6 个月为 1 个疗程，间隔 1 ~ 2 个月可复治。本品的不良反应较低，主要有神经肌肉震颤、肝损害等，患者也可出现头晕、口干、腹胀、恶心、腹泻、窦性心动过缓、束支传导阻滞、面部及口周发麻等，但停药后可很快恢复，心、肝、肾功能不全及合并肺结核者慎用。

3. 粉防己碱

粉防己碱是我国发现的一种双苄基异喹啉类生物碱，具有钙拮抗及消炎、镇痛作用，临床主要用于高血压、冠状动脉粥样硬化性心脏病、关节痛及神经痛等治疗，对动物肺硅沉着病可明显抑制硅沉着病胶原的形成，并能与已形成的矽结节中的胶原蛋白、多糖及脂蛋白结合，促使其分解，能阻止不溶性胶原的生成及胶原聚合，延缓肺纤维化，因而也可用于肺硅沉着病的治疗。尤其对快速发展的硅沉着病治疗较好，为快速发展的硅沉着病的治疗较为满意的药物之一。用法：每次 0.1 g，饭后口服，每日 3 次，6 个月为 1 个疗程，每年 1 ~ 2 个疗程。本品不良反应不多，主要是嗜睡、乏力、恶心及上腹不适，大剂量、长期用药后可出现心动过缓、不完全性束支传导阻滞、肝、肾功能损害、皮肤色素沉着（类似日晒后）、不同程度皮肤瘙痒，停药则消失，一般不影响治疗。

4. 枸橼酸铝

本品主要改变游离 SiO_2 的表面结构，使其形成铝硅酸盐，从而降低 SiO_2 的毒性及其对巨噬细胞的破坏作用，延缓硅沉着病的进展。临床疗效尚不肯定，虽有 2/3 病例可能稳定，但仍有 1/3 病例病变进展。本品主要采用超声雾化吸入，每次 2 mL（含铝 5 mg），每周 6 次，3 个月为 1 个疗程，间歇 3 个月后复治。

也可肌内注射，每次 2 ～ 4 mL，每周 1 ～ 2 次，但少数患者可有肝功能损害、全身乏力、失眠等，长期应用在注射部位可出现硬结痛痒等不适并在体内缓慢蓄积引起低血磷症，故较少应用。

5. 抗氧化药

如葡萄糖酸锌、亚硒酸钠和维生素 E，对硅沉着病患者的胶原代谢有一定的抑制作用，可缓解、减轻肺纤维化进展。

另有报道应用硅肺片、矽复康、千金藤宁片等中草药治疗硅沉着病亦有改善症状等作用。

（三）大容量肺灌洗术

尘肺患者粉尘可较长时间积存在肺泡腔，利用全肺灌洗技术治疗尘肺，可使一定量的粉尘经灌洗析出。在全身麻醉下经口腔插入双腔支气管导管，确认左右分隔完全后，在严密监护下，通过三通导管将灌洗液分次注入肺内，并立即利用虹吸和加压给氧的方法使灌注的液体流出。灌洗液用预热 37℃ 的无菌生理盐水，也可用含克矽平的生理盐水，每次注入液体 1 000 ～ 1 500 mL。反复灌洗 8 ～ 12 次，至回收灌洗液由浊变清，总量约 10 L。

经支气管镜分次对各叶、段肺泡进行灌洗，也能洗出部分矽尘，但效果不如全肺灌洗。

（四）营养疗法

多数硅沉着病患者营养状况差、营养不良，更易发生呼吸肌疲劳，也影响机体免疫防御功能和抗氧化防御系统。因此，对肺硅沉着病患者应及时补充营养，包括静脉和胃肠道给养。同时微量元素与硅沉着病也存在一定关系，有研究认为，蛋氨酸和维生素 C、维生素 B_1、维生素 B_6、酮酸能延缓硅沉着病发展，可适量服用。

五、并发症

1. 肺结核

肺结核是尘肺最常见的并发症，并随硅沉着病病变的进展，结核合并率也增高，是促使尘肺病情恶化、造成患者死亡的一个重要原因，应当早期发现、早期治疗。硅沉着病合并肺结核早期，患者可无明显症状，若患者近期出现咳嗽、黏痰或咯血常是一个警告性征象；呼吸困难较单纯硅沉着病更为显著，并易发生大咯血；痰菌培养可呈阳性；胸片动态观察对硅沉着病合并肺结核的确定具有重要意义，病情进展时可出现大片干酪样变，伴有结核空洞的形成，但硅沉着病发展到相当严重程度时，隐藏在硅沉着病病变内的结核病灶在胸部平片上有时不易被发现。

2. 呼吸道感染

由于尘肺患者粉尘的长期刺激，弥漫性肺纤维化，呼吸道防御功能减退以及尘肺病变使支气管变形、引流不畅、淋巴循环阻塞等的影响，尘肺患者极易发生呼吸道感染，如上呼吸道感染、慢性支气管炎急性发作、支气管扩张继发感染、肺炎、肺脓肿等，而且症状较重，持续时间较长，往往促进硅沉着病的发展，并可加重呼吸衰竭和死亡。因此，应积极预防肺部感染。可用青霉素、阿莫西林、哌拉西林、头孢唑林、氧氟沙星、阿米卡星等，最好能根据痰细菌培养及药敏试验结果选用药物，同时注意给予祛痰等处理，以增强疗效。

3. 自发性气胸

晚期硅沉着病患者由于肺部广泛纤维化及病灶融合，常并发阻塞性和代偿性肺气肿及肺大疱，当剧咳或过度用力时肺大疱破裂突发自发性气胸，患者可出现典型症状，突然呼吸困难或呼吸困难突然加重及胸痛，也有无任何症状而在体检时发现。此类患者的气胸常反复发作或两侧交替出现，并常因胸膜粘连而呈局限性或多房性，可自行吸收。治疗与一般患者的气胸相同，主要给予抽气及胸腔闭式引流处理。由于晚期硅沉着病肺功能极度下降，一旦发生气胸若处理不及时可导致患者死亡。

4. 呼吸衰竭

尘肺患者由于大量肺组织破坏、肺间质纤维化及小血管损伤，肺的通气与换气功能均明显减低，导致低氧血症与二氧化碳潴留，发生呼吸衰竭。治疗原则包括纠正缺氧、控制呼吸道感染、解痉、平喘、祛痰、改善心功能等，严重者需给予机械通气。

5. 肺源性心脏病

晚期硅沉着病时广泛的弥漫性纤维化，肺毛细血管床减少，呼吸及循环面积减少以及通气血流比例失调，导致缺氧、长期肺动脉高压和心脏负荷加重，形成肺源性心脏病。尤其当继发呼吸道感染时往往导致心力衰竭和呼吸衰竭，成为硅沉着病患者晚期的主要死亡原因。

六、预防

控制和减少硅沉着病关键在于预防，预防首要是降低工作环境粉尘，生产企业应进行生产技术改革，从生产过程、工艺过程根本上消除粉尘的产生。对产尘设备加以密闭防止粉尘外逸和防止工人和粉尘接触。应加强行业管理和制定、公布、执行劳动保险制度。建立严格的卫生监督和环境监测制度。加强医疗预防措施，对接尘作业者就业前做好健康检查,定期拍摄 X 线胸片。对已脱离粉尘作业者亦应定期随访。

第二节　石棉尘肺

石棉（asbestos）是一组变形性矿物纤维性硅酸盐的总称，主要成分有铁、镁、镍，钙、铝等元素。我国盛产石棉，随着工业发展，接触石棉粉尘人数将会增加。职业接触的人群有石棉采矿工、建筑工、耐火材料工、石棉纺织工、烧窑工、电焊工、保温材料工等。石棉尘肺是由于长期吸入大量石棉粉尘所引起的尘肺，其主要病变是肺部广泛的间质纤维化及胸膜增厚，肺功能减退，易并发肺部感染和肺癌或胸膜间皮瘤。发病工龄与粉尘浓度、工种及防护措施的健全与否有密切关系，一般为 10 年左右，在脱离石棉粉尘接触后肺内病变仍可能继续进展。

一、病因及发病机制

病因为长期吸入石棉尘。石棉尘为针状纤维性粉尘，外源性粉尘粒子进入肺内引起肺泡巨噬细胞的反应，石棉纤维在呼吸道中沉积难以排出，加之石棉的难溶性，造成长期储留于肺内导致慢性刺激，引起含尘巨噬细胞分泌致纤维化因子，促使成纤维细胞增生及肺泡结构破坏，形成广泛的肺间质纤维化。

二、诊断

有明确的石棉粉尘接触史和尘肺的 X 线片表现，结合患者吸气捻发音及肺功能改变，排除其他类似的肺部疾病，可做出石棉肺的诊断。CT 检查、痰检或支气管肺泡灌洗液检出石棉小体，肺活检等对确定诊断可提供有价值的参考。

（一）职业病史

有准确、可靠的职业接触石棉粉尘史。

（二）临床表现

1. 症状

石棉尘肺发展缓慢，早期多无明显症状，晚期症状出现但多无特征性。

（1）咳嗽、咳痰：咳嗽较轻微，无痰或少许黏液痰，难以咳出。

（2）气促：多在晚期出现，先是活动时发生呼吸困难，后来在静息时也感到气短，并有胸闷和紧缩感。

（3）其他：部分患者可出现胸痛、咯血、乏力等，与合并其他疾病也有关系，如合并肺部感染、肺癌或胸膜间皮瘤。

2. 体征

吸气捻发音是石棉尘肺最主要的特征，可作为诊断石棉肺的指征之一。在疾病早期可于两下肺区听见，尤以后胸下部明显，主要在吸气末时听见；当病情进展时，捻发音明显增加，范围明显增大。晚期病例呼吸困难明显时可伴有发绀，且约有 50% 出现杵状指，并出现肺源性心脏病等表现，可因肺源性心脏病及呼吸衰竭死亡。石棉可引起皮肤疣状赘生物，常发生于手指屈面、手掌和足底，自针头至绿豆大，表面粗糙，有轻度压痛，病程缓慢，可经久不愈。

（三）胸部 X 线检查

石棉对呼吸道损害可分为 3 类：①胸膜斑或渗液。②累及肺实质产生肺纤维化。③支气管或胸膜肿瘤。这几种损害可单独发生也可合并发生，X 线片表现主要有肺实质病变和胸膜特征性改变，一般以间质纤维化改变及不规则小阴影改变为主，两肺中下部的肺底、肺门附近较多，肺上野少，这是由于纤维增生，肺泡被填塞而成片硬化。随着病情发展，肺间质纤维化明显，可呈蜂窝状，两肺满布不规则类圆形阴影。病变后期，肺门周围的广泛类圆形阴影与肺门和心脏影连接在一起，加上胸膜和心包的粘连，可使心影的轮廓部变清，其形状似所谓的"蓬发状心影"（毛发心），也说明肺及胸膜的纤维化已十分严重。

石棉尘肺的胸膜病变非常明显，是石棉肺的特征之一，可有胸膜斑块、弥漫性增厚、粘连、钙化，但肺门淋巴结很少改变。胸膜斑是壁层胸膜的局限性纤维化，多发生在侧胸壁（相当于第 6～9 肋骨水平）和侧后胸壁，X 线片表现为局限性隆起、形态不规则、边缘平淡或有突起的面纱样改变。

（四）肺功能检查

早期可有肺功能改变，呈限制性通气功能障碍，也有一部分表现为阻塞性或混合性通气功能障碍。同时有弥散功能障碍、通气血流比例失调、动脉血氧分压及血氧饱和度降低，肺泡－动脉血氧分压差增大，顺应性明显降低。

三、鉴别诊断

应该认识到不是所有接触过石棉粉尘的工人都患石棉肺，有些疾病可出现与石棉肺类似的 X 线片表现，如外源性变应性肺泡炎，特发性肺间质纤维化、硬皮病、类风湿病、结节病及药物引起的肺纤维化等。因此，在做出诊断前排除类似疾病的鉴别诊断十分重要。根据确切的石棉接触史、不同疾病的肺以外脏器的损害特征及实验室检查改变，可将石棉肺与其他弥漫性肺疾病区别开来。

四、并发症

石棉肺主要并发症为肺癌，约 50% 石棉肺患者死于肺癌。由于肺纤维化致使肺癌早期诊断极为困难，且肺功能受损也难以耐受手术治疗。

间皮瘤常在石棉肺发生多年后才发病，往往需要活检才能做出诊断。治疗与肺癌一样采用非手术疗法。

五、治疗

目前对石棉肺的治疗尚无有效药物，主要是预防及控制并发呼吸道感染，晚期患者易发生肺源性心脏病，应注意呼吸衰竭及其他并发病的治疗（参阅硅沉着病治疗）。

1. 病因治疗

调离粉尘作业环境。

2. 对症处理

根据并发症做相应处理。

第三节　滑石尘肺

滑石尘肺是指长期吸入滑石粉尘所引起的以肺组织纤维化为主的疾病。其合并结核的概率明显低于硅沉着病。

一、病因及发病机制

滑石尘肺的病因为长期吸入滑石粉尘。滑石为含水硅酸镁，常混杂有其他矿物成分如石英、方解石、白云石、菱镁矿、透闪石等，被广泛应用于油漆、造纸、陶瓷、建材、橡胶、塑料、纺织工业以及化妆品和医药工业。

滑石粉尘引起的肺部疾病与滑石成分、接尘浓度及暴露时间有密切关系，特别是低品级滑石中常混有石棉、二氧化硅及闪石类矿物成分，对滑石尘肺的病变性质和患病率均有一定的影响。滑石尘肺的病理表现有不规则结节型纤维化、弥漫性纤维化和异物肉芽肿 3 种形式。常可同时看到 3 种病变形式。

二、诊断要点

滑石尘肺的诊断主要依据可靠的滑石粉尘接触史和符合质量要求的 X 线胸片、肺功能、CT 等检查，一般可做出诊断。

（一）职业病史

有准确、可靠的职业接触滑石粉尘史。

（二）临床表现

1. 症状

滑石尘肺起病缓慢，一般在接触粉尘 10 ~ 20 年后出现症状。早期有程度不同的干咳或咳痰、胸痛等症状，进一步发展可出现气短，当肺部出现大的融合病灶或广泛的肺间质纤维化，症状可进行性加重。接触高浓度滑石粉尘者数年就会出现咳嗽、咳痰、严重呼吸困难。

2. 体征

早期无异常，晚期可有类似石棉肺的体征，局部呼吸音减低、干鸣音、吸气性捻发音，50% 病例有杵状指。部分患者痰中可检查出"滑石小体"。

（三）胸部 X 线检查

由于不同产地、不同品级滑石粉所含成分有很大差别，吸入后造成的病理损害类型也不同，因此，X 线片表现呈多种变化，可能呈现是单一形态的类圆形结节样小阴影或不规则形小阴影，也可能是不规则形与类圆形小阴影混合存在。部分有块状纤维化的晚期病例可见到大阴影，有的病例则胸壁胸膜增厚、肋膈角变钝、胸膜钙化或胸膜斑。

（四）肺功能检查

早期结节型病变时肺功能无异常，后期出现限制性通气功能障碍，肺顺应性下降。

滑石尘肺需与其他尘肺及弥漫性肺间质疾病鉴别，主要依靠滑石粉尘接触史借助纯蛋白衍化物（PPD）皮试、结核中毒症状、痰菌检查、血清抗结核抗体检测，可与肺结核及胸膜结核进行鉴别。

三、治疗

1. 病因治疗

调离粉尘作业环境。

2. 对症治疗

目前对滑石尘肺尚无有效的治疗药物和方法，可参考硅沉着病的治疗进行，大容量肺灌洗术可有一定短期疗效，可重复使用，对并发的肺部疾病或心脏病也要做相应治疗。

3. 肾上腺糖皮质激素

当滑石尘肺经活检确诊呈异物肉芽肿型时，可用肾上腺糖皮质激素如泼尼松治疗。第 1 周治疗剂量每日 40 mg，以后每周剂量递减至维持量每日 10 mg，可连续用药 1 年，能明显改善症状和肺功能，X 线胸片显示病变有消退。

参考文献

［1］白春学，蔡柏蔷，宋元林．现代呼吸病学［M］．上海：复旦大学出版社，2014．

［2］毕丽岩．呼吸内科学高级医师进阶［M］．北京：中国协和医科大学出版社，2016．

［3］陈金辉．睡眠呼吸暂停低通气综合征临床诊治手册［M］．北京：人民军医出版社，2015．

［4］郭佑民，陈起航，王玮．呼吸系统影像学［M］．第2版．上海：上海科学技术出版社，2016．

［5］韩颖萍．实用呼吸病临床手册［M］．北京：中国中医药出版社，2016．

［6］何权瀛．常见呼吸疾病诊疗指南专家共识解读［M］．北京：人民卫生出版社，2015．

［7］何权瀛．呼吸内科［M］．北京：中国医药科技出版社，2014．

［8］何权瀛．基层常见呼吸疾病诊疗常规［M］．北京：人民军医出版社，2015．

［9］胡建林，杨和平．呼吸疾病鉴别诊断与治疗学［M］．北京：人民军医出版社．2015．

［10］黄茂．呼吸内科临床处方手册［M］．南京：江苏科学技术出版社，2015．

［11］黄志俭，陈轶强．呼吸与各系统疾病相关急危重症诊治通要［M］．厦门：厦门大学出版社，2014．

［12］李龙．呼吸科住院医师临床手册［M］．兰州：兰州大学出版社，2013．

［13］李義，张劭夫．呼吸内科诊疗常见问题解答［M］．北京：化学工业出版社，2012．

［14］李志奎．呼吸内科［M］．西安：第四军医大学出版社．2014．

［15］孟昭泉．呼吸系统疾病防治手册［M］．北京：金盾出版社，2014．

［16］万欢英，高蓓莉，项轶．呼吸内镜基本操作与临床应用［M］．北京：人民卫生出版社，2015．

［17］吴丛山．呼吸系统疾病的检验诊断与临床［M］．上海：上海交通大学出版社，2015．

［18］肖毅．呼吸内科疑难病例析评协和医生临床思维例释［M］．北京：中国协和医科大学出版社，2013．

［19］杨岚，沈华浩．呼吸系统疾病［M］．北京：人民卫生出版社，2015．

［20］赵洪文，高占成，代冰，等．呼吸系统症状与全身性疾病［M］．北京：人民卫生出版社，2015．

［21］赵建平，陈安民，徐永健，等．呼吸疾病诊疗指南［M］．第3版．北京：科学出版社，2013．

［22］钟小宁，柳广南．呼吸系统疑难病例解析［M］．北京：科学出版社，2013．

［23］朱惠丽，贝政平．呼吸系统疾病诊疗标准［M］．上海：上海科学普及出版社，2014．

［24］朱毅．最新呼吸科疾病诊疗指南荟萃［M］．南京：东南大学出版社，2013．